気をつけたい栄養素のコントロール法がわかる

腎臓病の料理のコツ

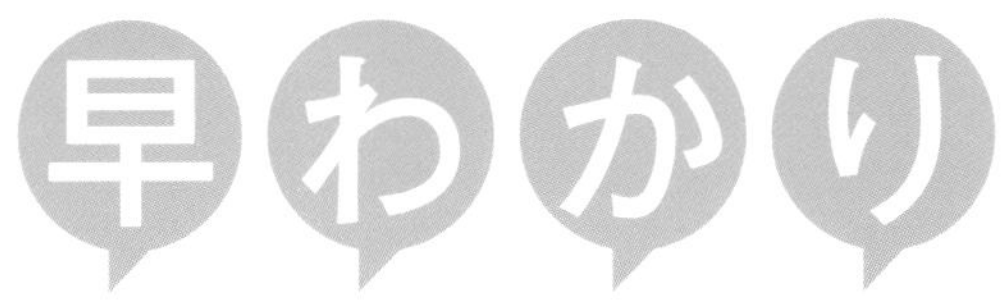

竹内冨貴子 管理栄養士

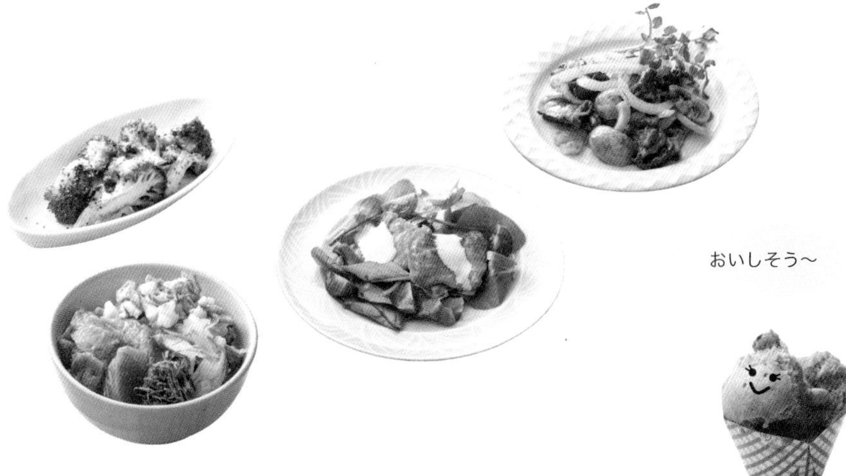

女子栄養大学出版部

目次

第2章

適量のたんぱく質食材で満足おかず

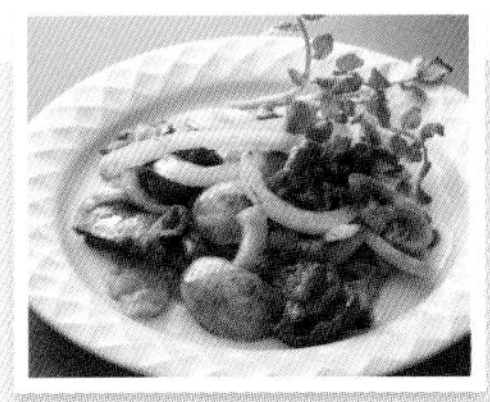

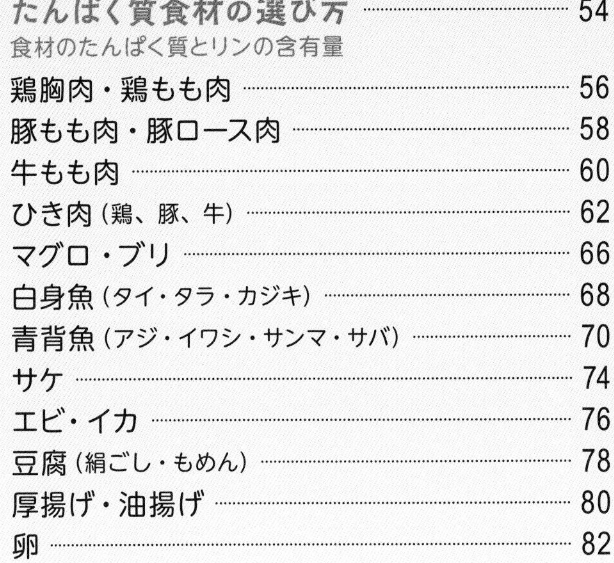

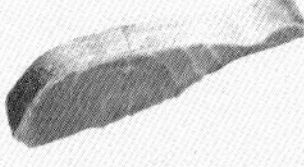

第3章

抗酸化ビタミンがとれる野菜料理

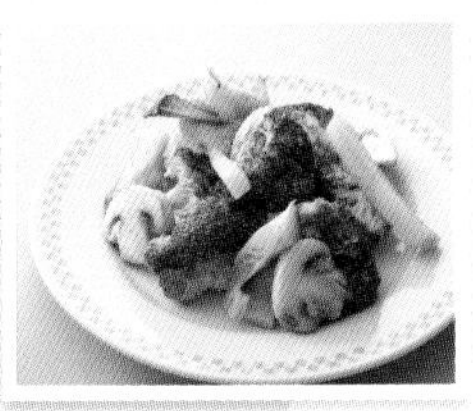

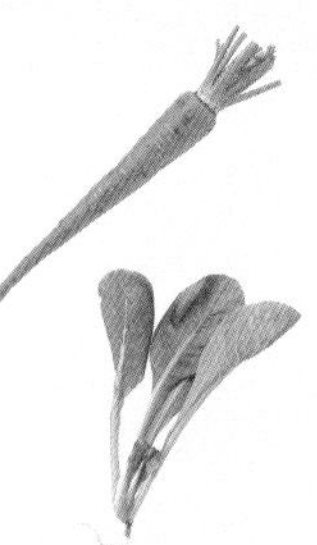

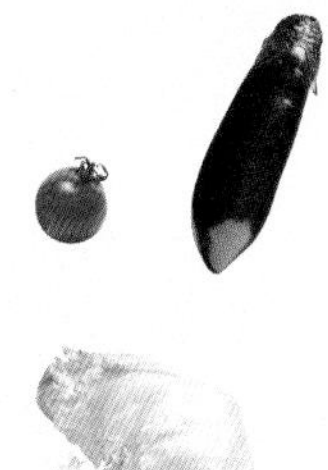

第4章

簡単にできて エネルギー補給

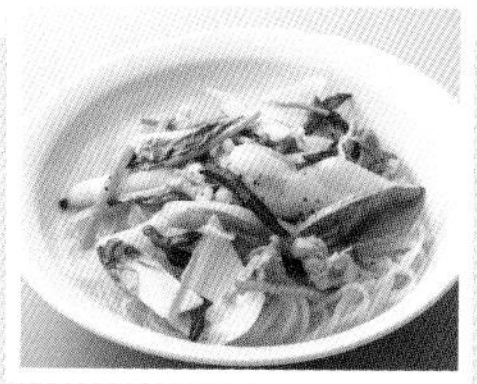

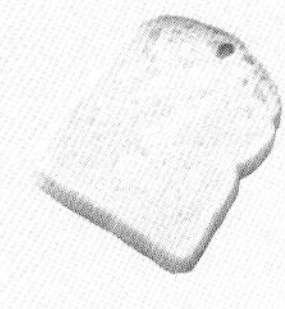

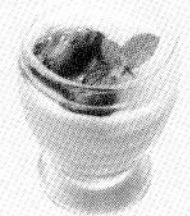

腎臓の基礎知識

腎臓のたいせつな働き

　腎臓は、腰よりやや高い左右の背中側にある、そら豆のような形をした臓器です。大きさはこぶし大ぐらい、重量は120〜150gです。おもな働きは次の6つです。

❶体内の水分量の調節

　腎臓は尿として排泄する水分量を、体重の約60%になるように維持しています。機能が低下してくると、むくみが生じます。

❷体液の成分を一定に保つ

　ナトリウムやカリウムなどのミネラルが一定になるように排泄したり再吸収したりして、生命を維持しています。

❸体液を弱アルカリ性に保つ

　体液はpH7.4の弱アルカリ性に保たれています。腎臓の水素イオン排泄の機能が低下すると弱アルカリ性が維持できなくなり、細胞が働けなくなります。

❹血圧の調節

　血圧の調節にかかわるホルモンの分泌をコントロールしています。腎機能が低下すると、血圧が上がってきます。

❺赤血球のコントロール

　赤血球の産生を促すホルモンを分泌しているので、腎臓の機能が低下すると赤血球が充分に作り出せなくなり、貧血が起こります。

❻カルシウムの吸収を助ける

　カルシウムの吸収や沈着に関係するビタミンDを活性化させ、骨の維持に働きます。腎機能の低下により、骨粗鬆症などが生じやすくなります。

図1　生活習慣病と腎臓病の関係

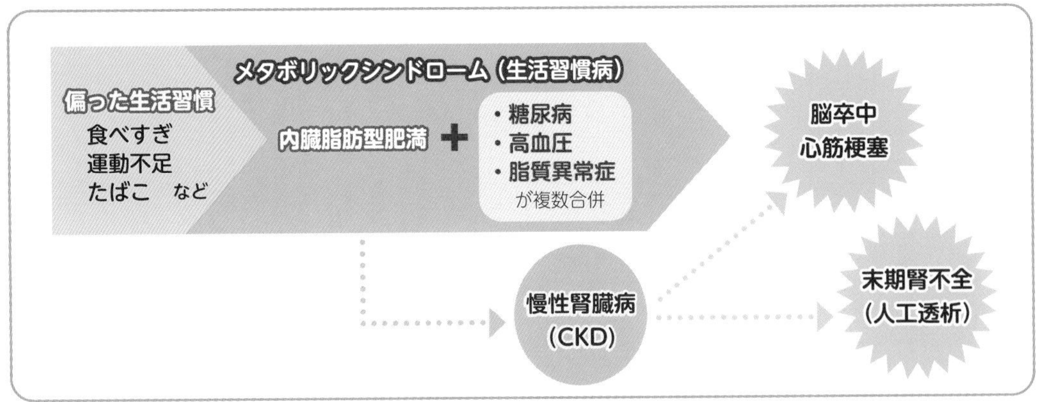

このように腎臓にはさまざまな働きがありますが、“沈黙の臓器”とも呼ばれ、機能が低下しても表立った症状が現われにくいのも特徴です。

食事で腎臓病の進行を食い止める

腎臓病には、細菌感染が原因で起こる「急性腎炎」、急性腎炎が治りきらなかったり、原因不明だがたんぱく尿、血尿、高血圧、むくみなどの症状が1年以上続いたりする「慢性腎炎」、腎臓の糸球体に異常が起こる「ネフローゼ症候群」、糖尿病による血管の障害が原因で腎機能が低下する「糖尿病性腎症」、さまざまな腎疾患が進行して腎機能が低下してしまう「腎不全」などがあります。

腎臓病の発症に最も大きく影響するのは糖尿病です。また、高血圧や脂質異常症、肥満も関係するなど、食べすぎや運動不足といった長年の生活習慣が原因になることも多いのです（図1）。

そして、腎臓の働き（GFRといいます）が健康な人の60%以下に低下したり、たんぱく尿が出たりなど腎臓の異常が3か月以上続く状態を「慢性腎臓病 Chronic Kidney Disease: CKD」と呼びます。腎臓病の病期ステージ（進行度）に応じて食事などの制限がきびしくなり（8㌻表1）、治療も複雑になります。

腎機能は一度低下すると回復がむずかしいので、進行を食い止めることがたいせつです（図2）。慢性腎臓病の危険因子となる糖尿病、高血圧、肥満症などの改善を心がけ、適度な運動で体力や筋肉を維持し、たばこを吸っている人は禁煙もぜひ実行してください。

図2 腎臓病を食い止めるには

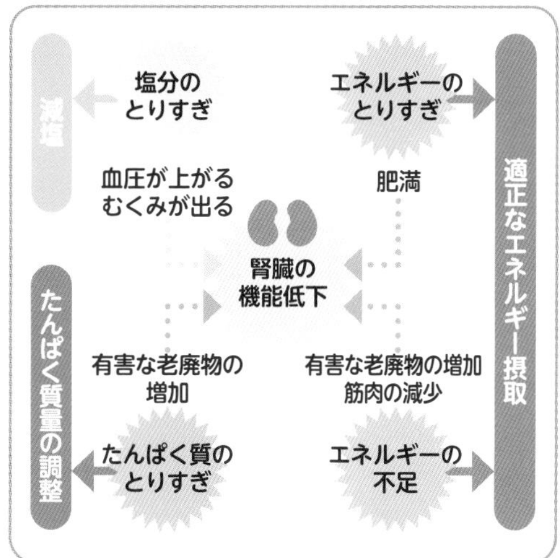

こんなことはありませんか？

次の症状が現われたときは腎臓病のおそれもあります。医師の診察を受けてください。

- 健康診断の尿検査の項目で異常を指摘された。
- おしっこの色が変だと感じる。
- おしっこが泡立っている。
- 夜間に何度もトイレに行く。
- 顔色が悪いといわれることがある。
- 疲れやすい、疲れが抜けない、息切れがする。
- 靴や指輪がきつくなった。むくみを感じる。

腎臓病の食事のポイント

腎臓病は病期ステージによって、減塩、たんぱく質制限、カリウム制限が出てきます（表1）。具体的な食事のポイントを見ていきましょう。

表1 腎臓病の食事（1日の摂取量）

<table>
<tr><th colspan="2">病期ステージ
（GFR）</th><th>腎臓の働き</th><th>治療法</th><th>エネルギー
（kcal/kg 標準体重 / 日）</th><th>たんぱく質
（g/kg 標準体重 / 日）</th><th>食塩
（g/ 日）</th><th>カリウム
（mg / 日）</th></tr>
<tr><td>G1</td><td>GFR 90 以上</td><td>正常</td><td></td><td rowspan="6">25 ～ 35</td><td rowspan="2">過剰な摂取をしない</td><td rowspan="6">3 以上
6 未満</td><td rowspan="3">制限なし</td></tr>
<tr><td>G2</td><td>GFR 60 ～ 89</td><td></td><td rowspan="4">生活改善
食事療法
薬物治療</td></tr>
<tr><td>G3a</td><td>GFR 45 ～ 59</td><td rowspan="2"></td><td>0.8 ～ 1.0</td></tr>
<tr><td>G3b</td><td>GFR 30 ～ 44</td><td rowspan="3">0.6 ～ 0.8</td><td>2000
以下</td></tr>
<tr><td>G4</td><td>GFR 15 ～ 29</td><td></td><td rowspan="2">1500
以下</td></tr>
<tr><td>G5</td><td>GFR 15 未満</td><td rowspan="2">腎不全</td><td rowspan="2">透析療法
腎臓移植</td></tr>
<tr><td>5D</td><td>透析治療中</td><td colspan="4">かかりつけの病院などにご相談ください</td></tr>
</table>

出所 / 日本腎臓学会編『CKD 診療ガイドライン』より一部改変、追加

・病期ステージにより、第 2 章から第 4 章でご紹介する料理の材料や調味料を調整してください。

図3 自分の体を知ろう

肥満なら適正エネルギー量に。エネルギー不足も腎臓に負担をかけます。
肥満度と１日に必要なエネルギー量を正しく理解し、それに合わせて食事をとります。

自分の身長　　　　m※　※身長 175 ㎝の場合は 1.75 m　　体重　　　　kg

Step 1 BMI（体格指数）で現在の体重を評価しよう

今の体重（　　kg）÷ 身長（　　m）× 身長（　　m）＝ BMI（体格指数）

BMI	
18.5 未満	低体重（やせ）
18.5 以上 25 未満	普通体重
25 以上 30 未満	肥満（1 度）
30 以上 35 未満	肥満（2 度）
35 以上 40 未満	肥満（3 度）
40 以上	肥満（4 度）

（日本肥満学会 2016 より）

Step 2 自分の標準体重を知ろう

身長（　　m）× 身長（　　m）× 22 ＝ 標準体重（　　kg）

Step 3 1 日に必要なエネルギー量を計算してみよう

標準体重（　　kg）× 25 ～ 35 kcal（体を動かす程度によって決める。肥満の場合は低い数値で設定する。）＝ 1 日に必要なエネルギー（　　kcal）

例：標準体重が 67.4kgの人の場合 ▶ 67.4（kg）× 25 ～ 35（kcal）＝ 1685 ～ 2359（kcal）

適正なエネルギー量にする

肥満は腎臓に負担をかけるので、まず、自分が肥満かどうかのチェックがたいせつです。そして適正なエネルギー量を把握し、それに合わせて食事をとるようにします（図3）。ただ、肥満を解消しようとエネルギーを必要以上に制限すると、体に必要な栄養素がとれないだけでなく、体組織がエネルギーとして使われて“燃えかす”（尿素窒素やクレアチニンなど）ができ、逆に腎臓に負担をかけてしまいます。適正なエネルギー量を保ち、栄養素不足にならないように注意しましょう。

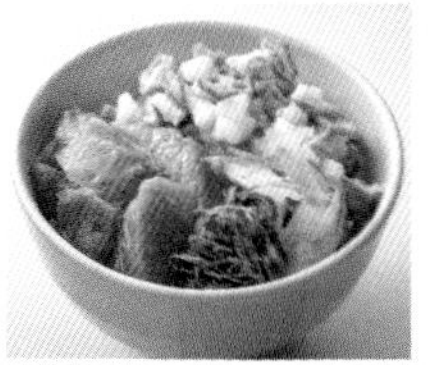

➡エネルギーがじょうずにとれる主食とおやつは 111ﾍﾟｰｼﾞ

たんぱく質を制限するのはなぜ？

たんぱく質は体組織を維持するのにたいせつな栄養素ですが、とりすぎると前述の“燃えかす”が増加し、その排泄（せつ）の負担が大きくなります。健康な人は標準体重1kgあたり、たんぱく質の必要量は1gですが（標準体重60kgの人の場合、たんぱく質の必要量は60gになります）、腎機能の状態によっては制限が必要になります。体重1kgあたり、慢性腎臓病（ＣＫＤ）の病期ステージG3aで0.8～1.0g、G3b以降では0.6～0.8gになります。

高齢者の中にはたんぱく質を減らしすぎるかたも多いようですが、筋肉が減って体力が落ちるなどの問題が出てきます。心配な場合は、24時間の畜尿検査で塩分やたんぱく質の摂取量を調べることが可能です。積極的に受けてみることをおすすめします。

➡適量のたんぱく質がとれるおかずは53ページ

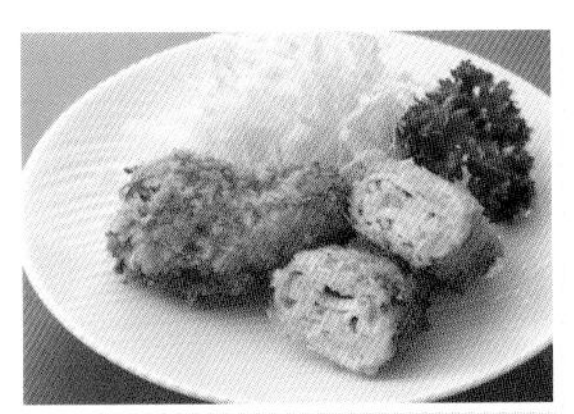

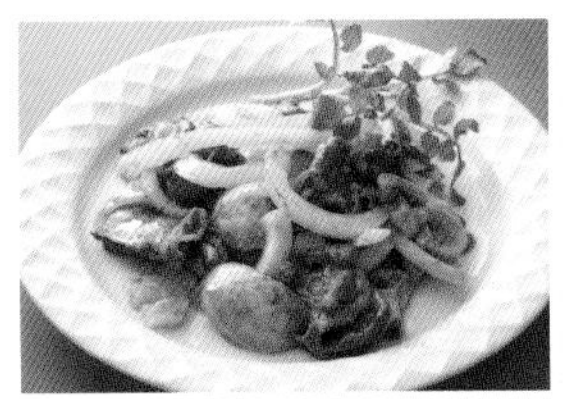

塩分を減らさなくてはいけない理由は？

塩分のとりすぎは尿量を増やして腎臓に負担をかけるだけでなく、血圧を上げたり、むくみが出たりする原因にもなります。腎臓の機能が低下すると高血圧になりやすく、それが長期間続くと腎機能の悪化を早めてしまいます。

塩分は１日６g未満におさえる必要があります。だしの風味をきかせる、酸味を利用する、香辛料を使うなど、減塩のためのさまざまな調理テクニック（40～41ページ）を活用すれば、もの足りなさを感じない、おいしい食事が楽しめます。

➡減塩でも満足感が高いおかずは21ページ

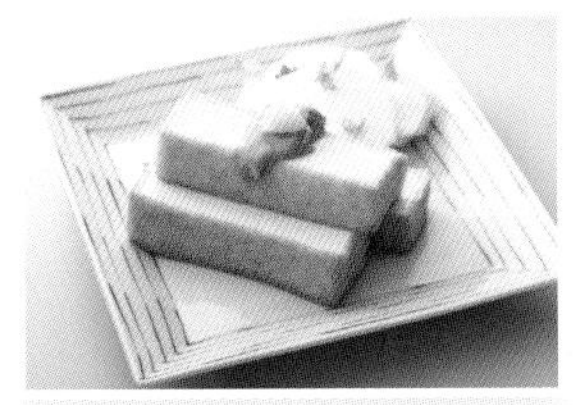

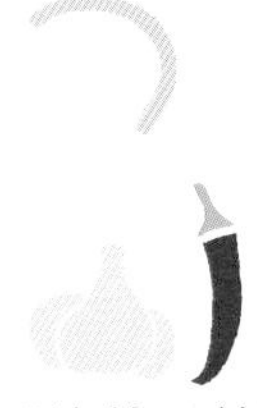

➡減塩テクニックは40～41ページ

カリウムを減らすのはなぜ？

カリウムは細胞内液の浸透圧を一定に保つ働きがあります。また、神経の興奮や筋肉の収縮にかかわり、血圧の調節にも働いています。細胞外液にとけているナトリウムとのバランスを保つため、とりすぎたナトリウムの排泄を促す働きもあります。そのため、慢性腎臓病（ＣＫＤ）の病期ステージG1・G2では、「日本人の食事摂取基準（2020年版）」で決められている男性１日3000㎎以上、女性2600㎎以上を摂取するようにします。

しかし、腎臓の機能が低下するG3bでは2000㎎以下にします。腎機能の低下に伴い、摂取したカリウムの排泄が追いつかなくなり、高カリウム血症を起こすおそれが高まるからです。高カリウム血症になると手や口のしびれ、不整脈などが起こり、重症の場合は心停止になりかねません。

カリウムはほとんどすべての食材に含まれています。水にとけるので、野菜などは刻んで水にさらす、ゆでこぼすなどの下処理で10～20％ほど減らすことができます（88～89㌻）。

また、こんぶなどの海藻にはカリウムが多く、こんぶでとっただしにもカリウムが含まれます。本書では、こんぶを使わなくてもうま味がある低カリウムだし（「精進だし」と名づけました）をご紹介し（42㌻）、それを使った料理も多数掲載しています。

➡精進だしの作り方は42㌻

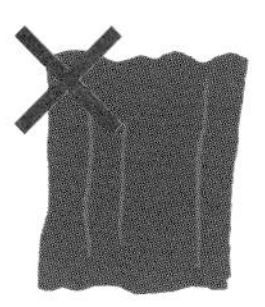

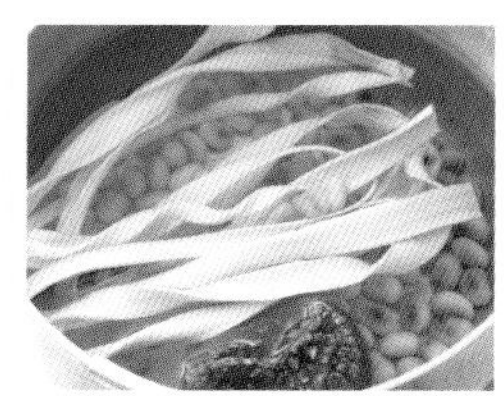

➡カリウムを意識しつつ、抗酸化ビタミンがとれるおかずは85㌻

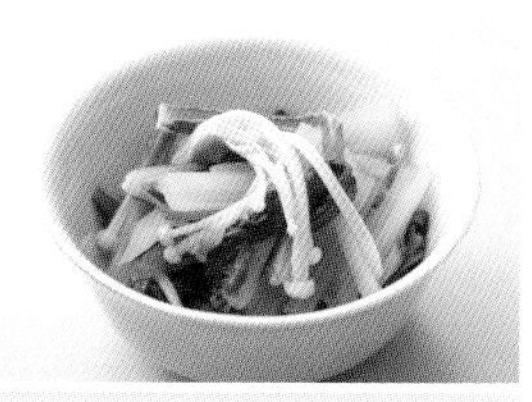

リンをじょうずに減らすには

カリウムだけでなく、リンも腎機能の低下に伴って腎臓からの排泄がうまくいかなくなり、高リン血症を起こす危険性があります。高リン血症になると副甲状腺ホルモンが過剰に分泌され、骨が弱くなったり、動脈硬化を促進したりします。

リンも腎臓病の人は気をつけたい栄養素ですが、たんぱく質を豊富に含む食品にはリンも多く含まれるので、低たんぱく質食を心がければ低リン食になります。

➡低たんぱく質食（＝低リン食）は53㌻

リンを多く含むおもな食材
（数字は100ｇあたりの含有量）

	食材	含有量
魚	ウナギのかば焼き	300
	シシャモ	430
	キンメダイ	490
	イワシ	230
	カツオ　春獲り	280
	カツオ　秋獲り	260
	メジマグロ	290
肉	牛レバー	330
	豚レバー	340
	鶏レバー	300
	鶏ささ身	240
	ハム（ボンレス）	340
その他	プロセスチーズ	730
	牛乳	93
	玄米ごはん	130

腎臓を守る献立

腎臓病の人におすすめしたい、塩分、たんぱく質、カリウムを減らした献立例です。
ありがちな献立の、どこをどうかえるとよいかも解説します。
29 ページからご紹介する料理を組み合わせてみてください。

朝食

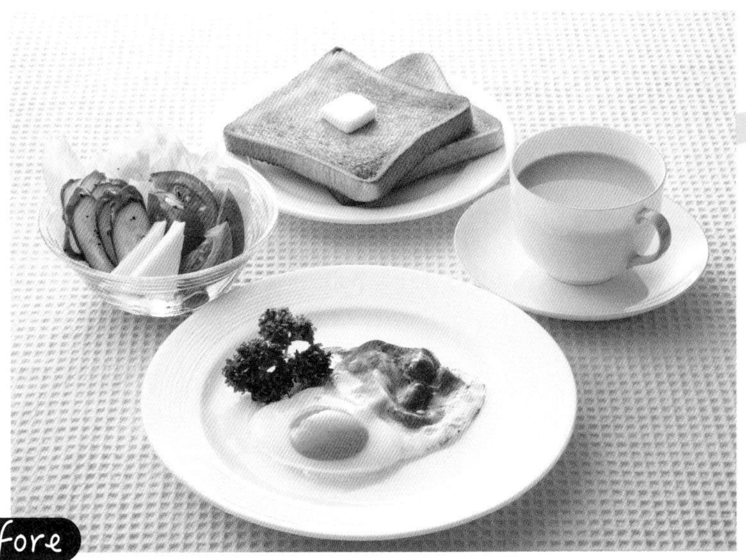

before

ありがちな献立

- ハムエッグ
- トマトときゅうりとチーズのサラダ
- トースト　バター
- カフェオレ

慌ただしい朝は、短時間で火が通る卵、そのまま食べられるハムやチーズ、生野菜などが便利ですが、塩分やたんぱく質、カリウムなどは控えたいものです。

1 食分

塩分	たんぱく質	カリウム	リン	脂質	炭水化物	エネルギー
3.2g	28.8g	732mg	586mg	50.9g	41.5g	749kcal

after

こうかえる！

・トマトとブロッコリーのスクランブルエッグ（作り方 83 ページ）
・トースト　ヨーグルトマヨネーズかけ
・レモンティー

●トーストに塗るバターをヨーグルトマヨネーズに変更。動物性脂肪をおさえ、塩分も減らすことができる。

●トーストは、たんぱく質を調整した食パンで作り、たんぱく質と塩分をおさえる。

●カフェオレに牛乳のたんぱく質が含まれるので、レモンティーに変更。ちなみに、コーヒーはカリウムが多いので要注意。

●ハムエッグのハムは肉加工品で塩分が高い。ハムは省き、トマトやブロッコリーなど抗酸化ビタミンを多く含む野菜を加えたスクランブルエッグにする。卵の量は同じでも、野菜の分かさが増し、満足感が高まる。

●スクランブルエッグに野菜を加えることで、サラダなしでも充分な野菜がとれる。

●トースト　ヨーグルトマヨネーズかけの作り方（1人分）

たんぱく質調整食パン（115ページ）100gは軽く焼き、ヨーグルトマヨネーズ（作り方 36ページ）大さじ 1/2 をかける。

1食分

塩分	たんぱく質	カリウム	リン
0.4g	9.1g	348mg	171mg

脂質	18.3g
炭水化物	61.0g
エネルギー	441kcal

コラム

抗酸化ビタミンってなに？

体内の細胞の老化やがん化をおさえる働きがあるとされる栄養素のことです。β-カロテン、ビタミンC、ビタミンEが代表格です。

昼食

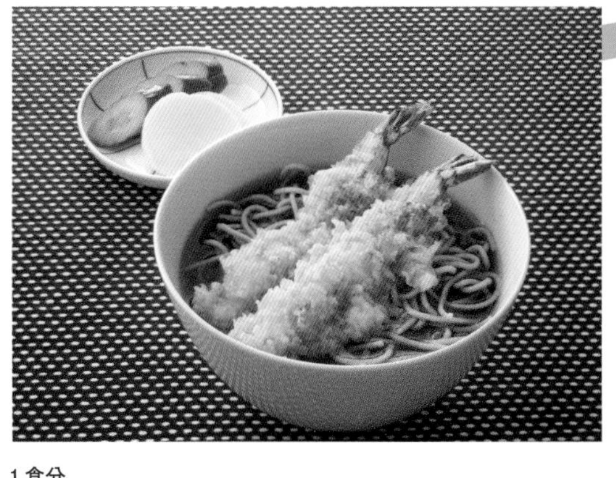

before

ありがちな献立

- エビ天ぷらそば
- お新香

大きなエビの天ぷらがのった温かいそばに、箸休めのお新香。よくある組み合わせですが、塩分が心配です。

1食分

塩分	たんぱく質	カリウム	リン	脂質	炭水化物	エネルギー
5.4g	23.1g	598mg	376mg	12.2g	72.3g	512kcal

間食

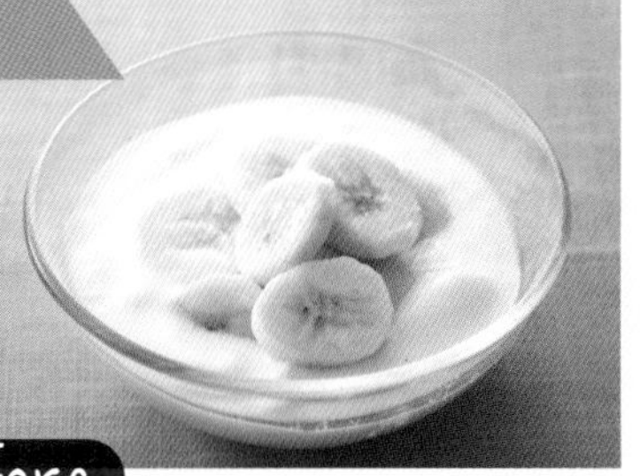

before

ありがちな間食

- バナナヨーグルト

腎臓を守るため、間食などでエネルギーをしっかり確保して。ただし、たんぱく質やカリウム、塩分には気をつけます。

1食分

塩分	たんぱく質	カリウム	リン	脂質	炭水化物	エネルギー
0.1g	4.2g	350mg	114mg	3.1g	16.2g	105kcal

after

こうかえる！

- くずきり　黒みつきな粉かけ
(作り方124ページ)

カリウムが多い果物（バナナ）とたんぱく質が多いプレーンヨーグルトを使った間食を、たんぱく質が少ないくずきりにかえる。かんてんやはるさめなども低たんぱく質の食材でおすすめ。

1食分

塩分	たんぱく質	カリウム	リン	脂質	炭水化物	エネルギー
0g	1.0g	171mg	19mg	0.5g	24.3g	104kcal

after

こうかえる！

・つけそば（たんぱく質調整そば、精進だしのそばつゆ）
・小エビのかき揚げ 抹茶塩添え（作り方 76 ページ）
・かぼちゃのレンジ蒸し はちみつシナモンかけ(作り方 100 ページ)

●エビからの塩分とたんぱく質をおさえるため、小エビを使ったかき揚げにする。そばつゆの塩分で充分ならば抹茶塩は控えて。塩分を 0.4g 減らすことができる。

●お新香は高塩分。低塩で抗酸化ビタミンがとれるかぼちゃの副菜に変更。

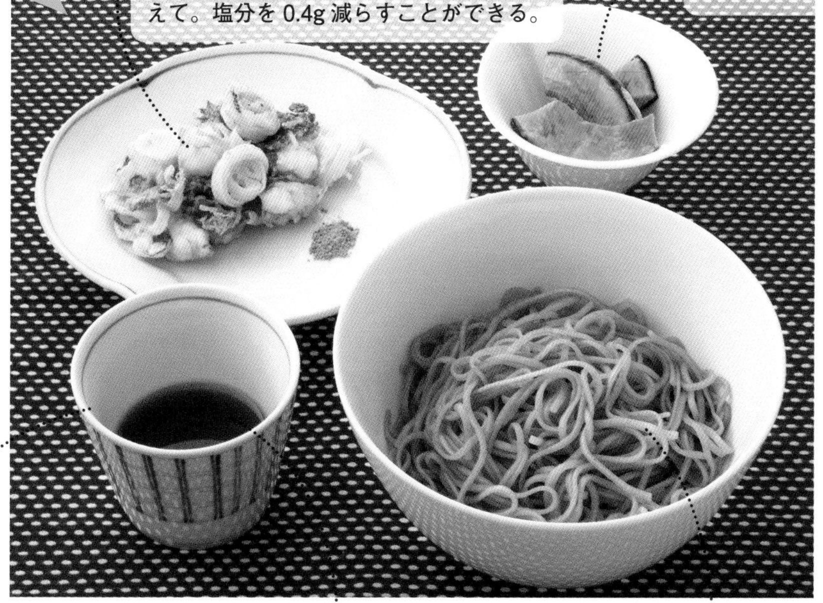

●汁を張るそばよりも、つけそばに。最小限の量の汁をそばにつけ、すぐに食べるとよい。ねぎの小口切り、すりおろしたわさびなども減塩を助ける（チューブ入りの練りわさびには塩分があるので要注意）。

●そばつゆに使うだしは、手作りの「精進だし」にするとカリウムがおさえられる。

●たんぱく質量を調整したそばを使う。

1 食分

塩分	たんぱく質	カリウム	リン	脂質	炭水化物	エネルギー
1.2g	11.8g	457mg	156mg	9.3g	81.9g	462kcal

●つけそばの作り方（1 人分）

❶そばつゆを作る。なべに精進だし（作り方 42ページ）1/3カップ、しょうゆ小さじ 2/3、みりん小さじ 1 を合わせ、軽く煮立てる。器に入れる。
❷たんぱく質調整そば（118ページ）乾 100 g は袋の表示に従ってゆで、湯をきる。器に盛る。

夕食

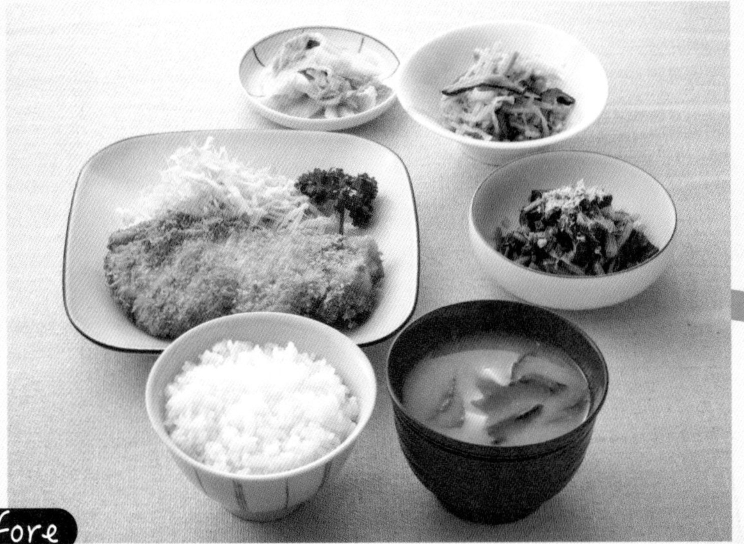

before

ありがちな献立

- 豚カツ
- 切り干し大根の煮物
- ほうれん草のお浸し
- 白菜の浅漬け
- 豆腐とわかめのみそ汁
- ごはん（180g）

豚カツにソース（大さじ1）をかけると、塩分はさらにアップ。ごはんにみそ汁も定番ですが、これも高塩分の原因に。

1食分

塩分	たんぱく質	カリウム	リン	脂質	炭水化物	エネルギー
6.1g	43.4g	1902mg	591mg	45.9g	175.7g	1324kcal

コラム

ごはんを低たんぱく質のものにかえると…

1日のたんぱく質量が40gと制限されている場合、普通のごはん180gを1日3回食べると、ごはんから摂取するたんぱく質量は1日の33.8%を占めます。これを、たんぱく質を1/25に減らした調整ごはんにかえると、たんぱく質量は1.5%に。

ごはんのたんぱく質量を減らした分、おかずでたんぱく質をとることができます。

普通のごはんの場合
（1日3回）
33.8%
たんぱく質 13.5g
1日のたんぱく質量 40g
おかずや間食でとれるたんぱく質…66.2%
たんぱく質 26.5g
たんぱく質 1/25 ごはんの場合
（1日3回）
1.5%
たんぱく質 0.6g
ごはん
1/25
1日のたんぱく質量 40g
おかずや間食でとれるたんぱく質…98.5%
たんぱく質 39.4g

after

こうかえる！

・ねぎサンドカツ（作り方 58 ページ）
・ほうれん草とかぼちゃのくるみみそあえ（作り方 97 ページ）
・にんじんと切り干し大根の煮物（作り方 90 ページ）
・たんぱく質調整 1/25 ごはん（180g）

●豚カツの豚ロース肉は量が多く、動物性脂肪やたんぱく質量も多いので、薄切りの豚もも肉にかえて食べる量を減らす。ねぎを巻いてボリュームをもたせると、もの足りなさを感じない。

●切り干し大根の煮物は、甘辛味で塩分が高くなりがちなので、精進だしを使った低カリウム、低塩の煮物に変更する。油揚げやサクラエビはうま味だしになるが、たんぱく質が多い食材なので入れない。

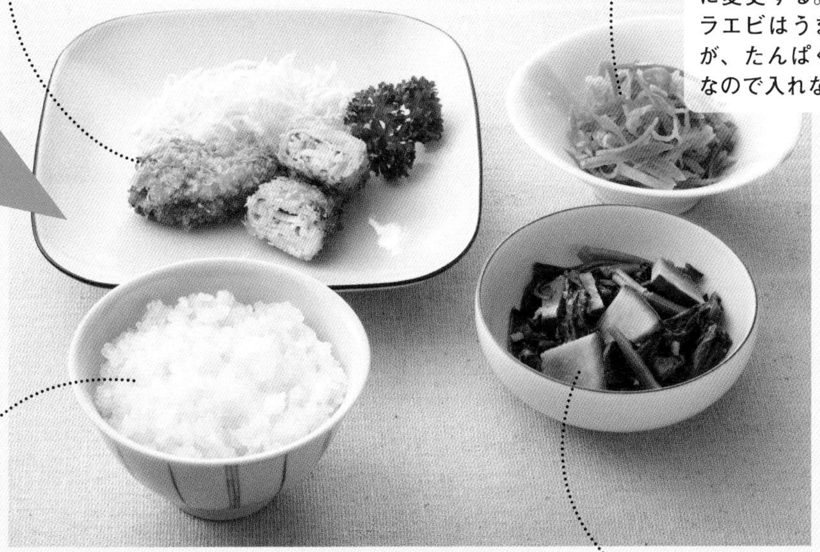

●ごはんは、たんぱく質を1/25 に調整したもの（112 ページ）を使う。1/35、1/5 に調整したものなどもあり、病期ステージによって選択する※。
※かかりつけの医師や管理栄養士にご相談ください。

●みそ汁は塩分が多く、具の豆腐もたんぱく質源になるので省く。

●お浸しはくるみの風味をきかせてうす味に。かぼちゃはカリウムが多く含まれるが、低塩に仕上げることができるのが利点。抗酸化ビタミンも豊富。

1 食分

塩分	たんぱく質	カリウム	リン	脂質	炭水化物	エネルギー
0.8g	12.6g	983mg	187mg	12.6g	95.9g	550kcal

本書の使い方

第1章

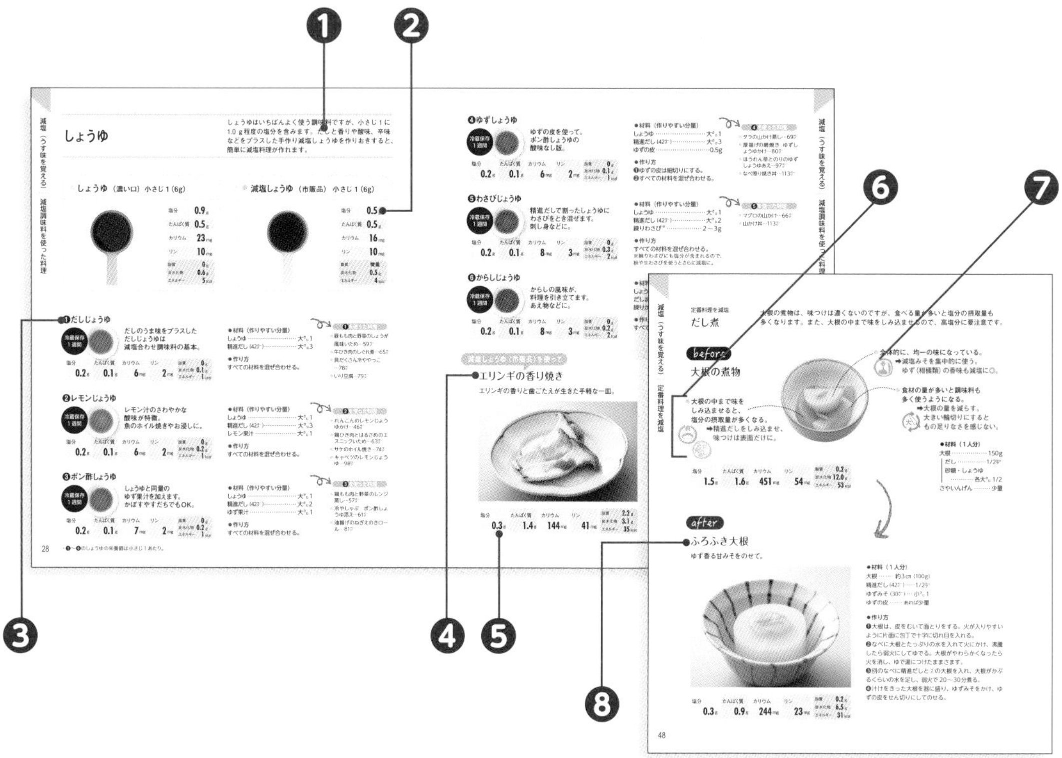

❶それぞれの食材の特徴や注意点を示します。

❷腎臓病の食事で気をつけたい栄養素です。写真の量（しょうゆの場合は小さじ１あたり）の栄養成分値です。

❸手作りの減塩調味料のレシピと栄養価です（この場合は、普通のしょうゆを使って作ります）。 手作りの減塩調味料を使った料理ページも示します。

❹市販の減塩調味料もさまざまあり､それを使った料理です。

❺料理の栄養成分値は、特に記載がない場合は１人分です。

❻いつもの料理のどこをどう変えると減塩になるかを示します。

❼減塩ポイントのマークつき！

❽低塩で、腎臓病の人におすすめのレシピです。

第2章　第3章

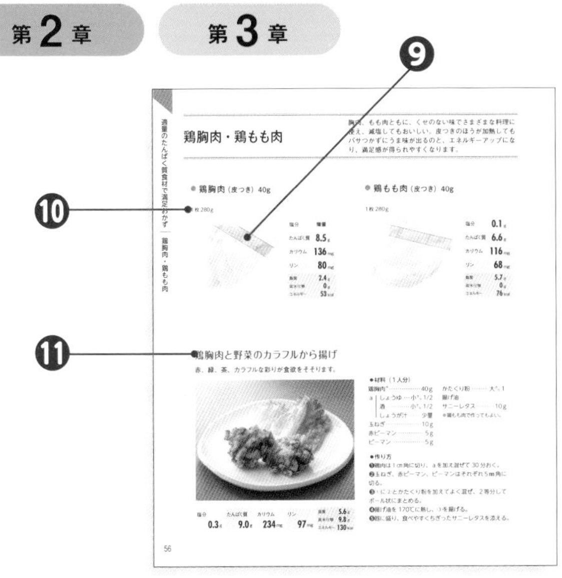
過量のたんぱく質食材で満足おかず｜鶏胸肉・鶏もも肉

鶏胸肉・鶏もも肉

胸肉、もも肉ともに、くせのない味でさまざまな料理に使え、減塩してもおいしい。皮つきのほうが加熱してもパサつかずにうま味が出るのと、エネルギーアップになり、満足感が得られやすくなります。

● 鶏胸肉（皮つき）40g

1枚280g

塩分	微量
たんぱく質	8.5g
カリウム	136mg
リン	80mg
脂質	2.4g
炭水化物	0g
エネルギー	53kcal

● 鶏もも肉（皮つき）40g

1枚280g

塩分	0.1g
たんぱく質	6.6g
カリウム	116mg
リン	68mg
脂質	5.7g
炭水化物	0g
エネルギー	76kcal

鶏胸肉と野菜のカラフルから揚げ

赤、緑、茶、カラフルな彩りが食欲をそそります。

●材料（1人分）
鶏胸肉*……40g
a しょうゆ……小さじ1/2
　酒……小さじ1/2
　しょうが汁……少量
玉ねぎ……10g
赤ピーマン……5g
ピーマン……5g
かたくり粉……大さじ1
揚げ油
サニーレタス……10g
*鶏もも肉で作ってもよい。

●作り方
❶鶏肉は1cm角に切り、aを加え混ぜて30分おく。
❷玉ねぎ、赤ピーマン、ピーマンはそれぞれ5mm角に切る。
❸1に2とかたくり粉を加えてよく混ぜ、2等分してボール状にまとめる。
❹揚げ油を170℃に熱し、3を揚げる。
❺器に盛り、食べやすくちぎったサニーレタスを添える。

塩分	たんぱく質	カリウム	リン	脂質	炭水化物	エネルギー
0.3g	9.0g	234mg	97mg	5.6g	9.8g	130kcal

56

❾腎臓病の人が食べても安心な量を写真で示しました。栄養成分値はその重量あたりです。

❿1枚、1個、1株など、写真全体の重量です。皮や芯などがあるものは正味重量も並記しました。

⓫安心して食べられる量で作ったレシピです。「少ない」「もの足りない」を感じさせないようくふうしました。

第4章

⓬たんぱく質調整食品の、写真の重量あたりの栄養成分値です。本書で用いたたんぱく質調整食品の入手先などは130ページをごらんください。

⓭たんぱく質調整食品を使ったレシピです。塩分も控えています。

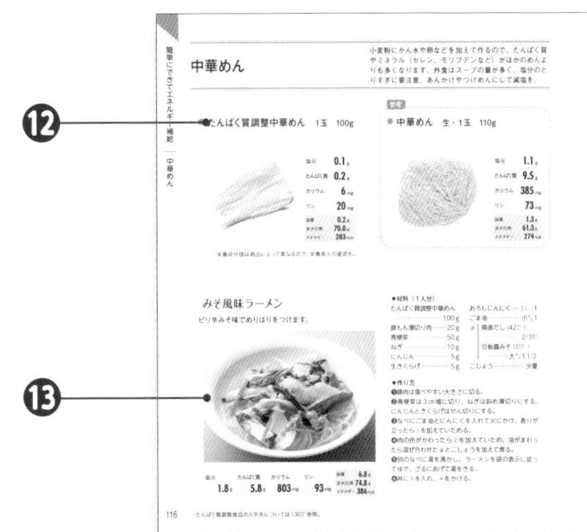
簡単にできてエネルギー補給｜中華めん

中華めん

小麦粉にかん水や卵などを加えて作るので、たんぱく質やミネラル（セレン、モリブデンなど）がほかのめんよりも多くなります。外食はスープの量が多く、塩分のとりすぎに要注意。あんかけやつけめんにして減塩を。

● たんぱく質調整中華めん　1玉　100g

塩分	0.1g
たんぱく質	0.2g
カリウム	6mg
リン	20mg
脂質	0.2g
炭水化物	70.0g
エネルギー	283kcal

・栄養成分値は商品によって異なるので、栄養表示の確認を。

参考

● 中華めん　生・1玉　110g

塩分	1.1g
たんぱく質	9.5g
カリウム	385mg
リン	73mg
脂質	1.3g
炭水化物	61.3g
エネルギー	274kcal

みそ風味ラーメン

ピリ辛みそ味でめりはりをつけます。

●材料（1人分）
たんぱく質調整中華めん……100g
豚もも薄切り肉……20g
青梗菜……50g
ねぎ……10g
にんじん……5g
生きくらげ……5g
おろしにんにく……1
ごま油……小さじ1
a 精進だし（42ページ）……2/3カップ
　豆板醤みそ（31ページ）……大さじ1 1/2
こしょう……少量

●作り方
❶豚肉は食べやすい大きさに切る。
❷青梗菜は3cm幅に切り、ねぎは斜め薄切りにする。にんじんときくらげはせん切りにする。
❸なべにごま油とにんにくを入れて火にかけ、香りが立ったら1を加えていためる。
❹肉の色がかわったら2を加えていため、油がまわったら混ぜ合わせたaとこしょうを加えて煮る。
❺別のなべに湯を沸かし、ラーメンを袋の表示に従ってゆで、ざるにあげて湯をきる。
❻丼に5を入れ、4をかける。

塩分	たんぱく質	カリウム	リン	脂質	炭水化物	エネルギー
1.8g	5.8g	803mg	93mg	6.8g	74.8g	386kcal

116　・たんぱく質調整食品の入手先については130ページ参照。

・食材の栄養成分値は「日本食品標準成分表2020年度（八訂）」に基づいて算出しています。料理は栄養計算ソフト「栄養Pro」で算出しました。
・「塩分」は食塩相当量のことです。食塩相当量（g）は、ナトリウム（mg）に2.54をかけて1000で割って算出します。

●料理レシピの見方
・レシピの重量は、正味重量（皮、骨、殻、芯などの食べない部分を除いた、実際に口に入る重さ）で示しています。
・1カップは200mL、大さじ1は15mL、小さじ1は5mL、ミニスプーンは1mLです（標準計量カップ・スプーンの重量表は20ページ）。
・塩は「小さじ1＝6g」のものを使用しました。

標準計量カップ・スプーンによる重量一覧（g） 実測値

食品名	小さじ（5mL）	大さじ（15mL）	1カップ（200mL）
水・酒・酢	5	15	200
あら塩（並塩）	5	15	180
食塩・精製塩	6	18	240
しょうゆ（濃い口・うす口）	6	18	230
みそ（淡色辛みそ）	6	18	230
みそ（赤色辛みそ）	6	18	230
みりん	6	18	230
砂糖（上白糖）	3	9	130
グラニュー糖	4	12	180
はちみつ	7	21	280
メープルシロップ	7	21	280
ジャム	7	21	250
油・バター	4	12	180
ラード	4	12	170
ショートニング	4	12	160
生クリーム	5	15	200
マヨネーズ	4	12	190
ドレッシング	5	15	－
牛乳（普通牛乳）	5	15	210
ヨーグルト	5	15	210
脱脂粉乳	2	6	90
粉チーズ	2	6	90
トマトピュレ	6	18	230
トマトケチャップ	6	18	240
ウスターソース	6	18	240
中濃ソース	7	21	250
わさび（練り）	5	15	－
からし（練り）	5	15	－
粒マスタード	5	15	－
カレー粉	2	6	－

※あら塩（並塩） ミニスプーン（1mL）＝1.0g
※食塩・精製塩 ミニスプーン（1mL）＝1.2g
※しょうゆ ミニスプーン（1mL）＝1.2g

食品名	小さじ（5mL）	大さじ（15mL）	1カップ（200mL）
豆板醤・甜麺醤	7	21	－
コチュジャン	7	21	－
オイスターソース	6	18	－
ナンプラー	6	18	－
めんつゆ（ストレート）	6	18	230
めんつゆ（3倍濃縮）	7	21	240
ポン酢しょうゆ	6	18	－
焼き肉のたれ	6	18	－
顆粒だしのもと（和洋中）	3	9	－
小麦粉（薄力粉・強力粉）	3	9	110
小麦粉（全粒粉）	3	9	100
米粉	3	9	100
かたくり粉	3	9	130
上新粉	3	9	130
コーンスターチ	2	6	100
ベーキングパウダー	4	12	－
重曹	4	12	－
パン粉・生パン粉	1	3	40
すりごま	2	6	－
いりごま	2	6	－
練りごま	6	18	－
粉ゼラチン	3	9	－
煎茶・番茶・紅茶（茶葉）	2	6	－
抹茶	2	6	－
レギュラーコーヒー	2	6	－
ココア（純ココア）	2	6	－
米（胚芽精米・精白米・玄米）	－	－	170
米（もち米）	－	－	175
米（無洗米）	－	－	180

2017年1月改訂

※胚芽精米・精白米・玄米1合（180mL）＝150g
※もち米1合（180mL）＝155g
※無洗米1合（180mL）＝160g

第1章

減塩
（うす味を覚える）

味覚は慣れです。濃い味に慣れてしまった味覚をうす味に慣れさせて、「いつもの味」にしましょう。

塩分はなにからとっている？❶

身近な調味料の塩分チェック

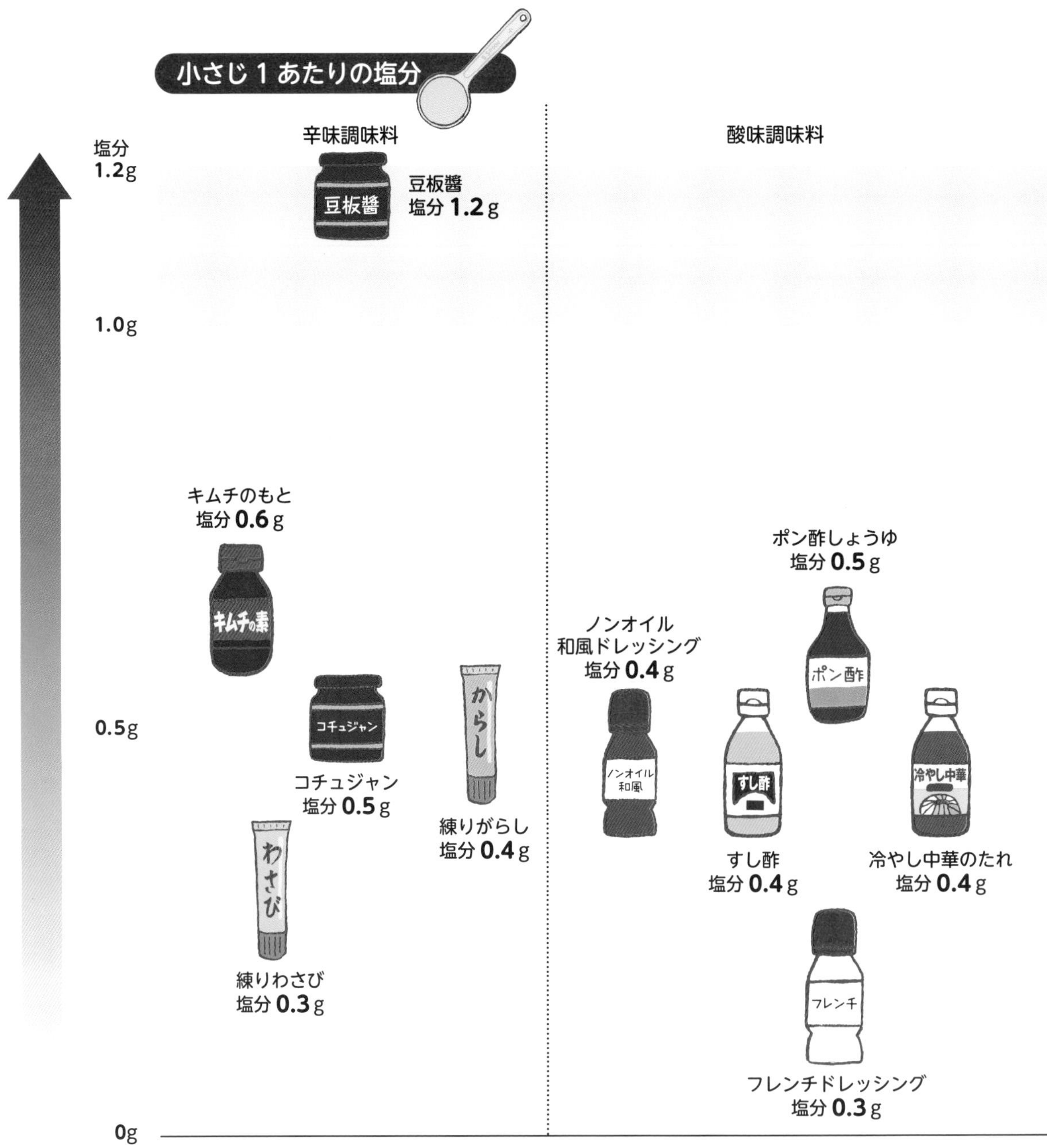

出典：「日本食品標準成分表 2020 年版（八訂）」（文部科学省）、月刊『栄養と料理』（女子栄養大学出版部）

普段よく使う調味料の、小さじ1あたりの塩分です。辛味は減塩の味方ですが、辛味調味料には意外に塩分が高いものがあります。酢や柑橘類の香味をきかせた酸味調味料も同様に塩分を含むので、使いすぎに要注意。また、だし入り調味料の塩分が高い理由は、だし自体に塩分が含まれる場合もあるためです。

いずれも、商品パッケージに記載された栄養表示で塩分（食塩相当量）をチェックし、使うときはきちんと計量するようにしましょう。

しょうゆ
しょうゆ入り調味料
みそ
その他調味料
塩分
1.2g
1.0g
0.5g
0g
うすくち
うす口
しょうゆ
塩分 1.0 g
濃い口
しょうゆ
塩分 0.9 g
3倍濃縮
つゆ
めんつゆ
（3倍濃縮）
塩分 0.7 g
減塩
減塩しょうゆ
塩分 0.5 g
めんつゆ
めんつゆ
（ストレート）
塩分 0.2 g
だし入り
みそ
だし入りみそ
塩分 0.9 g
信州みそ
淡色辛みそ
塩分 0.7 g
八丁味噌
豆みそ
塩分 0.7 g
減塩
みそ
減塩みそ
塩分 0.6 g
白
みそ
甘みそ
（西京みそ）
塩分 0.4 g
オイスターソース
塩分 0.7g
オイスター
ソース
ウスターソース
塩分 0.5 g
ウスター
中濃
中濃ソース
塩分 0.4 g
甜麺醤
甜麺醤
塩分 0.5 g
トマトケチャップ
塩分 0.2 g
マヨネーズ
低エネルギータイプ
塩分 0.2 g
マヨネーズ
塩分 0.1 g

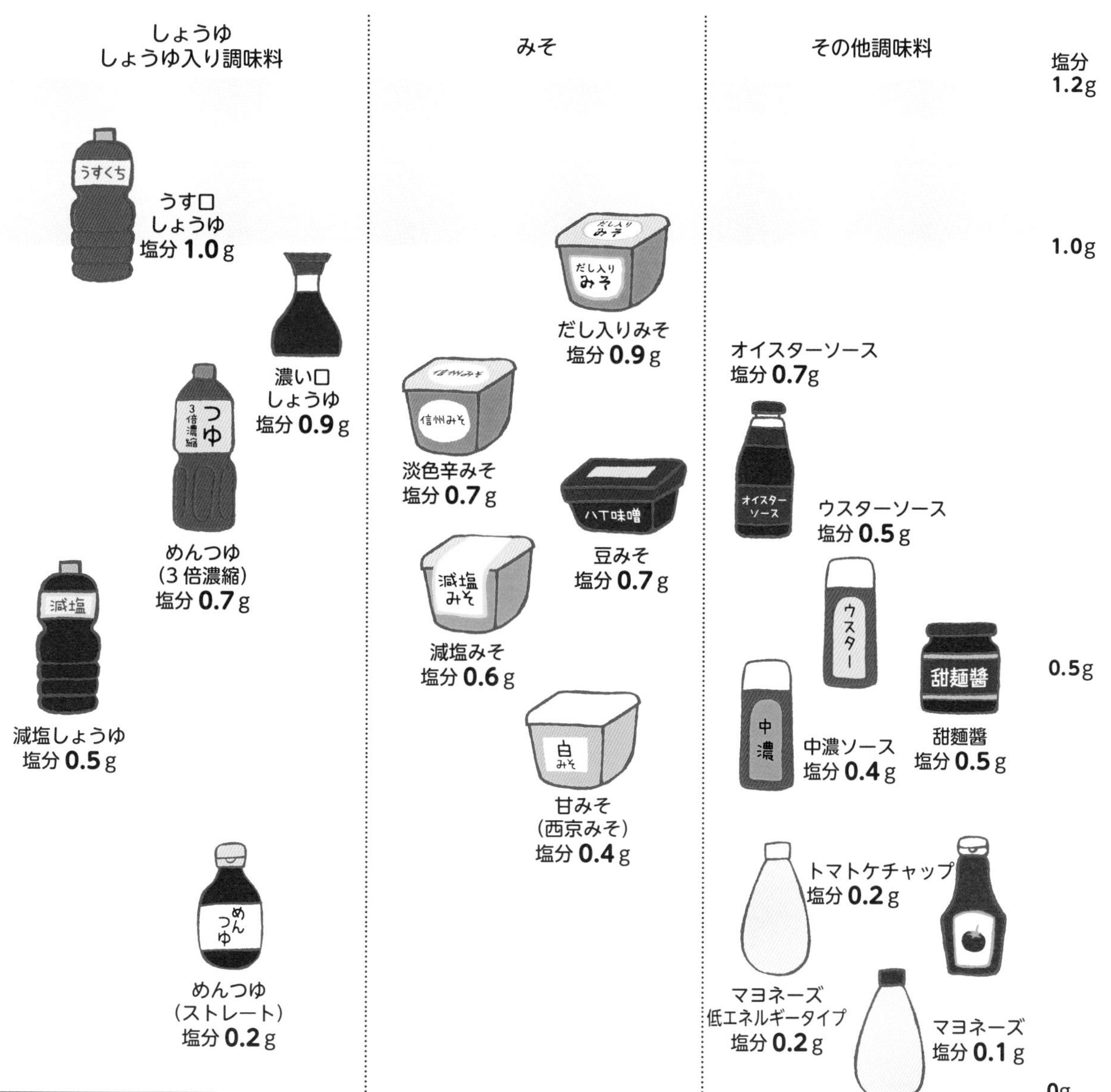

塩分はなにからとっている？❷

加工食品の塩分チェック

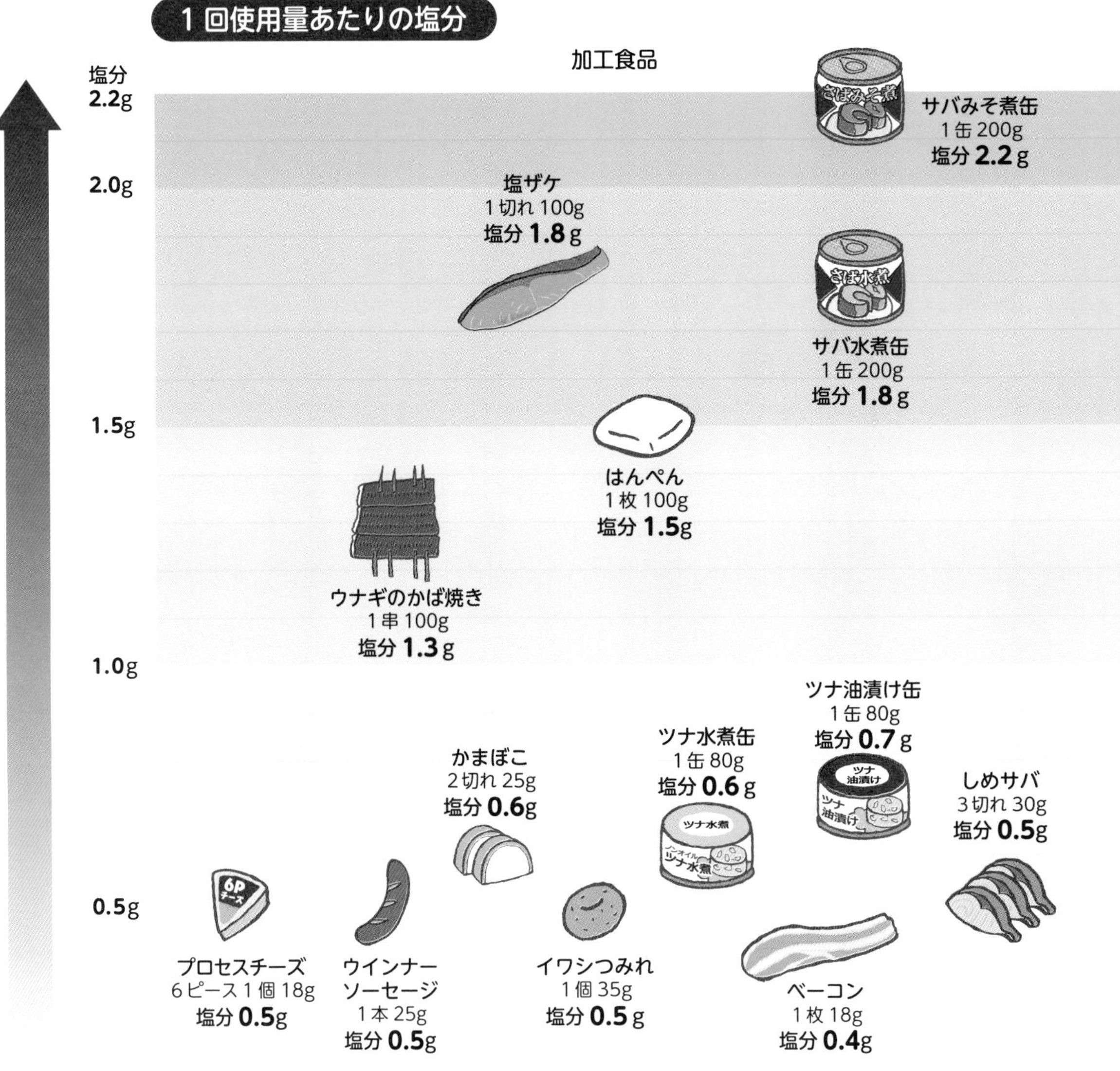

出典：「日本食品標準成分表 2020 年版（八訂）」（文部科学省）、『毎日の食事のカロリーガイド』（ともに女子栄養大学出版部）

魚介類や肉などの加工食品の、1回使用量あたりの塩分です。塩分が高いものが多いので、食べるなら少量に。味だしとして使うのもよいでしょう。甘味と辛味が強いものは特に濃い味になりがちです。また「水煮缶」も塩を含んでいます。

菓子パンや甘い和菓子なども、意外に塩分が含まれるものがあるので要注意。パンやパイなどは生地にバターや塩が使われていたり、あんこなどのように甘味を強くするために塩分を加えていたりするためです。

パン・菓子
塩分
2.2g
2.0g
1.5g
1.0g
0.5g
0g
甘くても要注意！
こんなものにも塩分が！
アジの開き干し
1枚130g（正味85g）
塩分 1.4 g
フレンチトースト
1個90g
塩分 1.2 g
さつま揚げ
小判1枚30g
塩分 0.6 g
コーヒーデニッシュ
1個85g
塩分 0.7 g
チーズ蒸しパン
1個125g
塩分 0.9 g
クリームパン
1個105g
塩分 0.9 g
ロースハム
2枚20g
塩分 0.5 g
シシャモ生干し
2尾30g
塩分 0.4 g
メロンパン
1個100g
塩分 0.4 g
みたらしだんご
1本60g
塩分 0.4 g
どら焼き
1個80g
塩分 0.2 g

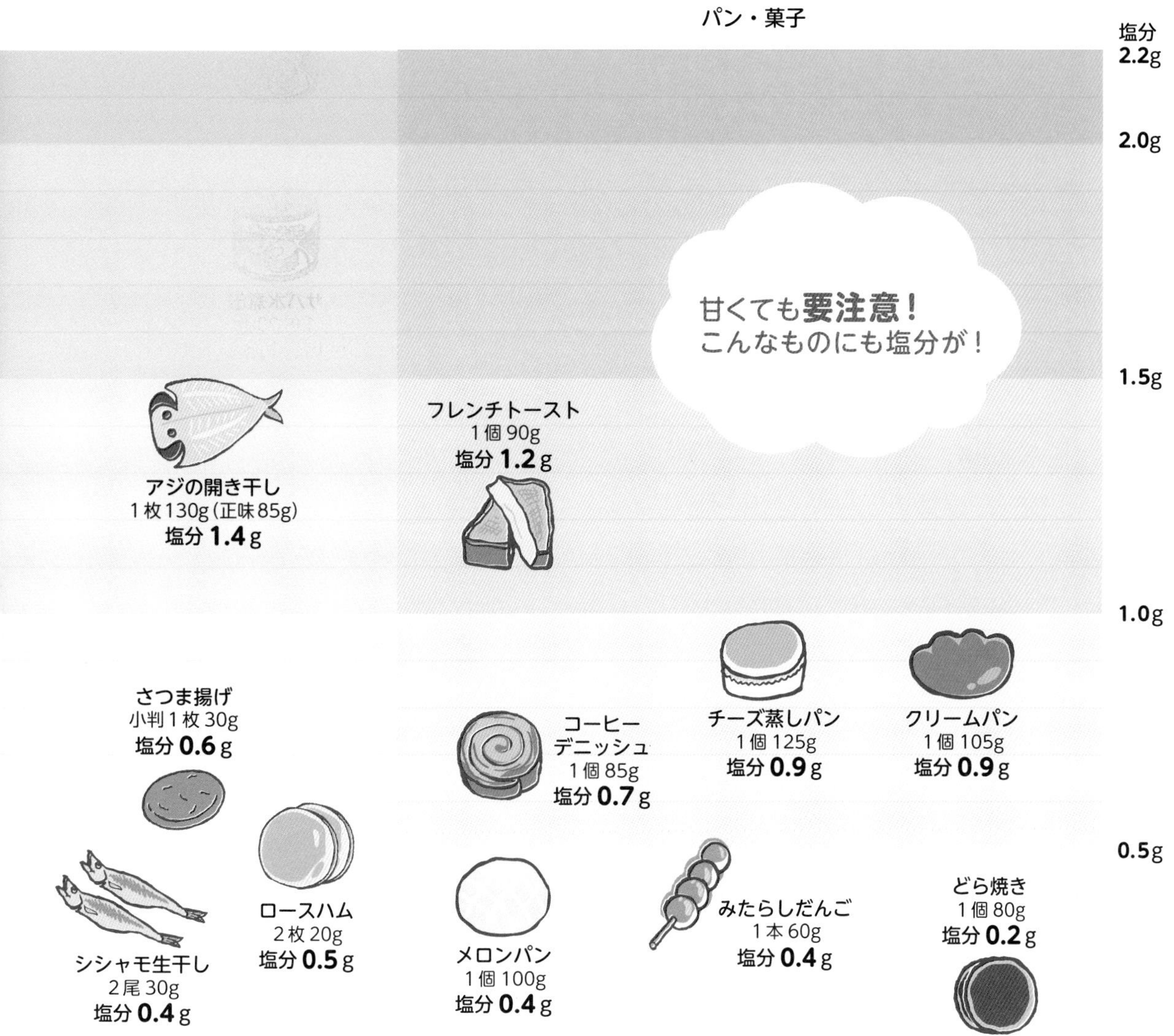

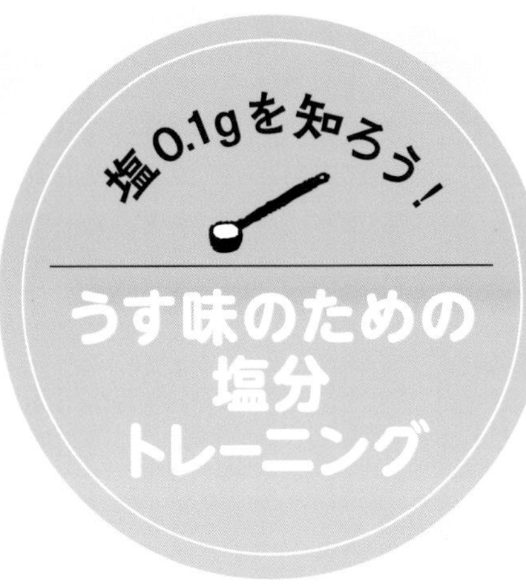

うす味のための塩分トレーニング

健康維持のために、塩分（食塩相当量）は男性7.5g未満、女性6.5g未満が望ましいとされますが、「国民健康・栄養調査」によると、ここ数年を見ても9.5～9.8gの塩分をとっています。
腎臓病の人は6g未満とさらにきびしくなります。腎臓を守るためには、0.1g単位の調味が重要に。塩分0.1gがどのくらいかを、塩の量で把握しておきましょう。
さらに、ここでは減塩につながる食べ方もチェックします。おいしく減塩する調理テクニックは40ページをごらんください。

塩分0.1gを塩に置きかえると…

塩0.1gはこのくらい！

塩1gは、精製塩で小さじ（5mL）の1/6。
あら塩（並塩）なら1/5。
塩0.1gはその1/10。
人差し指にのる程度です。

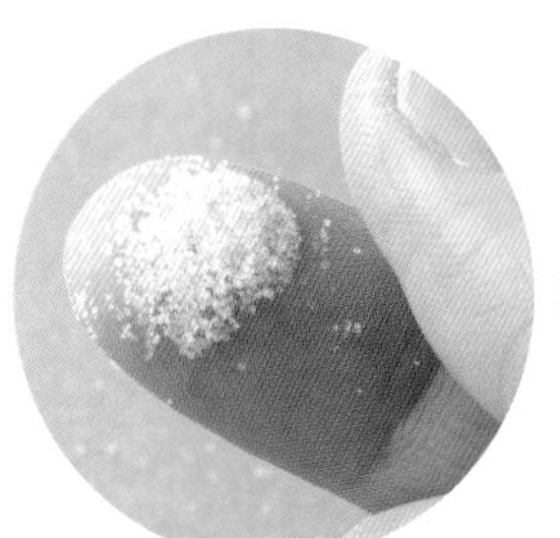

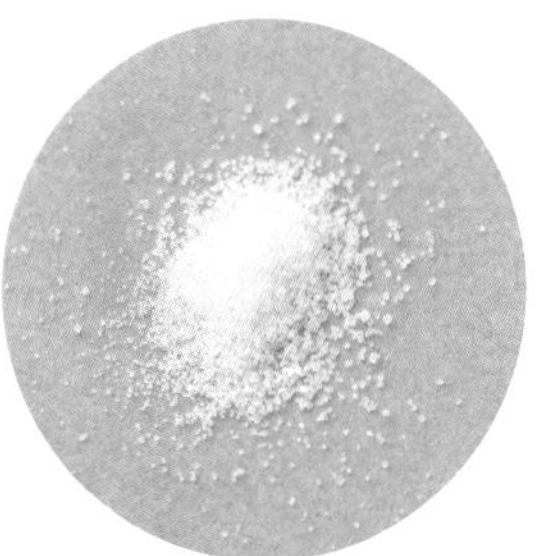

塩0.1g 実物大

舌に感じない「塩分」もある

塩分は、ナトリウム量から食塩に相当する量を算出し、目安としています。食材には、塩味を感じない「ナトリウム」を多く含むものもあります。
そのため、塩分6g未満だから塩も6g未満を目安に使ってよい、ということではありませんが、塩の量を把握しておくことはたいせつです。

減塩のスタートは0.7g塩分から

一般的に「おいしい」と感じられる料理の塩分は、人間の体液の塩分濃度と同じ0.9%前後といわれています。
腎臓病の人は減塩が重要になります。うす味に慣れるよう、0.7%塩分から始めてみましょう。湯140mLに塩1g弱（0.98g）をとかすと0.7%塩分になります。みそは塩分に個体差がありますが、赤色辛みそや淡色辛みその場合は、湯 140mL に小さじ1弱のみそをとかすと 0.7%塩分になります。

実際には食材の味が入るので、塩分の感じ方も違ってきますが、この割合で作ってみて、一度味わってみるのもよいでしょう。また、湯を手作りのだし（できれば精進だし。作り方 42 ページ）にかえると風味が加わり、おいしさが感じられます。

ちなみに本書では、腎臓病の人の汁物の塩分は 0.4%前後にしています。

チリも積もれば…！

減塩のアイデア⑩

❶ラーメンや汁そばの汁を残す

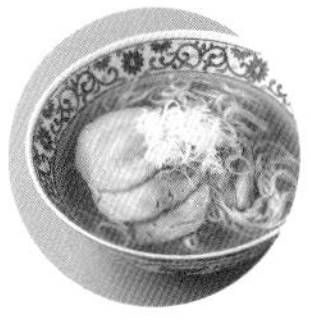

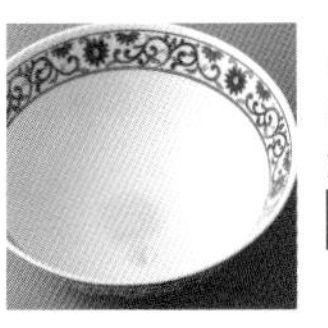

しょうゆラーメンの汁300gを全量飲んだ場合⬇

塩分 4.5 g

半分残せば⬇

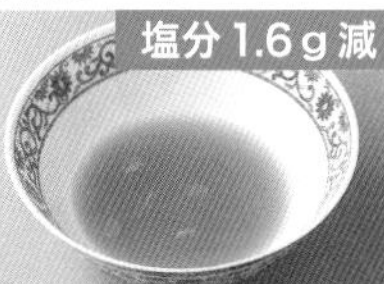

半分だけ飲んだ場合⬇

塩分 2.9 g

汁を飲まないようにすれば⬇

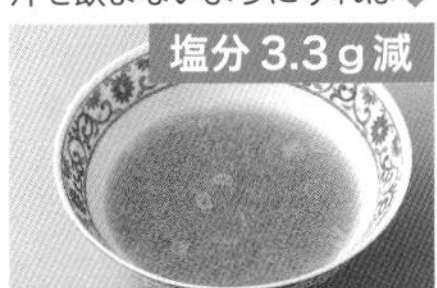

めんと具だけ食べた場合⬇

塩分 1.2 g

❷つけそばは、つゆにしっかりと浸さず、さっと浸す程度にする

さっと浸せば⬇

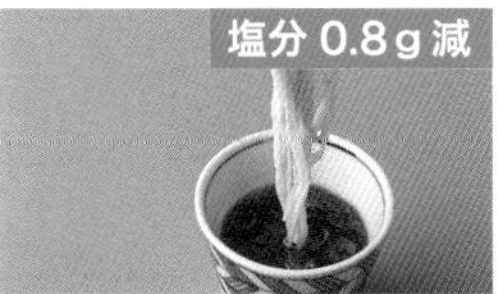

（ゆでそば 195gに対して）つゆの使用量は60g
⬇

塩分 2.0 g

しっかり浸せば⬇

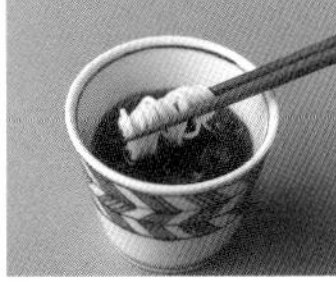

つゆの使用量は 82g
⬇

塩分 2.8 g

参考資料：月刊『栄養と料理』、『減塩のコツ早わかり』（ともに女子栄養大学出版部）

❸調味料は「かける」よりも「つける」ようにする

➡ **塩分 0.3 g 減**

豚カツに濃厚ソース大さじ1をかけた場合は塩分 1.0 g、ソース小さじ2を小皿に盛ってつけて食べるようにすれば塩分 0.7g。

❹パンにつけるマーガリンをジャムにかえる

➡ **塩分 0.1 g 減**

マーガリン小さじ2（8 g）で算出。ジャムは塩分 0 g。

❺すしについている甘酢しょうがは食べない

➡ **塩分 0.1 g 減**

甘酢しょうが5 g で算出。

❻スパゲティに粉チーズをかけるのをやめる

➡ **塩分 0.1 g 減**

粉チーズ小さじ1（2g）で算出。

❼焼きそばやお好み焼きについている紅しょうがを食べるのをやめる

➡ **塩分 0.2 g 減**

紅しょうが5 g で算出。

❽カレーといっしょに薬味を食べるのをやめる

➡ **塩分 0.8 g 減**

福神漬け15 g で算出。

❾赤飯にごま塩をふるのをやめる

➡ **塩分 1.5 g 減**

ごまと塩が同量のごま塩小さじ1/2 で算出。

❿食卓に調味料を置かない

➡塩を置かなければ➡ **塩分 0.6 g 減**

➡しょうゆを置かなければ➡ **塩分 0.4 g 減**

塩ひとふり（ミニスプーン 1/2）、しょうゆひと差し（小さじ 1/2）で算出。

しょうゆ

しょうゆはいちばんよく使う調味料ですが、小さじ１に1.0 g程度の塩分を含みます。だしと香りや酸味、辛味などをプラスした手作り減塩しょうゆを作りおきすると、簡単に減塩料理が作れます。

● しょうゆ（濃い口）小さじ１(6g)

塩分	0.9 g
たんぱく質	0.5 g
カリウム	23 mg
リン	10 mg
脂質	0 g
炭水化物	0.6 g
エネルギー	5 kcal

● 減塩しょうゆ（市販品）小さじ１(6g)

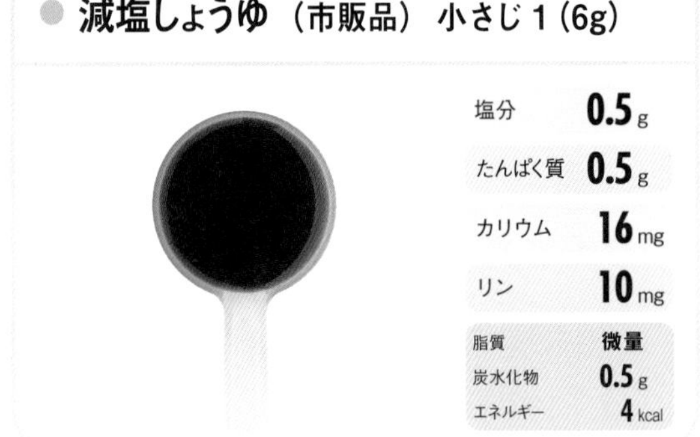

塩分	0.5 g
たんぱく質	0.5 g
カリウム	16 mg
リン	10 mg
脂質	微量
炭水化物	0.5 g
エネルギー	4 kcal

❶だしじょうゆ

冷蔵保存
１週間

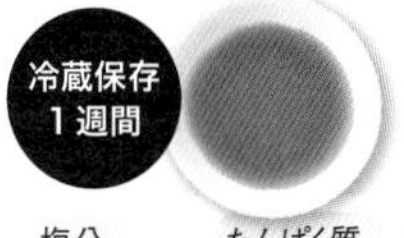

だしのうま味をプラスした
だしじょうゆは
減塩合わせ調味料の基本。

塩分	たんぱく質	カリウム	リン	脂質	炭水化物	エネルギー
0.2 g	0.1 g	6 mg	2 mg	0 g	0.1 g	1 kcal

●材料（作りやすい分量）
しょうゆ……………………大さじ1
精進だし（42㌻）……………大さじ3

●作り方
すべての材料を混ぜ合わせる。

❶を使った料理
- 豚もも肉と野菜のしょうが風味いため…59㌻
- 牛ひき肉のしぐれ煮…65㌻
- 具だくさん冷ややっこ…78㌻
- いり豆腐…79㌻

❷レモンじょうゆ

冷蔵保存
１週間

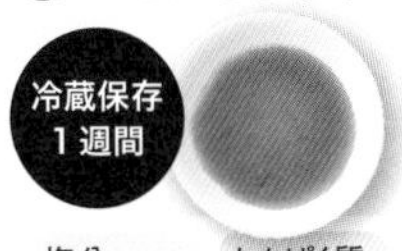

レモン汁のさわやかな
酸味が特徴。
魚のホイル焼きやお浸しに。

塩分	たんぱく質	カリウム	リン	脂質	炭水化物	エネルギー
0.2 g	0.1 g	6 mg	2 mg	0 g	0.2 g	1 kcal

●材料（作りやすい分量）
しょうゆ……………………大さじ1
精進だし（42㌻）……………大さじ3
レモン果汁…………………大さじ1

●作り方
すべての材料を混ぜ合わせる。

❷を使った料理
- れんこんのレモンじょうゆかけ…46㌻
- 鶏ひき肉とはるさめのエスニックいため…63㌻
- サケのホイル焼き…74㌻
- キャベツのレモンじょうゆ…98㌻

❸ポン酢しょうゆ

冷蔵保存
１週間

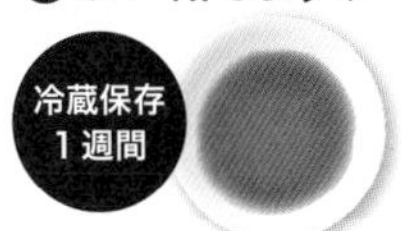

しょうゆと同量の
ゆず果汁を加えます。
かぼすやすだちでもOK。

塩分	たんぱく質	カリウム	リン	脂質	炭水化物	エネルギー
0.2 g	0.1 g	7 mg	2 mg	0 g	0.2 g	1 kcal

●材料（作りやすい分量）
しょうゆ……………………大さじ1
精進だし（42㌻）……………大さじ2
ゆず果汁……………………大さじ1

●作り方
すべての材料を混ぜ合わせる。

❸を使った料理
- 鶏もも肉と野菜のレンジ蒸し…57㌻
- 冷やしゃぶ　ポン酢しょうゆ添え…61㌻
- 油揚げのねぎえのきロール…81㌻

・❶〜❻のしょうゆの栄養価は小さじ１あたり。

❹ゆずしょうゆ

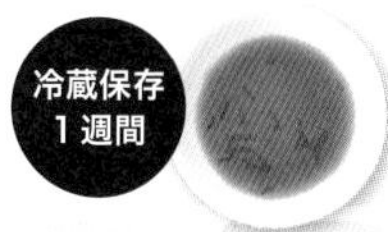

ゆずの皮を使って。
ポン酢しょうゆの
酸味なし版。

塩分	たんぱく質	カリウム	リン	脂質	炭水化物	エネルギー
0.2g	0.1g	6mg	2mg	0g	0.1g	1kcal

●材料（作りやすい分量）
しょうゆ……………………大さじ1
精進だし（42ページ）……………大さじ3
ゆずの皮……………………0.5g

●作り方
❶ゆずの皮は細切りにする。
❷すべての材料を混ぜ合わせる。

❹を使った料理
- タラの山かけ蒸し…69ページ
- 厚揚げの網焼き　ゆずしょうゆかけ…80ページ
- ほうれん草とのりのゆずしょうゆあえ…97ページ
- なべ照り焼き丼…113ページ

❺わさびじょうゆ

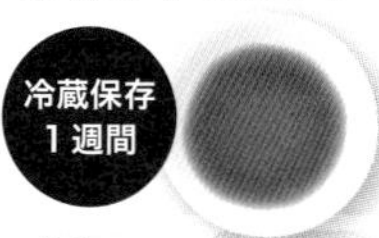

精進だしで割ったしょうゆに
わさびをとき混ぜます。
刺し身などに。

塩分	たんぱく質	カリウム	リン	脂質	炭水化物	エネルギー
0.2g	0.1g	8mg	3mg	0g	0.3g	2kcal

●材料（作りやすい分量）
しょうゆ……………………大さじ1
精進だし（42ページ）……………大さじ2
練りわさび※……………2〜3g

●作り方
すべての材料を混ぜ合わせる。
※練りわさびにも塩分が含まれるので、粉や生わさびを使うとさらに減塩に。

❺を使った料理
- マグロの山かけ…66ページ
- 山かけ丼…113ページ

❻からしじょうゆ

冷蔵保存
1週間

からしの風味が、
料理を引き立てます。
あえ物などに。

塩分	たんぱく質	カリウム	リン	脂質	炭水化物	エネルギー
0.2g	0.1g	8mg	3mg	0g	0.2g	2kcal

●材料（作りやすい分量）
しょうゆ……………………大さじ1
だしまたは精進だし（42ページ）‥大さじ2
練りがらし……………………2g

●作り方
すべての材料を混ぜ合わせる。

❻を使った料理
- ねぎサンドカツ…58ページ
- 小松菜のからしあえ…96ページ
- フォーの冷やし中華…121ページ

減塩しょうゆ（市販品）を使って

エリンギの香り焼き

エリンギの香りと歯ごたえが生きた手軽な一皿。

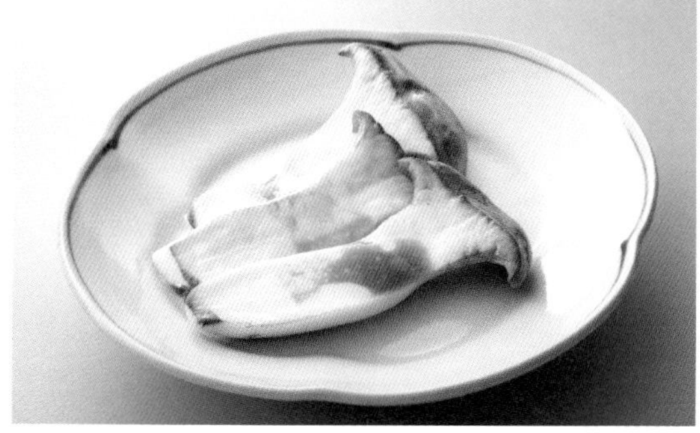

●材料（1人分）
エリンギ……………40g
オリーブ油……小さじ1/2
a｜減塩しょうゆ（市販品）…………小さじ1/2
　｜酒…………小さじ1
　｜こしょう………少量

●作り方
❶エリンギは縦に薄く切る。
❷フライパンにオリーブ油を熱し、①を焼く。
❸両面によい焼き色がついたら皿に盛り、aを混ぜ合わせてかける。

塩分	たんぱく質	カリウム	リン	脂質	炭水化物	エネルギー
0.3g	1.4g	144mg	41mg	2.2g	3.1g	35kcal

みそ

みそは種類が多く、味もさまざま。よく使うみそは小さじ１に0.7～0.8gの塩分を含みます。甘味がある甘みそ（別名は西京みそ、関西白みそ）の塩分は、その約半分。甘みそをベースにした手作り減塩みそがおすすめです。

赤色辛みそ 小さじ１(6g)

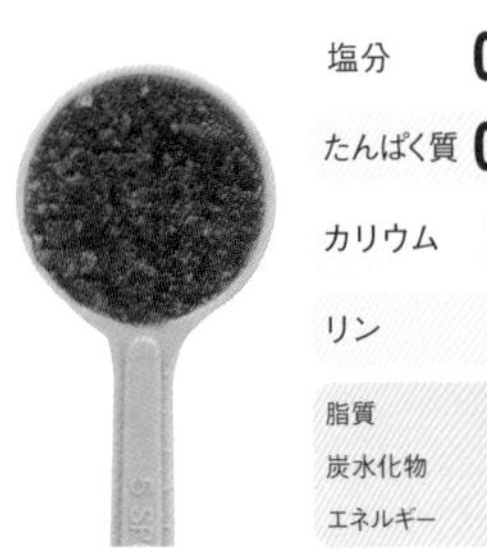

塩分	0.8g
たんぱく質	0.8g
カリウム	26mg
リン	12mg
脂質	0.3g
炭水化物	1.3g
エネルギー	11kcal

甘みそ（西京みそ、関西白みそ）小さじ１(6g)

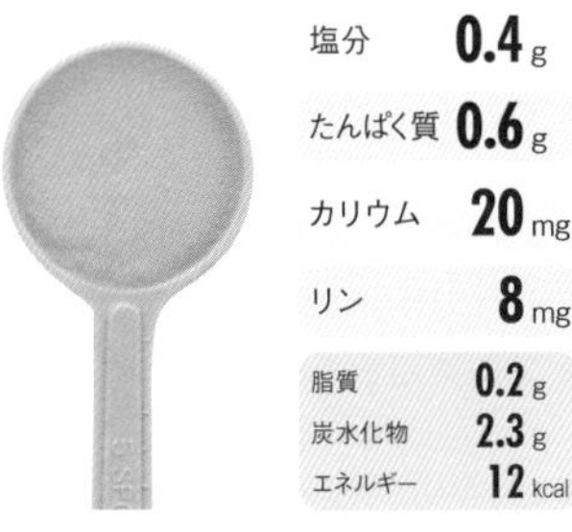

塩分	0.4g
たんぱく質	0.6g
カリウム	20mg
リン	8mg
脂質	0.2g
炭水化物	2.3g
エネルギー	12kcal

減塩みそ（市販品）小さじ１(6g)

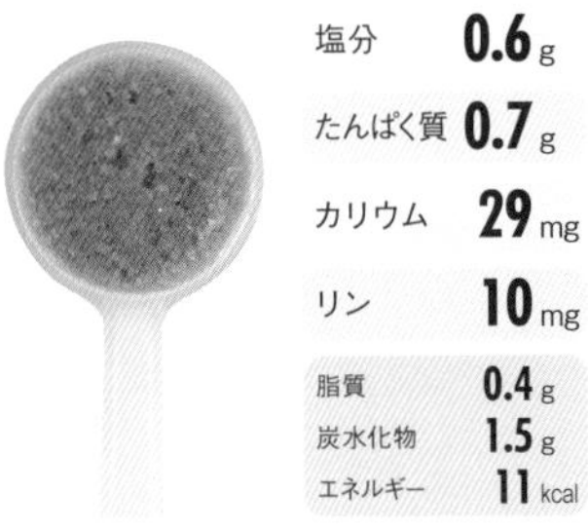

塩分	0.6g
たんぱく質	0.7g
カリウム	29mg
リン	10mg
脂質	0.4g
炭水化物	1.5g
エネルギー	11kcal

❶酢みそ

冷蔵保存10日間

塩分含量が低い白みそに同量のだし、砂糖、酢を加えます。あえ物などに。

塩分	たんぱく質	カリウム	リン	脂質	炭水化物	エネルギー
0.2g	0.3g	13mg	5mg	0.1g	2.2g	11kcal

●材料（作りやすい分量）
- 甘みそ……大さじ1
- 精進だし（42ページ）……大さじ1/2
- 砂糖……大さじ1/2
- 酢……大さじ1/2

●作り方
すべての材料を混ぜ合わせる。

❶を使った料理
- 薬味たっぷり　アジのたたき…71ページ
- もやしの酢みそあえ…105ページ

❷ゆずみそ

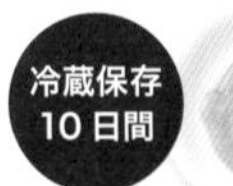

冷蔵保存10日間

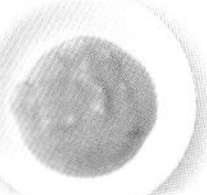

ゆずの皮が香る白みそがベースの合わせみそ。あえ物やふろふき大根に。

塩分	たんぱく質	カリウム	リン	脂質	炭水化物	エネルギー
0.2g	0.4g	14mg	5mg	0.1g	2.4g	13kcal

●材料（作りやすい分量）
- 甘みそ……大さじ1
- 精進だし（42ページ）……大さじ1/2
- 砂糖……大さじ1/2
- 酒……小さじ1
- ゆずの皮……0.5g

●作り方
❶ゆずの皮は細切りにする。
❷すべての材料を混ぜ合わせる。

❷を使った料理
- ふろふき大根…48ページ
- サバのゆずみそ田楽…73ページ

❸くるみみそ

冷蔵保存10日間

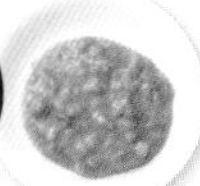

つぶつぶのくるみがアクセント。あえ物や魚料理にも。

塩分	たんぱく質	カリウム	リン	脂質	炭水化物	エネルギー
0.3g	0.7g	25mg	10mg	1.1g	3.7g	27kcal

●材料（作りやすい分量）
- 甘みそ……大さじ1
- 精進だし（42ページ）……大さじ1/2
- 砂糖……大さじ2/3
- くるみ（いり、無塩）……5g

●作り方
❶くるみは細かく刻む。
❷すべての材料を混ぜ合わせる。

❸を使った料理
- 和風ハンバーグ…64ページ
- ほうれん草とかぼちゃのくるみみそあえ…97ページ

・❶～❻のみその栄養価は小さじ１あたり。

❹ごまみそ

冷蔵保存
1週間

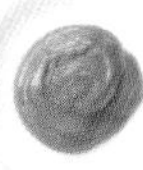

あえ物はもちろん、焼き物などにも。利用範囲の広い調味料です。

塩分	たんぱく質	カリウム	リン	脂質	炭水化物	エネルギー
0.2g	0.6g	16mg	13mg	1.0g	2.1g	19kcal

●材料（作りやすい分量）
甘みそ……………………………大さじ1
精進だし（42ページ）……………大さじ1/2
練り白ごま………………………大さじ2/3
砂糖………………………………大さじ2/3

●作り方
すべての材料を混ぜ合わせる。

❹を使った料理

- 厚揚げ田楽　ごまみそかけ…49ページ
- サケと野菜のごまみそいため…75ページ
- なすのフライパン焼き ごまみそかけ…110ページ

❺ヨーグルトみそ

冷蔵保存
3日間

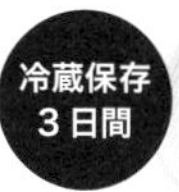

ヨーグルトの酸味がきいた和洋折衷の合わせみそ。生野菜などに。

塩分	たんぱく質	カリウム	リン	脂質	炭水化物	エネルギー
0.1g	0.3g	14mg	6mg	0.2g	1.2g	8kcal

●材料（作りやすい分量）
甘みそ……………………………大さじ1
プレーンヨーグルト………大さじ2
砂糖……………………………小さじ1/2

●作り方
すべての材料を混ぜ合わせる。

❺を使った料理

- きゅうりのヨーグルトみそかけ…109ページ

❻豆板醤みそ

冷蔵保存
1週間

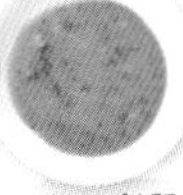

ピリッと辛い豆板醤みそはパンチをきかせたい料理に。

塩分	たんぱく質	カリウム	リン	脂質	炭水化物	エネルギー
0.4g	0.3g	12mg	4mg	0.1g	1.1g	7kcal

●材料（作りやすい分量）
甘みそ……………………………大さじ1
精進だし（42ページ）……………大さじ1
酒…………………………………小さじ1
豆板醤……………………………小さじ1

●作り方
すべての材料を混ぜ合わせる。

❻を使った料理

- 牛肉の豆板醤みそいため…60ページ
- 豆乳麻婆豆腐…64ページ
- にんじんのステーキ風…91ページ
- ごぼうの豆板醤みそあえ…107ページ
- みそ風味ラーメン…116ページ
- キャベツのお好み焼き…122ページ

減塩みそ（市販品）を使って

しめじとこんにゃくのみそ煮

食物繊維たっぷりの食材をとり合わせて。

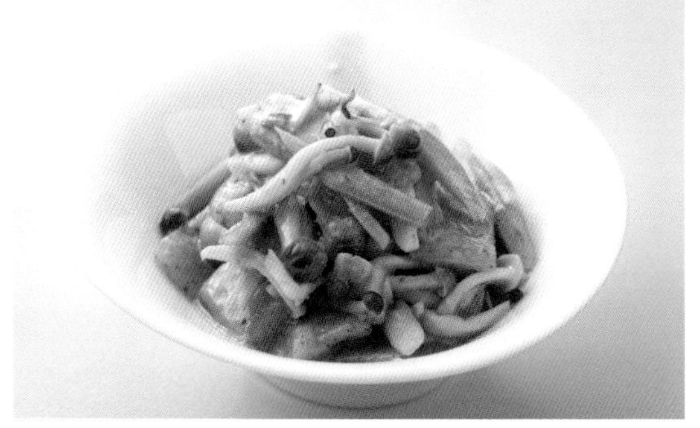

塩分	たんぱく質	カリウム	リン	脂質	炭水化物	エネルギー
0.1g	1.5g	163mg	38mg	2.4g	6.3g	46kcal

●材料（1人分）
しめじ類……………30g
こんにゃく…………70g
さやいんげん………10g
ごま油…………小さじ1/2

a
減塩みそ（市販品）…………小さじ2/3
みりん……小さじ1/2
精進だし（42ページ）……………大さじ1

●作り方
❶しめじは石づきを除いてほぐし、こんにゃくは短冊切りにする。
❷いんげんは熱湯でさっとゆで、水にとって冷ます。ざるにあげて水けをきり、3～4cm長さの斜め切りにする。
❸aは混ぜ合わせておく。
❹熱したなべにごま油を入れ、①、②をいためる。
❺全体に油がまわったら、③を加えて調味する。

トマトケチャップ

大さじ２を使うと塩分は約１gになってしまうので、トマトの酸味とうま味を生かした使い方がおすすめ。トマトピュレやトマト水煮缶詰めは塩分不使用のものもありますが、カリウムも含むので使いすぎは要注意です。

トマトケチャップ 小さじ1(6g)

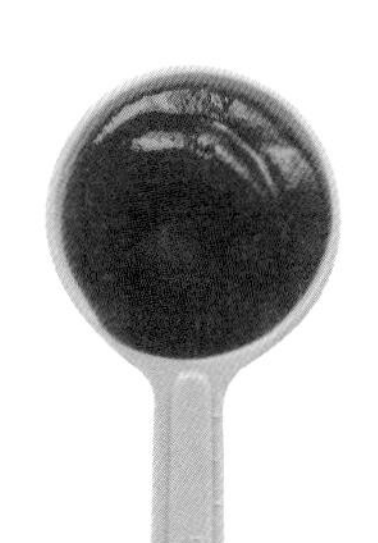

塩分	0.2g
たんぱく質	0.1g
カリウム	23mg
リン	2mg
脂質	微量
炭水化物	1.7g
エネルギー	6kcal

食塩不使用トマトケチャップ(市販品) 小さじ1(6g)

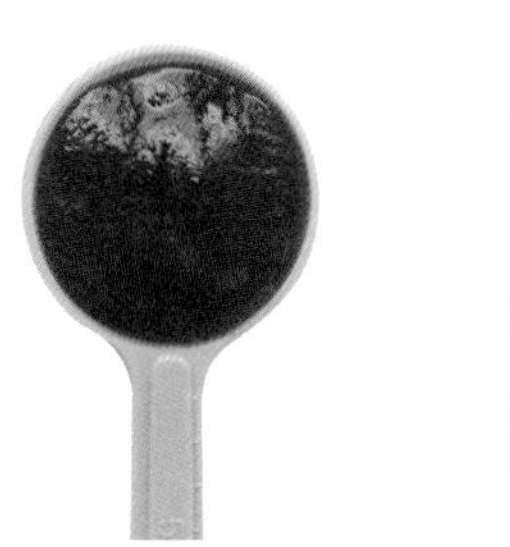

塩分	0g
たんぱく質	0.1g
カリウム	35mg
リン	3mg
脂質	微量
炭水化物	1.4g
エネルギー	6kcal

・食塩不使用トマトケチャップについては130㌻参照。

食塩不使用トマトケチャップ(市販品)を使って

卵のフライパン焼き　トマトソース

ケチャップはフライパンのあいているところで温めて水分をとばし、うま味を凝縮させます。

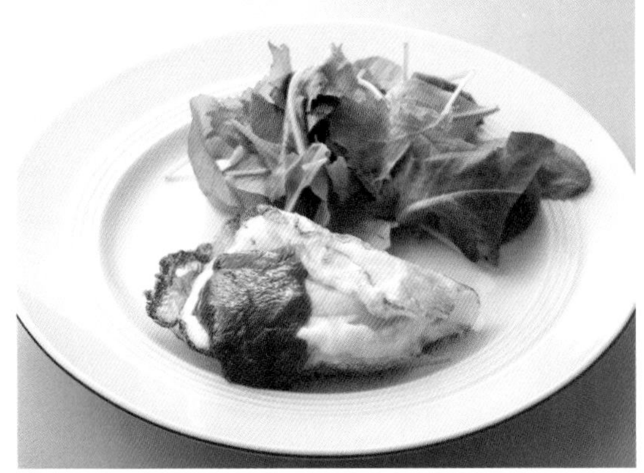

塩分	たんぱく質	カリウム	リン	脂質	炭水化物	エネルギー
0.2g	6.5g	157mg	98mg	7.2g	2.3g	103kcal

●材料（１人分）

卵……………………1個
オリーブ油……… 小さじ1
食塩不使用トマトケチャップ(市販品)
………………… 大さじ1/2
ベビーリーフ………10g

●作り方

❶フライパンにオリーブ油を熱し、卵を割り入れる。白身がかたまったら、白身を黄身にかぶせるように半分に折る。
❷フライパンのあいているところにトマトケチャップを入れて温める。
❸器に①を盛って②をかけ、ベビーリーフを添える。

ソース

たんぱく質量の調整で主菜の量が減ると、ソースの量も減らせます。いつものソースの場合、かけるのではなく量を計って小皿に盛り、主菜につけて食べるようにしましょう。トマトケチャップやときがらしを加えてもOK。

中濃ソース　小さじ１（7g）

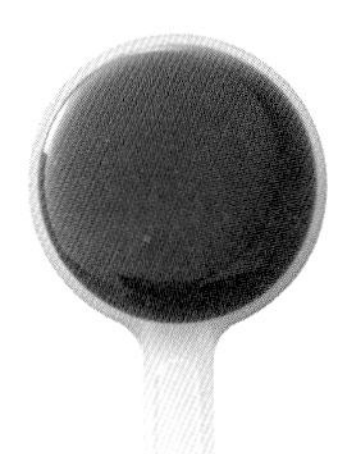

塩分	0.4 g
たんぱく質	0.1 g
カリウム	15 mg
リン	1 mg
脂質	0 g
炭水化物	2.2 g
エネルギー	9 kcal

減塩ソース（市販品）小さじ１（7g）

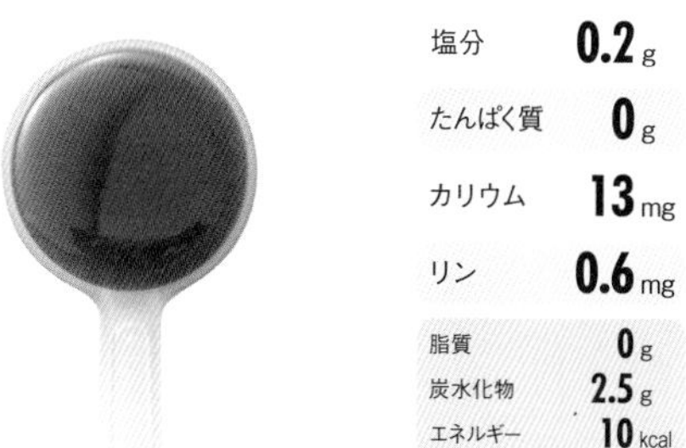

塩分	0.2 g
たんぱく質	0 g
カリウム	13 mg
リン	0.6 mg
脂質	0 g
炭水化物	2.5 g
エネルギー	10 kcal

・減塩ソースについては130㌻参照。

減塩ソース（市販品）を使って

チキンカツ

肉に下味がつけてあるので、
ソースのかわりにレモン汁を搾りかけても。

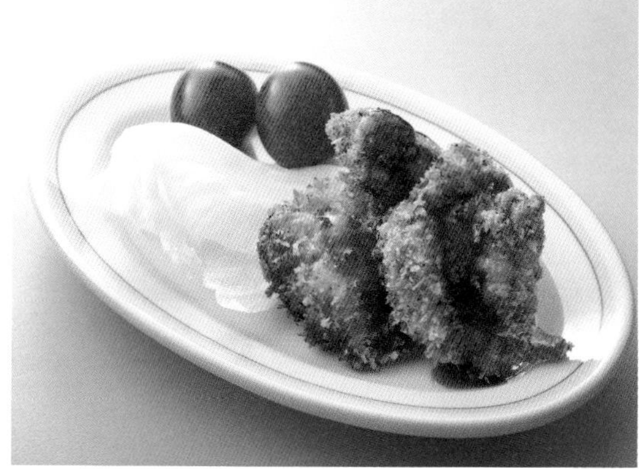

塩分	たんぱく質	カリウム	リン	脂質	炭水化物	エネルギー
0.4 g	8.6 g	256 mg	93 mg	6.3 g	9.8 g	133 kcal

●材料（1人分）

- 鶏もも肉（皮なし）‥40g
- 塩…………少量（0.1g）
- こしょう ………… 少量
- 衣
  - 小麦粉 ……… 小さじ1
  - 水 …………… 小さじ1
  - パン粉 ……… 大さじ1
- 揚げ油
- 減塩ソース（市販品） ……………… 大さじ1/2
- レタス ………………20g
- ミニトマト ………… 2個

●作り方

❶鶏肉は食べやすい大きさに切り、塩とこしょうで下味をつける。

❷小麦粉と水を混ぜ合わせて①の鶏肉につけ、パン粉をまぶしつける。

❸揚げ油を170℃に熱し、②を入れてからりと揚げる。

❹器に③を盛り、減塩ソースをかける。レタスとミニトマトを添える。

塩

うま味がある並塩（あら塩）は漬物や浅漬けに向きますが、減塩するにはサラサラで、むらなく味つけできる精製塩がおすすめです。量を控えたいので、下味は食材全体ではなく、片面だけにつけるようにします。

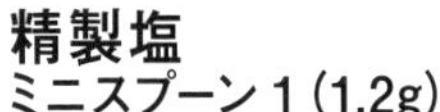

精製塩
ミニスプーン１(1.2g)

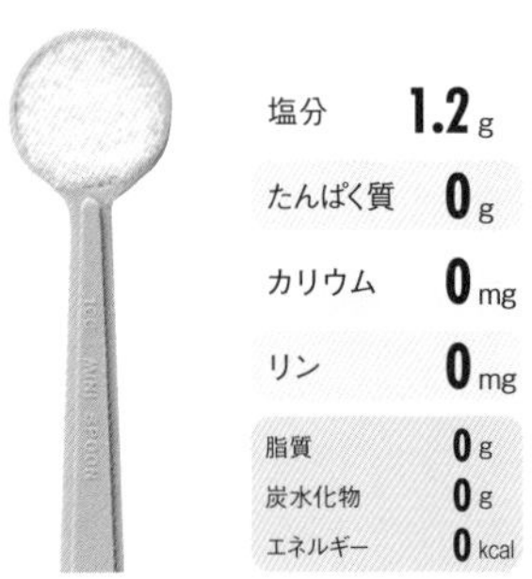

塩分	1.2g
たんぱく質	0g
カリウム	0mg
リン	0mg
脂質	0g
炭水化物	0g
エネルギー	0kcal

並塩（あら塩）
ミニスプーン１(1.0g)

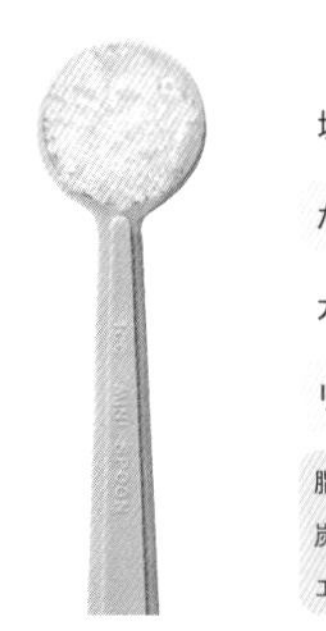

塩分	1.0g
たんぱく質	0g
カリウム	2mg
リン	0mg
脂質	0g
炭水化物	0g
エネルギー	0kcal

減塩しお（市販品）
ミニスプーン１(1.2g)

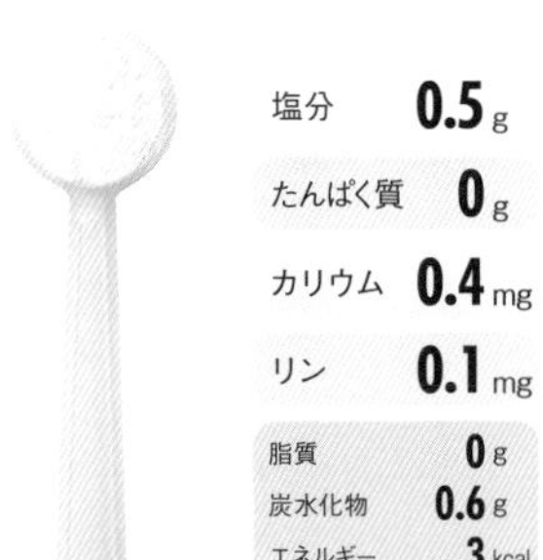

塩分	0.5g
たんぱく質	0g
カリウム	0.4mg
リン	0.1mg
脂質	0g
炭水化物	0.6g
エネルギー	3kcal

・減塩しおについては130ページ参照。

❶ハーブ塩

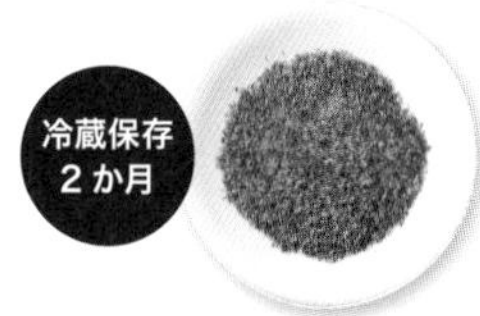

さまざまなハーブの香りが楽しめる市販のハーブミックスを使ってお手軽に。

塩分	たんぱく質	カリウム	リン	脂質	炭水化物	エネルギー
0.5g	0g	1mg	0mg	0g	0.1g	0kcal

●材料（作りやすい分量）
精製塩……………………小さじ1
イタリアンハーブミックス（市販品）
……………………大さじ1

●作り方
すべての材料を混ぜ合わせる。

❶を使った料理
- ごぼうのオリーブ油いためガーリック風味…50ページ
- 豚もも肉とトマトのハーブ塩いため…59ページ
- ミートボールのトマト煮…65ページ
- アジのパン粉焼き…71ページ
- キャベツの蒸し煮…99ページ

❷青のり塩

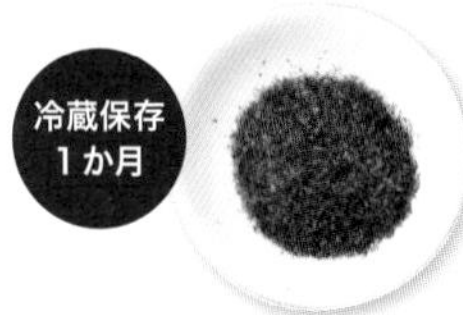

磯の香りが楽しめる合わせ塩。塩に対して３倍量の青のりを加えます。

塩分	たんぱく質	カリウム	リン	脂質	炭水化物	エネルギー
0.5g	0g	3mg	0mg	0g	0g	0kcal

●材料（作りやすい分量）
精製塩……………………小さじ1
青のり……………………大さじ1

●作り方
すべての材料を混ぜ合わせる。

❷を使った料理
- キャベツのお好み焼き（122ページ）の豆板醤みそのかわりに使う。
- イカや白身魚の焼き物や揚げ物、ゆでたじゃが芋などに。

・❶〜❹の塩の栄養価はミニスプーン１あたり。

❸すりごま塩

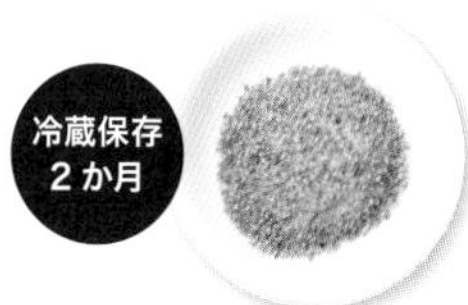

少ない塩でも
すりごまの香ばしさで
もの足りなさは感じません。

●材料（作りやすい分量）
精製塩……………………小さじ1
すり白ごま………………大さじ1

●作り方
すべての材料を混ぜ合わせる。

❸を使った料理
- レタスのすりごま塩…109ページ

塩分	たんぱく質	カリウム	リン	脂質	炭水化物	エネルギー
0.5g	0.1g	1mg	2mg	0.2g	0.1g	2kcal

❹抹茶塩

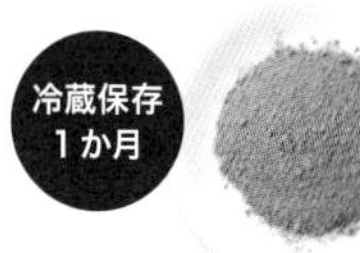

抹茶の風味が料理を
ワンランクアップ。
揚げ物などに
添えたりふったり。

●材料（作りやすい分量）
精製塩……………………小さじ1
抹茶………………………大さじ1

●作り方
すべての材料を混ぜ合わせる。

❹を使った料理
- ごぼう入り鶏肉団子…63ページ
- 小エビのかき揚げ　抹茶塩添え…76ページ
- 揚げかぼちゃ　抹茶塩添え…101ページ

塩分	たんぱく質	カリウム	リン	脂質	炭水化物	エネルギー
0.5g	0.1g	9mg	1mg	0g	0.1g	1kcal

減塩しお（市販品）を使って

かぼちゃと玉ねぎの素揚げ

素揚げにして野菜のおいしさをそのままに。

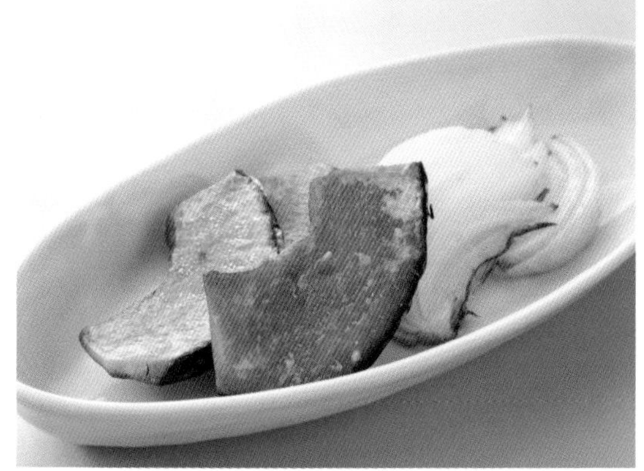

●材料（1人分）
かぼちゃ……皮つき50g
玉ねぎ………………50g
揚げ油
減塩しお（市販品）
……………少量（0.2g）

●作り方
❶かぼちゃと玉ねぎはそれぞれ1㎝幅のくし形に切る。
❷揚げ油を170℃に熱し、①を揚げる。
❸器に盛り、減塩しおをふる。

塩分	たんぱく質	カリウム	リン	脂質	炭水化物	エネルギー
0.1g	1.5g	300mg	38mg	8.2g	14.7g	138kcal

マヨネーズ

塩分含有量が少ない調味料の一つですが、食卓でじかに絞って使うのは厳禁です。必要な分を計量して使うようにしましょう。手作り減塩マヨネーズは、ヨーグルトや油など塩分を含まないものを加えて増量します。

マヨネーズ　小さじ１（4g）

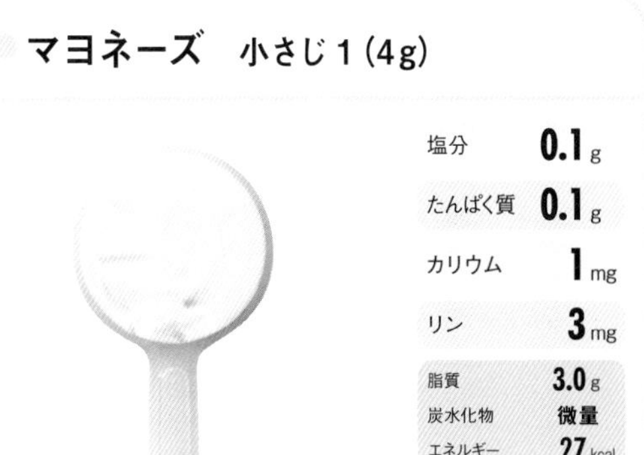

塩分	0.1g
たんぱく質	0.1g
カリウム	1mg
リン	3mg
脂質	3.0g
炭水化物	微量
エネルギー	27kcal

食塩不使用マヨネーズ（市販品）小さじ１（4g）

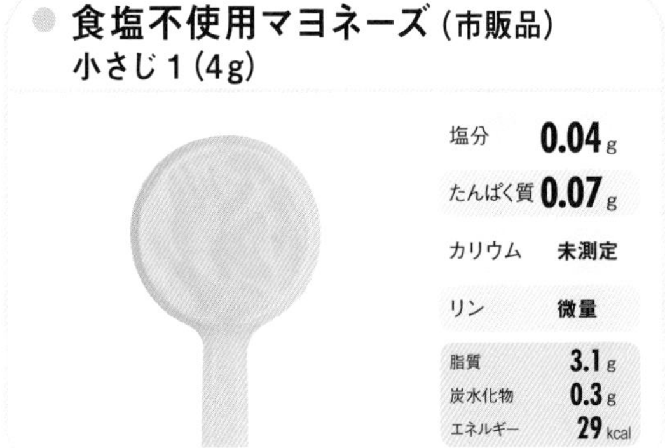

塩分	0.04g
たんぱく質	0.07g
カリウム	未測定
リン	微量
脂質	3.1g
炭水化物	0.3g
エネルギー	29kcal

・食塩不使用マヨネーズについては130ページ参照。

❶ヨーグルトマヨネーズ

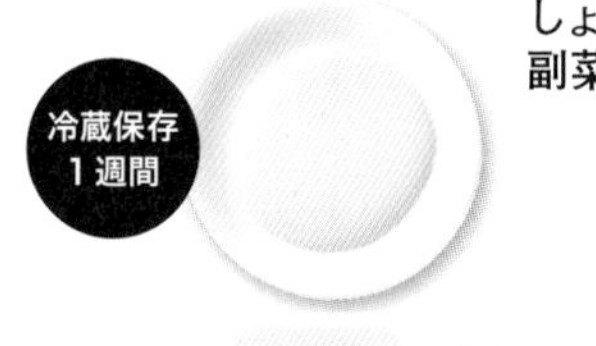

しょうゆ１滴が隠し味。
副菜にもメインにも。

塩分	たんぱく質	カリウム	リン	脂質	炭水化物	エネルギー
微量	0.2g	6mg	4mg	1.0g	0.2g	11kcal

●材料（作りやすい分量）
マヨネーズ……………………大さじ1
プレーンヨーグルト………大さじ2
しょうゆ……………………………1滴

●作り方
すべての材料を混ぜ合わせる。

❶を使った料理
- サケのムニエル　ヨーグルトマヨネーズ…75ページ
- ブロッコリーのヨーグルトマヨネーズかけ…93ページ
- かぼちゃとブロッコリーのヨーグルトマヨネーズサラダ…101ページ

❷オリーブオイルマヨネーズ

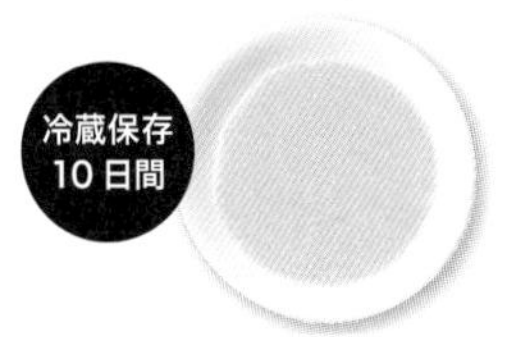

サラダだけでなく、
いため物や肉・魚料理にも
よく合います。

塩分	たんぱく質	カリウム	リン	脂質	炭水化物	エネルギー
微量	0g	1mg	1mg	3.7g	0g	34kcal

●材料（作りやすい分量）
マヨネーズ……………………大さじ1
オリーブ油……………………大さじ2
レモン果汁………………小さじ1/2

●作り方
すべての材料を混ぜ合わせる。

❷を使った料理
- ブラックタイガーのオリーブオイルマヨネーズいため…77ページ
- コールスロー風サラダ…99ページ

・❶〜❹のマヨネーズの栄養価は小さじ１あたり。

❸ごま油マヨネーズ

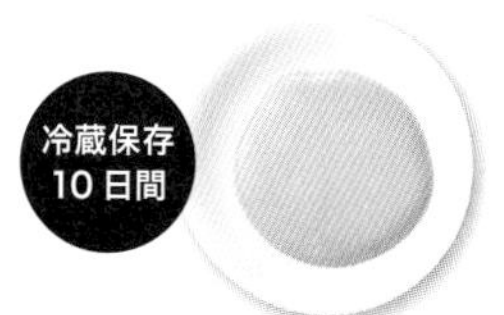

冷蔵保存 10日間

マヨネーズにごま油と黒酢を加えて中国風に。

塩分	たんぱく質	カリウム	リン	脂質	炭水化物	エネルギー
微量	0.1g	1mg	2mg	2.5g	0.1g	24kcal

●材料（作りやすい分量）
マヨネーズ……………………大さじ1
ごま油……………………大さじ1/2
黒酢……………………大さじ1/2

●作り方
すべての材料を混ぜ合わせる。

❸を使った料理

- きゅうりのごま油マヨネーズ…51ページ
- 小松菜のごま油マヨネーズ…96ページ

❹にんにくマヨネーズ

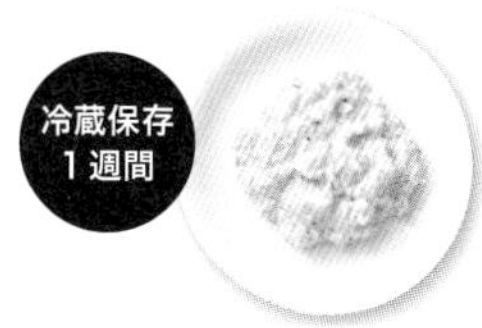

冷蔵保存 1週間

にんにくと玉ねぎは電子レンジで加熱して刺激をやわらげます。

塩分	たんぱく質	カリウム	リン	脂質	炭水化物	エネルギー
0.1g	0.3g	19mg	7mg	1.3g	0.9g	16kcal

●材料（作りやすい分量）
マヨネーズ……………………大さじ1
にんにく（みじん切り）…………2かけ
玉ねぎ（みじん切り）……………30g
しょうゆ……………………小さじ1/3
プレーンヨーグルト…………大さじ1
こしょう……………………少量

●作り方
❶にんにくと玉ねぎをラップに包み、電子レンジ（600W）で1分加熱し、あら熱がとれるまでおく。
❷すべての材料を混ぜ合わせる。

❹を使った料理

- カジキのにんにくマヨネーズ…69ページ
- キャロットサラダ…91ページ

食塩不使用マヨネーズ（市販品）を使って

ブロッコリーのマヨネーズパン粉焼き

食塩不使用のマヨネーズを油がわりに使います。

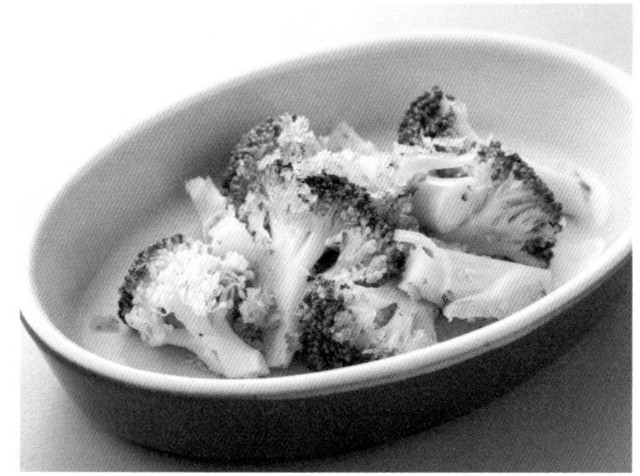

●材料（1人分）
ブロッコリー………50g
食塩不使用マヨネーズ（市販品）……大さじ1/2
パン粉…………大さじ1/2
こしょう…………少量

●作り方
❶ブロッコリーは小房に分ける。ラップをして電子レンジ（600W）で1分30秒加熱する（または熱湯でやわらかくなるまでゆで、湯をきる）。
❷フライパンに食塩不使用マヨネーズを入れて熱し、①をいためる。パン粉を加え、パン粉がこんがりとなったらこしょうをふって仕上げる。

塩分	たんぱく質	カリウム	リン	脂質	炭水化物	エネルギー
0.1g	2.5g	182mg	46mg	5.1g	4.0g	67kcal

ドレッシング

市販のドレッシングは種類が多く、塩分もさまざまです。フレッシュなおいしさが味わえる手作り減塩ドレッシングなら塩分量も安心でおすすめです。冷蔵庫で１週間くらいは保存できます。

和風ドレッシング　小さじ１(5g)

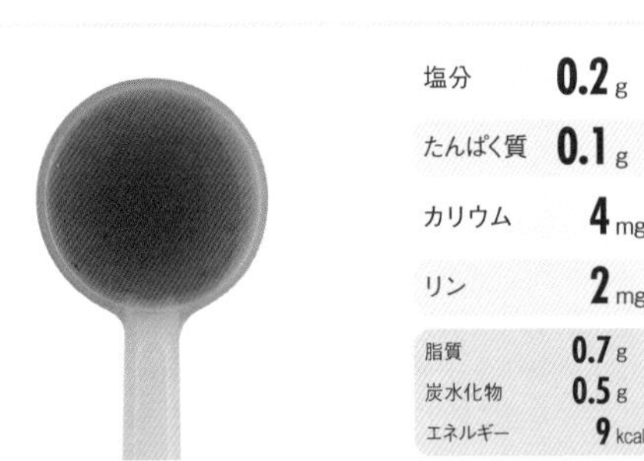

塩分	0.2g
たんぱく質	0.1g
カリウム	4mg
リン	2mg
脂質	0.7g
炭水化物	0.5g
エネルギー	9kcal

減塩和風ドレッシング（市販品）小さじ１(5g)

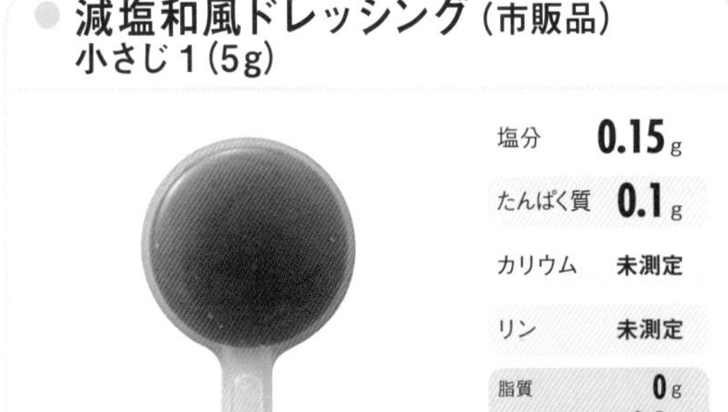

塩分	0.15g
たんぱく質	0.1g
カリウム	未測定
リン	未測定
脂質	0g
炭水化物	0.1g
エネルギー	1kcal

・減塩和風ドレッシングについては130ﾍﾟｰｼﾞ参照。

❶イタリアンドレッシング

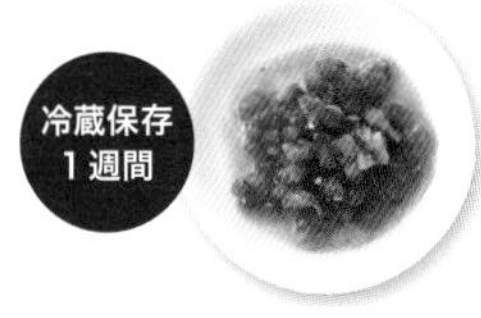

冷蔵保存 １週間

フレッシュトマトがメインの色鮮やかなドレッシング。蒸した魚などにも。

塩分	たんぱく質	カリウム	リン	脂質	炭水化物	エネルギー
0.1g	0g	10mg	1mg	1.0g	0.3g	10kcal

●材料（作りやすい分量）

- トマト……50g
- にんにく……1/2かけ
- バジル……２枚
- 酢……大さじ1
- オリーブ油……大さじ1
- 塩……ミニスプーン1

●作り方

❶トマト、にんにく、バジルはそれぞれみじん切りにする。
❷すべての材料を混ぜ合わせる。

❶を使った料理

- タイのカルパッチョ…68ﾍﾟｰｼﾞ
- もやしのカレー風味サラダ…104ﾍﾟｰｼﾞ
- 焼きなすのイタリアンドレッシング…110ﾍﾟｰｼﾞ
- ツナとトマトの冷製パスタ…119ﾍﾟｰｼﾞ

❷おろしドレッシング

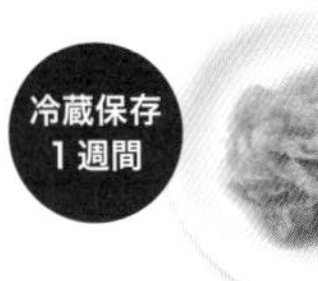

冷蔵保存 １週間

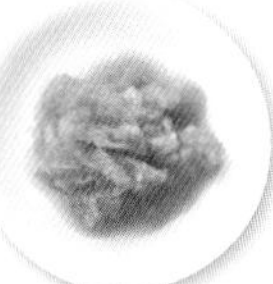

おろし大根入りのさっぱり和風ドレッシング。豆腐料理によく合います。

塩分	たんぱく質	カリウム	リン	脂質	炭水化物	エネルギー
0.1g	0.1g	15mg	2mg	0g	0.4g	2kcal

●材料（作りやすい分量）

- おろし大根……100g
- 酢……大さじ2
- しょうゆ……大さじ1/2
- 砂糖……小さじ1/2
- ゆずの皮（せん切り）……0.5g

●作り方

❶おろし大根は汁けを軽く絞る。
❷すべての材料を混ぜ合わせる。

❷を使った料理

- 豆腐ステーキ　おろしドレッシング…79ﾍﾟｰｼﾞ
- 温泉卵おろしあえうどん…117ﾍﾟｰｼﾞ

・❶～❹のドレッシングの栄養価は小さじ１あたり。

❸ねぎ香菜（しゃんつぁい）ドレッシング

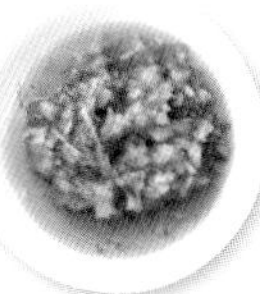

ねぎや香菜など個性的な
香味野菜が入った
中国風ドレッシング。

塩分	たんぱく質	カリウム	リン	脂質	炭水化物	エネルギー
0.1g	0.1g	5mg	1mg	0.5g	0.3g	7kcal

●材料（作りやすい分量）
ねぎ……………………………30g
香菜……………………………3～4g
酢……………………………大さじ3
ごま油…………………………大さじ1
しょうゆ ……………………大さじ1/2
おろししょうが …………小さじ1/2
砂糖 …………………………小さじ1/4

❸を使った料理
- ゆでなすのねぎ香菜ドレッシング…47ページ
- ブリの中国風刺し身…67ページ
- トマトのねぎ香菜ドレッシングかけ…103ページ

●作り方
❶ねぎと香菜はみじん切りにする。
❷すべての材料を混ぜ合わせる。

❹ごまドレッシング

練りごまの油分を
利用したドレッシング。
サラダやあえ衣に。

塩分	たんぱく質	カリウム	リン	脂質	炭水化物	エネルギー
0.1g	0.4g	9mg	12mg	1.1g	0.7g	14kcal

●材料（作りやすい分量）
練り白ごま ……………………大さじ2
砂糖 ……………………………大さじ1/2
酢 ………………………………大さじ2
塩 ………………………………ミニスプーン1

❹を使った料理
- トマトのごまドレッシングかけ…102ページ
- ゆでごぼうのごまドレッシング…106ページ

●作り方
すべての材料を混ぜ合わせる。

減塩ドレッシング（市販品）を使って

かぶのドレッシングかけ

お好みの減塩ドレッシングで。

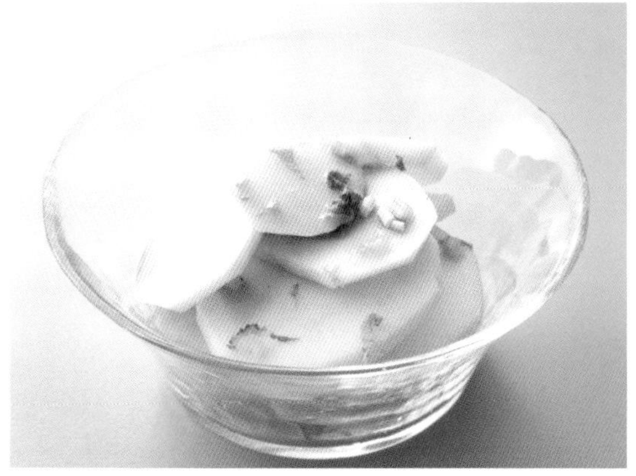

●材料（1人分）
かぶ …………………50g
かぶの葉 ………… 少量
減塩和風ドレッシング
（市販品）……… 大さじ1/2

●作り方
❶かぶは皮をむいて薄切りにする。かぶの葉は刻む。
❷器に盛り、減塩ドレッシングをかける。

塩分	たんぱく質	カリウム	リン	脂質	炭水化物	エネルギー
0.3g	0.5g	140mg	14mg	0.1g	2.5g	12kcal

おいしい減塩の調理テクニック

料理がおいしくないと減塩は続けられません。「うす味＝おいしくない」のイメージをくつがえすテクニックをご紹介します。うす味にすると食材の味わいが引き立つ効果も！

食べ方アドバイス

- 熱いもの、冷たいものは適温で。
- 調理は食べる直前に。
- しょうゆやソースは小皿に入れて添え、多いと思ったら残す。

❶ 調味料の塩分を知り、調理のときは計量をきちんとする

調味料を加えるとき、目分量は厳禁です。調味料はきちんと計量して加えましょう（調味料の塩分については22～23ページ）。

❷ 新鮮なもの、季節のものを使う

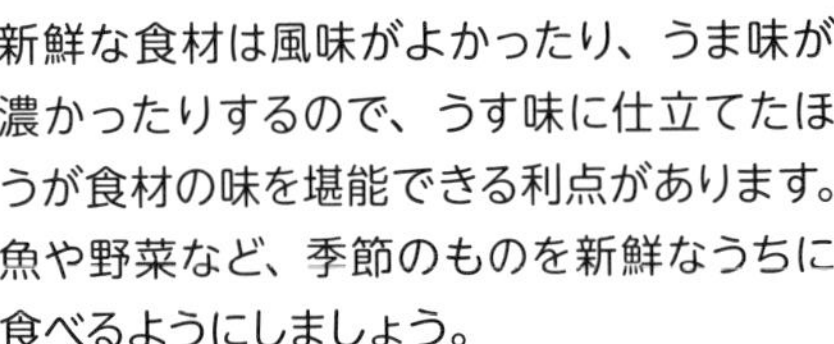

新鮮な食材は風味がよかったり、うま味が濃かったりするので、うす味に仕立てたほうが食材の味を堪能できる利点があります。魚や野菜など、季節のものを新鮮なうちに食べるようにしましょう。

❸ 食材の表面に味をつける

同じ塩分でも、食材の表面に味をつけるほうが、中までしみ込ませるよりも塩けをしっかり感じることができます。

また魚の下ごしらえなどで、食材の両面ではなく片面に塩をふるなど、調味料を集中して使うとよいでしょう。

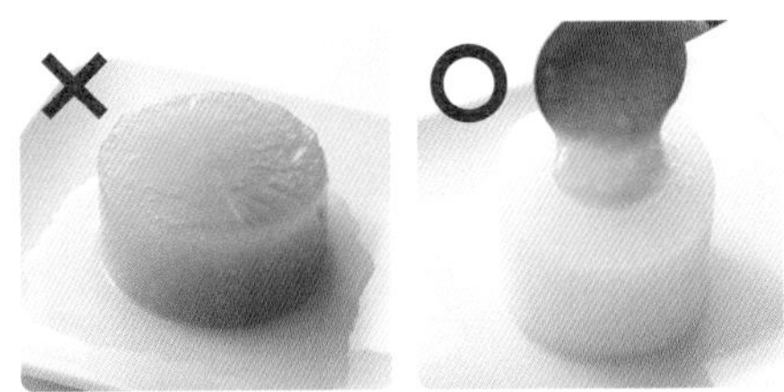

しっかり煮汁をしみ込ませた大根（左）と、大根を下ゆでしてやわらかくし、ゆずみそをのせたもの（作り方48ページ）。大根の重量が同じ場合、塩分は0.7g減になる。

❹ 酸味を利用する

酢を使うと酸味がアクセントになり、うす味を感じにくくなります。酢は食塩相当量が０gなのもうれしい調味料です。
酢のほかに、レモンやゆずなどの柑橘類の搾り汁、トマト、プレーンヨーグルトなども酸味があり、減塩に効果的です。

❺ 香味野菜や香辛料を活用する

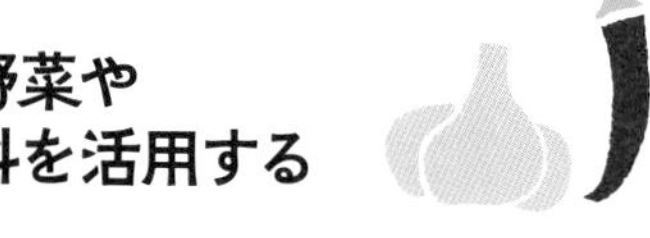

しょうが、にんにく、ねぎ、青じそ、パセリ、香菜、みょうがなどの香味野菜、こしょう、とうがらし、さんしょう、カレー粉、わさび、からしなどの香辛料を少し添えただけで味にめりはりがつきます。

❻ 油を使ってこくを出す

いため物や揚げ物などは、油のこくでうす味でもものの足りなさを感じません。また、煮物や汁物の仕上げにごま油を少量垂らすなど、独特な香味を使うのも効果的です。

❼ 香ばしい焦げの風味をつける

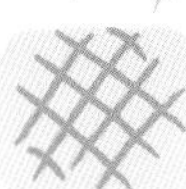

焼く、揚げるなどしてついた焦げの風味は、うす味に香ばしさをプラスします。

❽ とろみをつける

汁物にとろみをつけると舌に残りやすく、味を感じやすくなります。あんかけなどもおすすめします。

❾ 甘味を控える

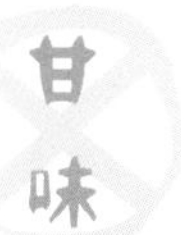

きんぴらや煮ころがしなど、砂糖としょうゆを使った和風の甘辛い味の料理は、砂糖を控えるとしょうゆも減らすことができます。

❿ だしを利用する

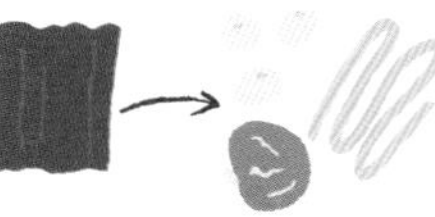

だしの風味をきかせることは減塩料理の基本ですが、こんぶはカリウムが多く、だしにも多く出てきます。香味のよい、低カリウムの精進だしを使うようにしましょう（作り方は 42 ページ）。

⓫ 全体量を減らす

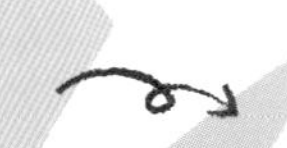

食べる量が多いと塩分も高くなるので、適量を食べること（食べすぎないこと）がたいせつです。また、汁物はだしをきかせてみその量を減らすのはもちろんですが、汁の量自体を減らすのも減塩になります。

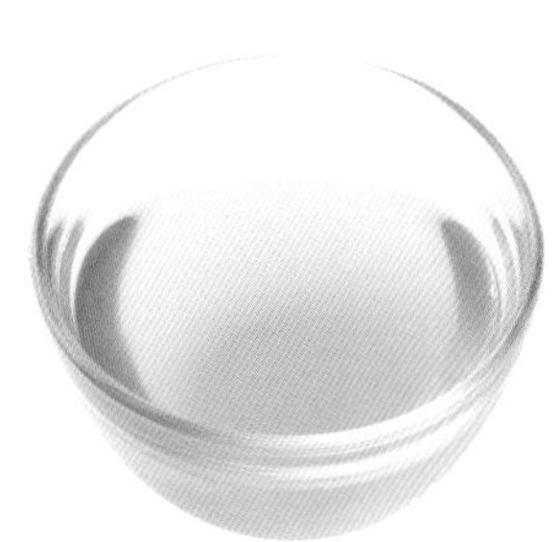

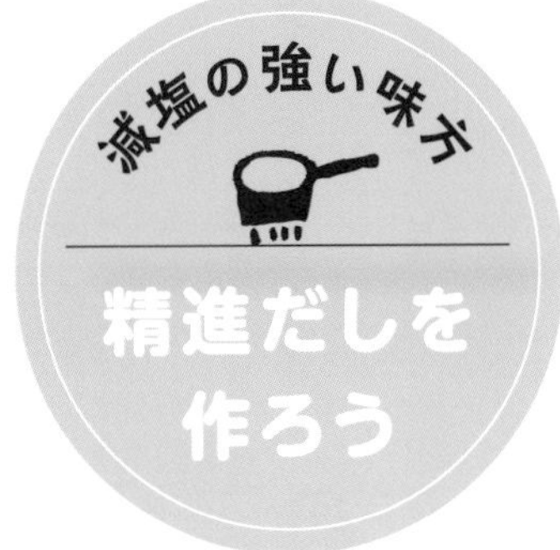

香味豊かでカリウムは控えめ。これを「精進だし」と名づけました。腎臓病の人も安心して使える、減塩に役立つだしです。

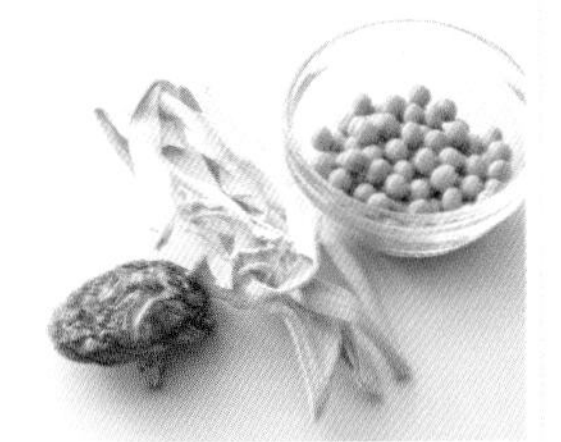
材料はこちら！

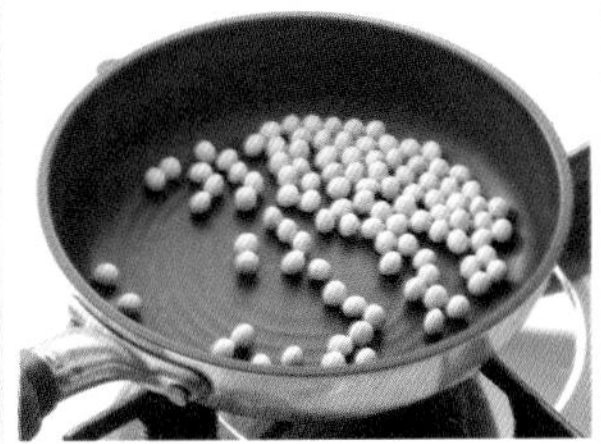
焦げの香ばしい風味がつくようにからいりします。

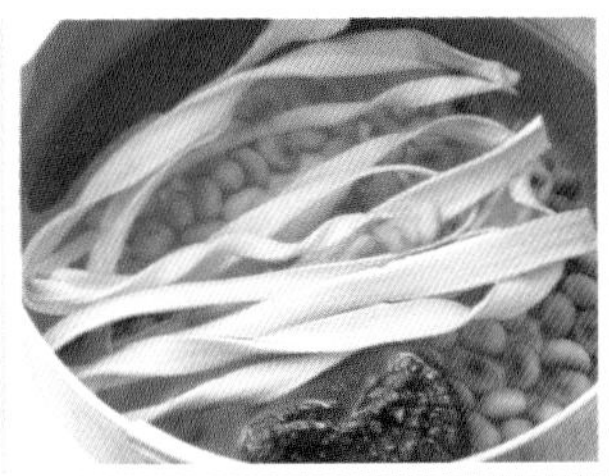
全材料をなべに入れて一晩おき、風味をゆっくりと水に移します。

精進だしの作り方

からいりした大豆の香ばしさとうま味、干ししいたけとかんぴょうの香味を煮出します。

●材料（でき上がり4～5カップ）

- 大豆……………… 乾 40g
- 干ししいたけ ………… 1個
- かんぴょう………… 乾 20g
- 水…………………… 6カップ

●作り方

❶フライパンに大豆を入れて火にかけ、軽く焦げ目がつくまでからいりする。
❷なべにすべての材料を入れて一晩おく。
❸②のなべを強火にかける。沸騰したら弱火にし、アクを除きながら５分煮て火を消す。ていねいにアクを除く。
❹さめたら万能こし器で漉し、だしをとる。

（100 gあたり）	塩分	たんぱく質	カリウム	リン
精進だし	微量	未分析	39mg	未分析
カツオこんぶだし	0.1g	0.3g	63mg	13mg
カツオだし	0.1g	0.4g	29mg	18mg
こんぶだし	0.2g	0.1g	160mg	4mg

精進だしの栄養分析：（株）なとり 食品総合ラボラトリー

だしをとったあとの食材を使って

●作り方

しいたけは薄切りに、かんぴょうは食べやすい長さに切る。大豆とともになべに入れ、精進だしをひたひたに注ぎ入れ、しょうゆ大さじ1/2とみりん大さじ1を加えて弱めの中火で大豆がやわらかくなるまで煮る。

定番料理を減塩

みそ汁

「ごはんにみそ汁」は献立の基本ですが、みそ汁１杯には 1.5 ～ 2.0g の塩分が含まれます。１日に食べるみそ汁の回数を減らし、１杯の量も減らすとよいでしょう。

before

豆腐となめこのみそ汁

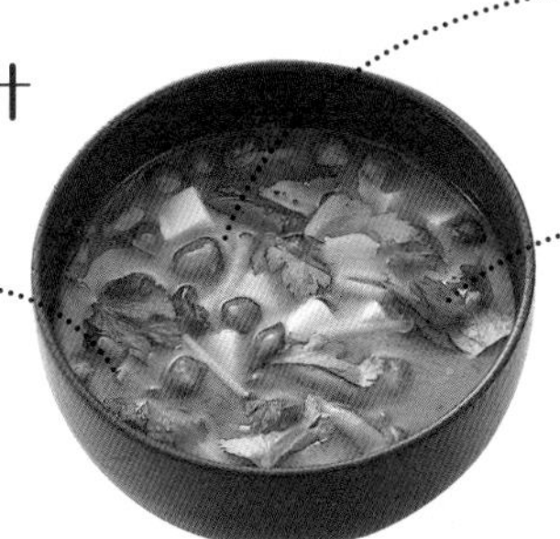

・みそは種類によって塩分が異なる。
➡みそをかえる。
赤色辛みそや淡色辛みその半分の塩分の甘みそを使う。

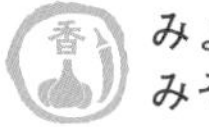

・とろみがあると味を感じやすくなる。
➡水どきかたくり粉などを使うとよい。

・香味野菜は減塩料理の味を引き立てる。
➡三つ葉のほか、ねぎやしょうが、みょうがなどもみそ汁におすすめ。

●材料（１人分）

絹ごし豆腐…………70g
なめこ………………20g
三つ葉………………10g
だし…………………2/3カップ
みそ…………… 大さじ 2/3

塩分	たんぱく質	カリウム	リン	脂質	炭水化物	エネルギー
1.7g	5.8g	319mg	114mg	2.8g	5.5g	68kcal

after

豆腐のうすくずみそ汁

少しとろみのついたみそ汁はやさしい口あたり。

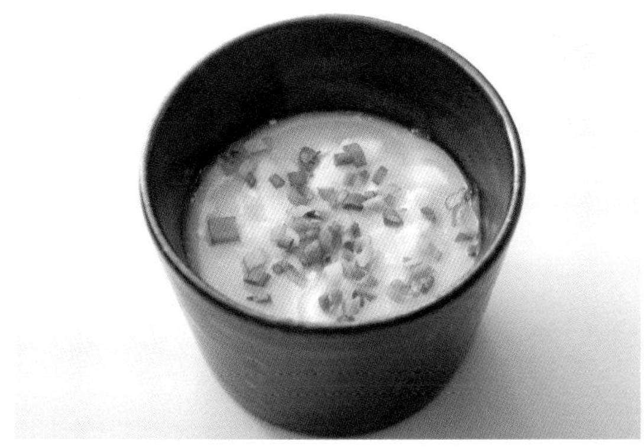

●材料（１人分）

絹ごし豆腐…………30g
精進だし（42ページ）… 1/2カップ
甘みそ……………小さじ1
かたくり粉 …… 小さじ1
水 ……………… 大さじ1
小ねぎ……………… 5g

●作り方

❶豆腐は１cm角に切る。小ねぎは小口切りにする。
❷なべに精進だしを入れて火にかけ、煮立ったら火を弱めて豆腐を加える。
❸みそをとき入れ、ひと煮立ちしたら水どきかたくり粉を加えて火を消す。
❹汁わんに盛り、小ねぎを散らす。

塩分	たんぱく質	カリウム	リン	脂質	炭水化物	エネルギー
0.4g	2.2g	121mg	35mg	1.1g	5.6g	41kcal

定番料理を減塩

具だくさん汁

汁の量を減らすのも減塩の一つのテクニック。
うま味だしの肉や魚はたんぱく質源になるので、使う量に要注意です。

before

豚汁

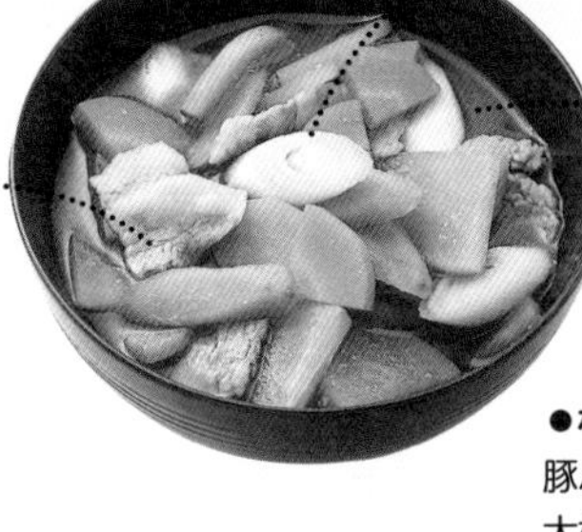

● 具や汁の量が多いと塩分が高くなる。
減 器 ➡汁も含めて全体量を減らす。汁わんを小さくすればもの足りなさも感じない。

● 塩分の低いみそを選ぶ。
みそ ➡甘みその塩分は、淡色辛みそや赤色辛みその約半分。

● 豚肉からうま味が出るが、量が多いとたんぱく質源になる。
減 ➡量を減らす。大豆製品などもうま味になる。

●材料（1人分）

豚バラ薄切り肉	20g	ねぎ	10g
大根	70g	サラダ油	小さじ2/3
にんじん	20g	だし	1カップ強
ごぼう	15g	みそ	大さじ1弱

塩分	たんぱく質	カリウム	リン	脂質	炭水化物	エネルギー
2.2g	6.3g	526mg	112mg	10.7g	11.6g	169kcal

after

大根と油揚げのみそ汁

さっぱりとした精進だしに油揚げのこくを加えたみそ汁。

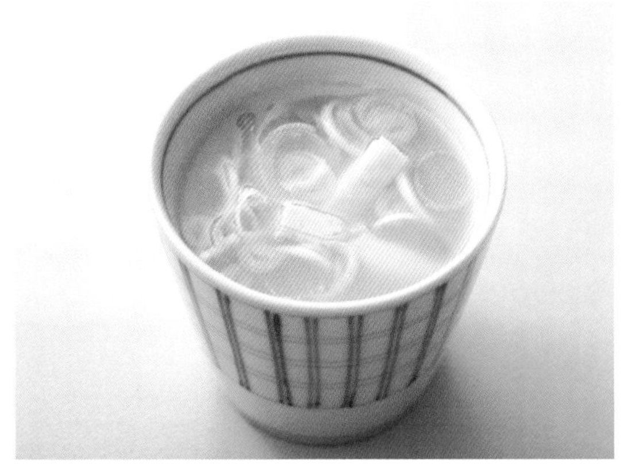

●材料（1人分）

大根	30g
にんじん	5g
油揚げ	5g
ねぎ	5g
精進だし（42ページ）	1/2カップ
甘みそ	小さじ1

●作り方

❶大根とにんじんはそれぞれ短冊切りにする。
❷油揚げは熱湯をかけて油抜きをし、短冊切りにする。
❸ねぎは薄い小口切りにする。
❹なべに精進だしと①を入れて火にかけ、煮立つ直前に②を加える。
❺ひと煮立ちしたらみそをとき入れ、沸騰直前に③を入れて火を消す。

塩分	たんぱく質	カリウム	リン	脂質	炭水化物	エネルギー
0.4g	2.0g	158mg	33mg	1.9g	4.4g	43kcal

定番料理を減塩

スープ

洋風のコーンスープを、精進だし（42ページ）を使って中国風に仕立て、塩分もたんぱく質も控えます。たんぱく質量が少ないはるさめを使えばボリュームが出ます。

before

コーンスープ

コーンクリームと牛乳がベースでたんぱく質量が多くなる。
➡汁を精進だしベースにかえる。

コーンの甘味が主体で、塩分をきかせないと味がぼやける。
➡ごま油とこしょうをきかせた中国風スープにする。

コーンは野菜の中ではたんぱく質が多い。
➡コーンのやさしい味を生かしつつ、食べる量に気をつける。

●材料（１人分）

コーンクリーム缶詰め‥40g
ホールコーン缶詰め‥‥‥10g
牛乳‥‥‥‥‥‥‥‥‥‥3/4カップ
顆粒ブイヨン‥‥‥‥小さじ1/4
塩・こしょう‥‥‥‥‥各少量
パセリ（ちぎる）‥‥‥‥少量

塩分	たんぱく質	カリウム	リン	脂質	炭水化物	エネルギー
0.9g	6.2g	317mg	170mg	6.3g	17.2g	150kcal

after

はるさめ入りコーンスープ

ごま油とこしょうをきかせて中国風に。

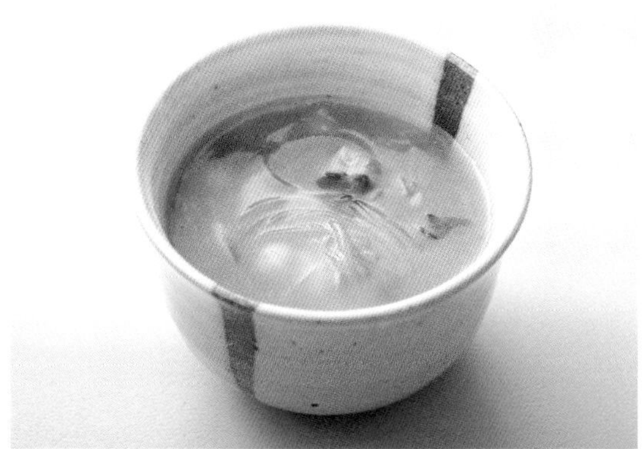

●材料（１人分）

ホールコーン‥‥‥1/3カップ
精進だし（42ページ）‥‥1/2カップ
はるさめ‥‥‥‥‥‥乾5g
a ごま油‥‥‥小さじ1/4
　こしょう‥‥‥‥少量
三つ葉（または香菜）‥‥少量

●作り方

❶はるさめは熱湯でゆでてもどす。ざるにとって湯をきり、食べやすい長さに切る。
❷なべに精進だしとコーンを入れて火にかけ、ひと煮立ちしたら①を加える。
❸aを加えて調味し、三つ葉を加える。

塩分	たんぱく質	カリウム	リン	脂質	炭水化物	エネルギー
0.3g	1.2g	105mg	21mg	1.3g	13.3g	68kcal

定番料理を減塩

煮物

塩味、しょうゆ味に甘味が加わる煮物は、どうしても塩分が高くなります。
酸味としょうゆ風味に仕立てて減塩に。れんこんはうま味があって食感も楽しめます。

before

れんこんの煮物

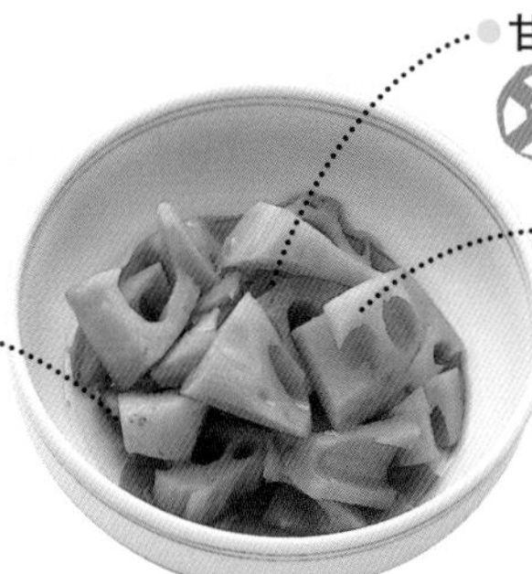

甘味が強くなると塩分も高くなる。
甘 ➡甘味を加えず、酸味を加えるとさらに減塩できる。

小さく切ると見た目のかさが減る。
大 ➡大きく切り、よく噛んで食べると満足感も高まる。

食べる量が多いと塩分の摂取量が増える。
減 ➡全体量（れんこんの量）を減らす。

●材料（1人分）
れんこん……………60g
だし……………1/4カップ
酒……………大さじ1/2
しょうゆ・砂糖
…………各小さじ2/3

塩分	たんぱく質	カリウム	リン	脂質	炭水化物	エネルギー
0.7g	1.6g	312mg	58mg	0.1g	12.2g	59kcal

after

れんこんのレモンじょうゆかけ

さわやかなレモンの風味と酸味が減塩をバックアップ。

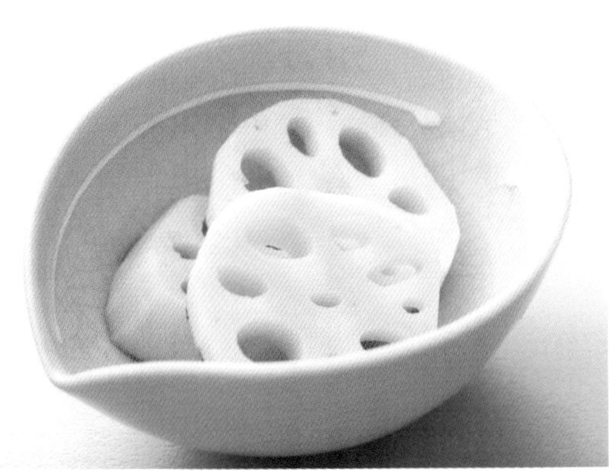

●材料（1人分）
れんこん……………30g
レモンじょうゆ（28ページ）
………………小さじ1/2

●作り方
❶れんこんは皮をむき、3～4㎜厚さの輪切りにする。酢水にさらしてアクを除き、水けをきる。
❷なべに湯を沸かし、れんこんを入れて透き通るまでゆで、ざるにあげて湯をきる。
❸器に盛り、レモンじょうゆをかける。

塩分	たんぱく質	カリウム	リン	脂質	炭水化物	エネルギー
0.1g	0.6g	135mg	23mg	0g	4.8g	20kcal

定番料理を減塩

いため煮

いため煮は、油や調味料を多く使う調理法なので注意を。食べる量を減らしたり、香味野菜や香辛料を利用したり、香味のある油を少し使ったりなどくふうします。

before

なすのみそいため

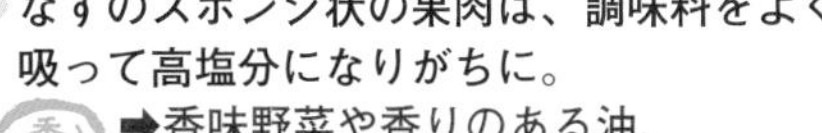

- なすのスポンジ状の果肉は、調味料をよく吸って高塩分になりがちに。
  ➡香味野菜や香りのある油、減塩調味料をうまく使って減塩に。
- なすは油と相性がよく、エネルギーが高くなる。
  ➡焼く、ゆでるなどして火を通す。
- 温度が高いと塩味の感じ方は弱くなる。
  ➡冷やして食べる料理もとり入れる。

●材料（1人分）

なす……………………100g
ピーマン…………1/2個
サラダ油………大さじ1/2
みそ・酒・砂糖……………各小さじ1
しょうゆ……小さじ1/2
だし…………大さじ1

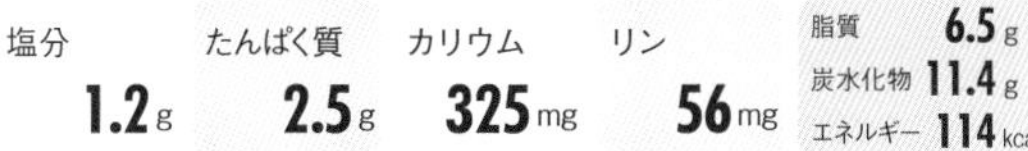

塩分	たんぱく質	カリウム	リン	脂質	炭水化物	エネルギー
1.2g	2.5g	325mg	56mg	6.5g	11.4g	114kcal

after

ゆでなすのねぎ香菜（しゃんつぁい）ドレッシング

冷やすと減塩でも味を感じやすくなります。

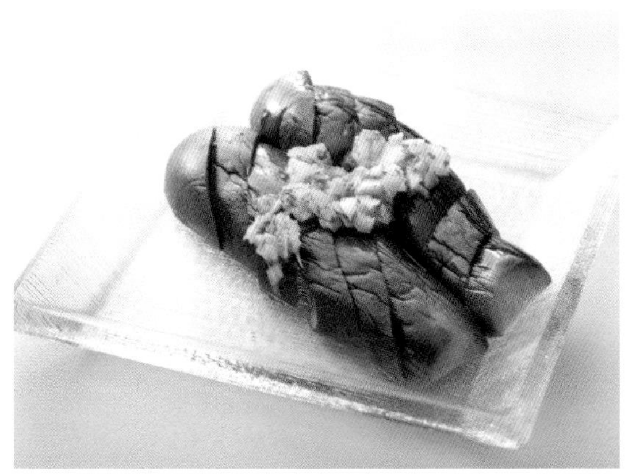

●材料（1人分）

なす……………………70g
ねぎ香菜ドレッシング（39ページ）…………大さじ1/2

●作り方

❶なすはへたを切り、縦半分に切る。皮を下にしてなべに入れ、へたも入れて※水をひたひたに注ぎ入れて火にかける。
❷なすに火が通ったら水にとって冷まし（へたは除く）、水けをきって冷蔵庫で冷やす。
❸1㎝幅の斜め切りにして器に盛り、ねぎ香菜ドレッシングをかける。

※へたを入れてゆでると皮が変色しにくくなる。

塩分	たんぱく質	カリウム	リン	脂質	炭水化物	エネルギー
0.1g	0.9g	165mg	23mg	1.2g	4.1g	29kcal

定番料理を減塩

だし煮

大根の煮物は、味つけは濃くないのですが、食べる量が多いと塩分の摂取量も多くなります。また、大根の中まで味をしみ込ませるので、高塩分に要注意です。

before

大根の煮物

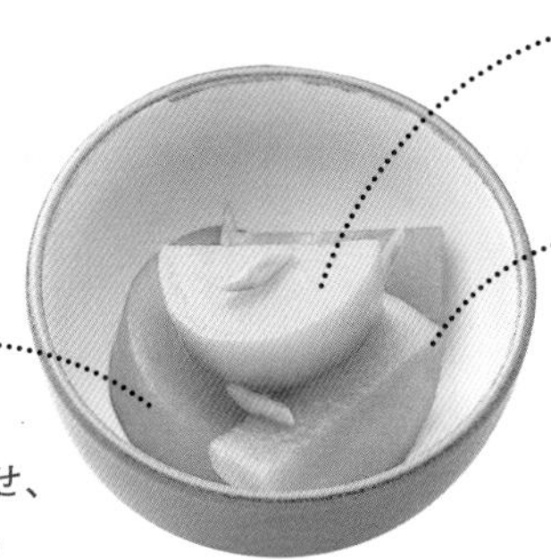

- 全体的に、均一の味になっている。
  ➡減塩みそを集中的に使う。
  ゆず（柑橘類）の香味も減塩に◎。
- 食材の量が多いと調味料も多く使うようになる。
  ➡大根の量を減らす。
  大きい輪切りにするともの足りなさを感じない。
- 大根の中まで味をしみ込ませると、塩分の摂取量が多くなる。
  ➡精進だしをしみ込ませ、味つけは表面だけに。

塩分	たんぱく質	カリウム	リン	脂質	炭水化物	エネルギー
1.5g	1.6g	451mg	54mg	0.2g	12.0g	53kcal

●材料（1人分）

大根 ……………… 150g
だし …………… 1/2カップ
砂糖・しょうゆ ………… 各大さじ1/2
さやいんげん ……… 少量

after

ふろふき大根

ゆず香る甘みそをのせて。

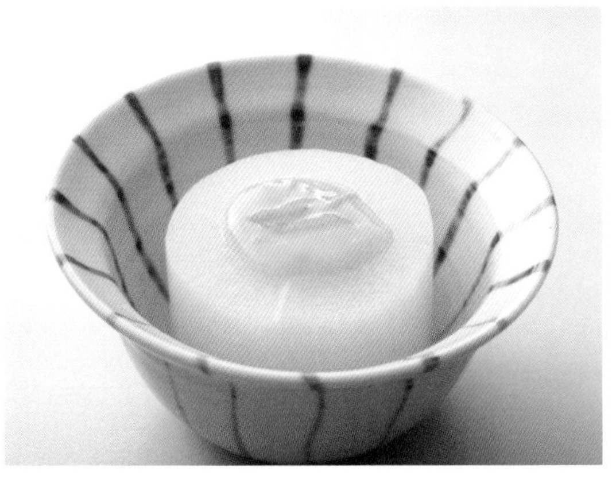

塩分	たんぱく質	カリウム	リン	脂質	炭水化物	エネルギー
0.3g	0.9g	244mg	23mg	0.2g	6.5g	31kcal

●材料（1人分）

大根 ……… 約3㎝（100g）
精進だし（42ページ）…… 1/2カップ
ゆずみそ（30ページ）… 小さじ1
ゆずの皮 …… あれば少量

●作り方

❶大根は、皮をむいて面とりをする。火が入りやすいように片面に包丁で十字に切れ目を入れる。
❷なべに大根とたっぷりの水を入れて火にかけ、沸騰したら弱火にしてゆでる。大根がやわらかくなったら火を消し、ゆで湯につけたままさます。
❸別のなべに精進だしと②の大根を入れ、大根がかぶるくらいの水を足し、弱火で20～30分煮る。
❹汁けをきった大根を器に盛り、ゆずみそをかけ、ゆずの皮をせん切りにしてのせる。

定番料理を減塩

網焼き

焦げの香ばしさは減塩に効果的。網焼きは減塩でおいしく食べられる調理法です。調味料は全体にかけず、添えたほうが、味が集中しておすすめです。

before

厚揚げの網焼き

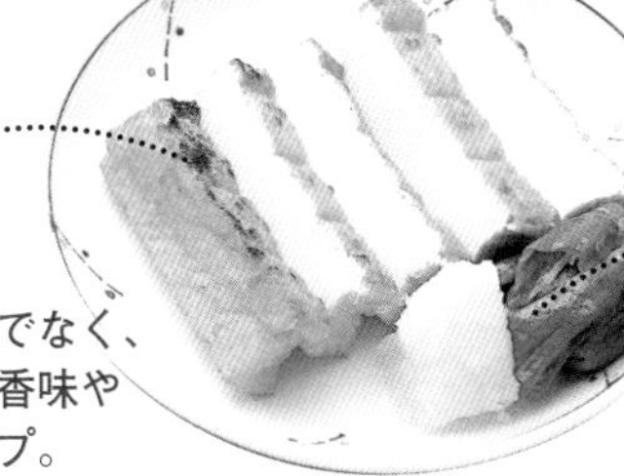

● 焦げの香ばしさは減塩に役立つ。
➡厚揚げの表面だけでなく、切り口も焼くと、香味や食感がさらにアップ。

● しょうゆをかけると広がり、味が散漫に。
➡しょうゆをかけるかわりに減塩みそをのせ、味を集中させる。おろししょうがも減塩をサポート。

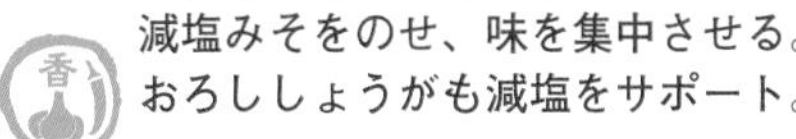

● つけ合わせで塩分が上がらないように注意する。
➡市販の減塩しおをからめたかぶを添える。

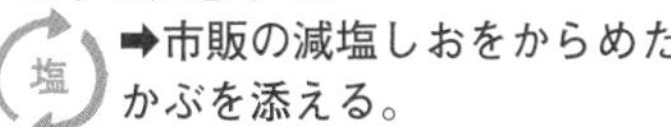

●材料（1人分）
厚揚げ……………………55g
おろし大根……………30g
ししとうがらし………2本
しょうゆ………… 小さじ1

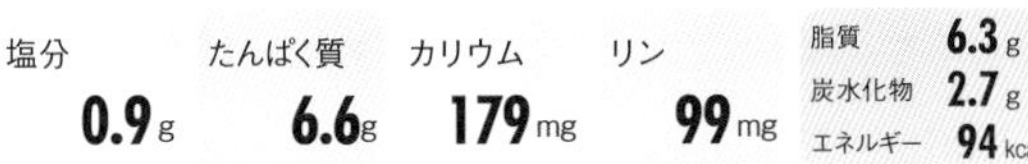

塩分	たんぱく質	カリウム	リン	脂質	炭水化物	エネルギー
0.9g	6.6g	179mg	99mg	6.3g	2.7g	94kcal

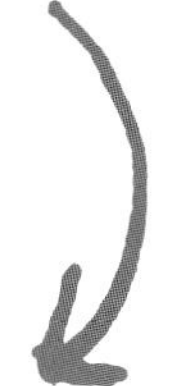

after

厚揚げ田楽　ごまみそかけ

厚揚げはこんがりと焼きます。焦げの香味も減塩に。

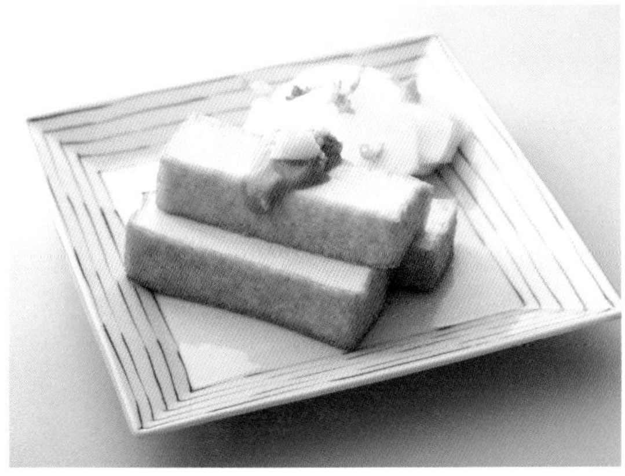

●材料（1人分）
厚揚げ……………………70g
かぶ……………………30g
かぶの葉 ……………3g
減塩しお（市販品）
…………… 少量（0.1g）
ごまみそ（31ページ）… 小さじ1
おろししょうが‥小さじ1/2

●作り方
❶厚揚げは2cm幅に切る。
❷かぶは皮をむいて薄切りにし、葉は刻む。合わせて減塩しおをふり、しんなりとなったら汁けを絞る。
❸フッ素樹脂加工のフライパンで①の全面を焼く。
❹器に盛り、ごまみそとおろししょうがをのせる。②を添える。

塩分	たんぱく質	カリウム	リン	脂質	炭水化物	エネルギー
0.2g	8.4g	202mg	128mg	8.9g	4.4g	131kcal

定番料理を減塩

いため物

甘辛味は甘味と塩分が相殺し合うので、濃い味つけになりがちです。
食材の風味に油のこくや香辛料をプラスして、低塩でもおいしいいため物に。

before

きんぴらごぼう

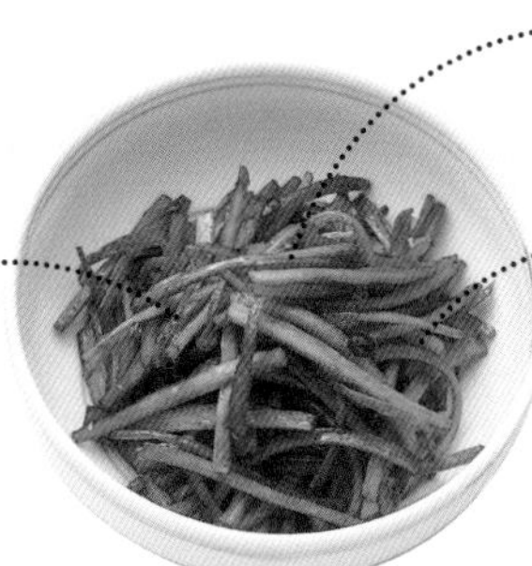

- 甘味を強くした分、塩分も増やすようになる。
  ➡甘味を控えれば塩分もおさえられ、ごぼうの味が生きる。

- サラダ油のこくは減塩に役立つが、無味無臭。
  ➡オリーブ油で香味を加える。ごま油も減塩に効果的。

- 細く切って表面積を広くすると味がよくからみ、塩分が高くなる。
  ➡食材は大きめに切る。ハーブ入りの塩をふると塩の量も控えられる。

●材料（1人分）

ごぼう……………60g
サラダ油………小さじ1
砂糖………小さじ1/2
しょうゆ・酒……………各小さじ1
赤とうがらし……少量

塩分	たんぱく質	カリウム	リン	脂質	炭水化物	エネルギー
0.9g	1.6g	222mg	48mg	4.1g	11.7g	92kcal

after

ごぼうのオリーブ油いため ガーリック風味

ごぼうは火が通りやすいように長めの乱切りに。

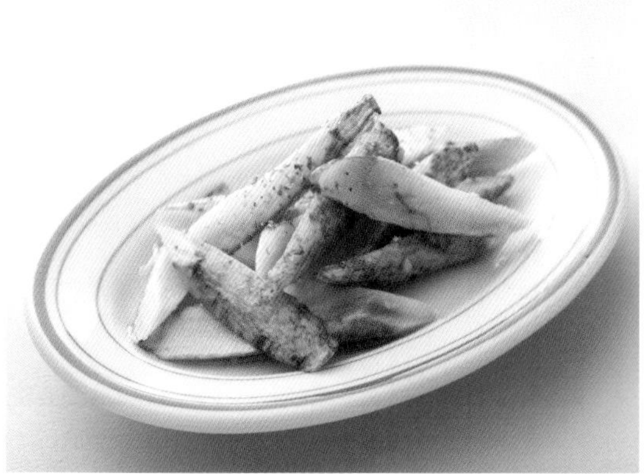

●材料（1人分）

ごぼう……………40g
オリーブ油……大さじ1/2
にんにく………1/4かけ
ハーブ塩（34ページ）
……………少量（0.1g）

●作り方

❶ごぼうはたわしでこすって皮をこそげ除き、4㎝長さの乱切りにする。酢水にさらしてアクを除き、ざるにあげて水けをきる。
❷にんにくはみじん切りにする。
❸フライパンにオリーブ油とにんにくを入れて弱火にかけ、にんにくの香りが立ったら①を入れていためる。
❹ごぼうがやわらかくなったらハーブ塩を加えて調味する。

塩分	たんぱく質	カリウム	リン	脂質	炭水化物	エネルギー
0.1g	0.8g	135mg	27mg	6.1g	6.5g	83kcal

定番料理を減塩

酢の物

酸味の利用は減塩のコツの一つ。酢の物は低塩のものが多いのですが、海藻や魚介類の中には食材自体に塩分を多く含むものがあり、具の選び方に要注意です。

before

きゅうりとわかめの酢の物

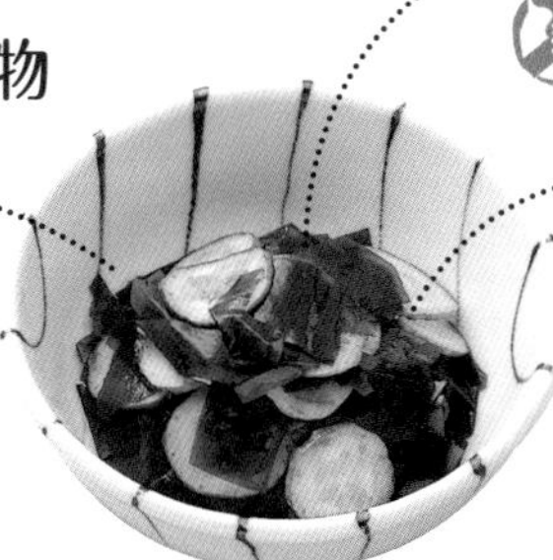

あえ酢は砂糖と塩で味のバランスをとる。
➡マヨネーズをベースにしたあえ衣にし、減塩でも満足感の高い味わいに。

わかめなどの海藻は塩分が高い。
➡海藻を具に使わないようにする。

きゅうりの下ごしらえに塩を使う。
➡きゅうりはみずみずしいまま食べるようにする。

●**材料（1人分）**

わかめ …… もどして40g
きゅうり ………… 50g
塩 ………… ミニスプーン2/3
水 ………… 少量
酢・だし … 各大さじ1/2
砂糖 ………… 小さじ1/6
塩 ………… ミニスプーン1/4

塩分	たんぱく質	カリウム	リン	脂質	炭水化物	エネルギー
0.9g	1.2g	110mg	32mg	0.2g	3.9g	17kcal

after

きゅうりのごま油マヨネーズ

きゅうりは味がしみ込みやすいよう、切らずに割ります。

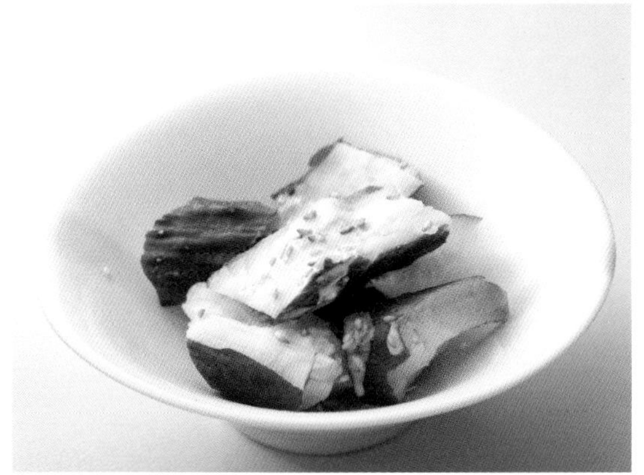

●**材料（1人分）**

きゅうり ………… 50g
ごま油マヨネーズ（37ページ）
………… 小さじ1
いり白ごま ………… 少量

●**作り方**

❶きゅうりは包丁の柄などでたたき、手で食べやすい大きさに割る。
❷器に盛り、ごま油マヨネーズをかけ、ごまをふる。

塩分	たんぱく質	カリウム	リン	脂質	炭水化物	エネルギー
微量	0.6g	101mg	20mg	2.5g	1.6g	31kcal

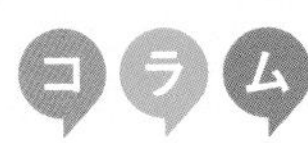

市販の減塩タイプのみそ汁＆スープ

汁物は、腎臓病の人は減塩の面からなるべく避けたほうがよいのですが、汁物がないともの足りないという人も多いでしょう。そのためか、みそ汁を中心に、インスタントの減塩汁物がさまざまあります。粉末、フリーズドライ（真空凍結乾燥）、ペーストと形態もそれぞれです。

減塩タイプのみそ汁は普通のインスタントの約 25%、スープは約 40%減塩されています。商品によって塩分は異なるので、パッケージの栄養表示の塩分（表記は「食塩相当量」）はかならず確認しましょう。

ただ、「減塩」といっても塩分はみそ汁で 1.0 gほどあります。1日の塩分量を意識し、1回にとるのを半量にしておくのもよいでしょう。

なめこの食感と
とろみが楽しめる
なめこのみそ汁

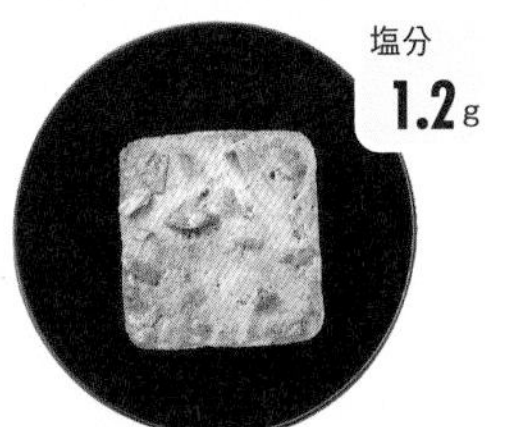

だしのうま味が入ったみそペースト
豆腐のみそ汁

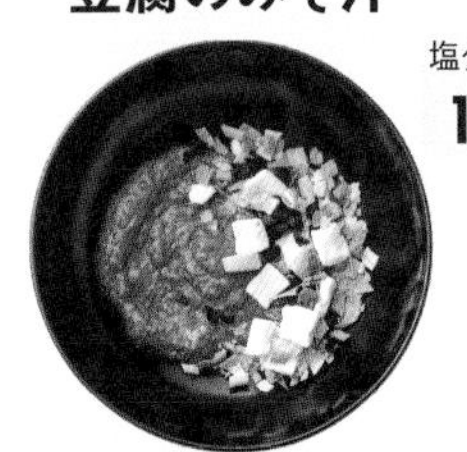

フリーズドライは栄養がこわれにくい
なすのみそ汁

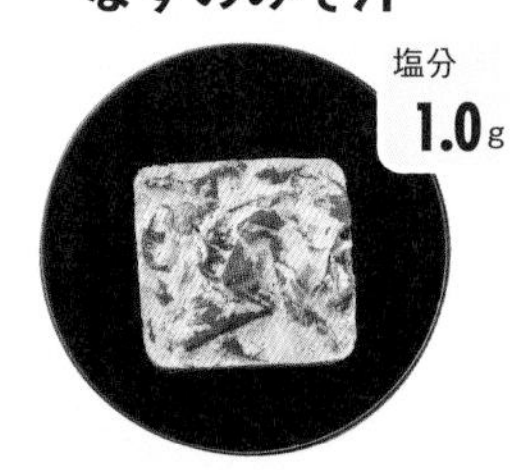

コーンの甘味がいっぱいの定番スープ
コーンクリームスープ

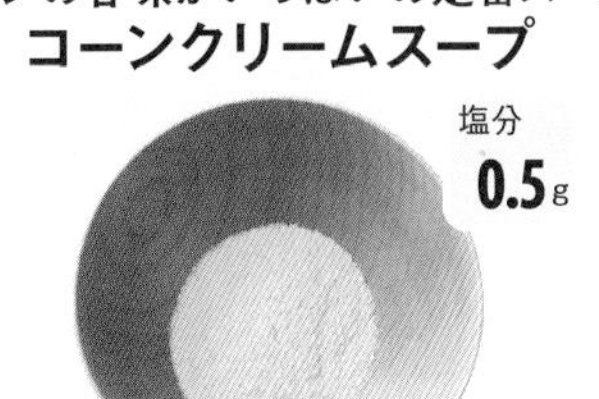

みそはフリーズドライで粉末状
油揚げのみそ汁

塩分
1.1g

野菜がとけ込んだまろやかな味わい
**じゃが芋、玉ねぎ、
にんじんのポタージュ**

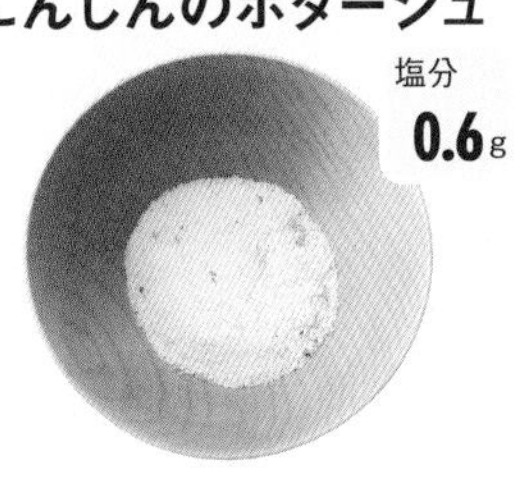

・塩分はいずれも1食あたり

第2章

適量のたんぱく質食材で満足おかず

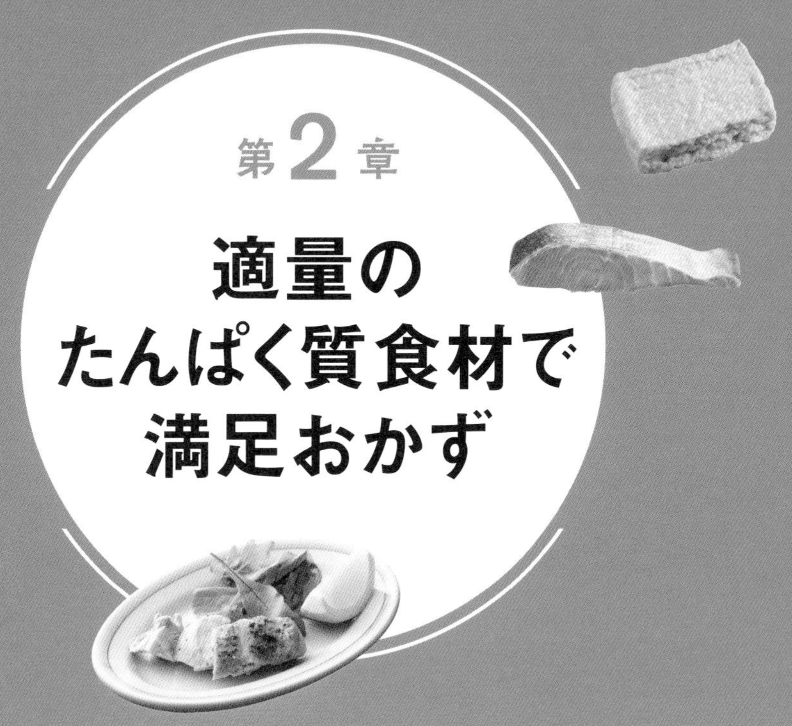

たんぱく質を控えてエネルギーを確保するには脂肪が多い肉がよいと思われがちですが、コレステロールにも気をつけたいものです。
一方、魚に多いＥＰＡ（イコサペンタエン酸）やＤＨＡ（ドコサヘキサエン酸）などの油は健康管理に役立ちます。
そのほか、大豆製品や卵なども、たんぱく質量に気をつけて適量を食べるようにしましょう。
たんぱく質を控えた食事は、リンの量も少なくなります。

たんぱく質食材の選び方

腎臓を守るために、たんぱく質の制限が必要になります。しかし、高齢者はたんぱく質を減らしすぎて筋肉も落としてしまう傾向があります。

また、エネルギーをしっかり確保するのも腎臓病には重要です。脂肪の多い肉が低たんぱく質、高脂肪でよいと思われがちですが、高脂肪の肉は

食材のたんぱく質とリンの含有量

可食部 100g あたり

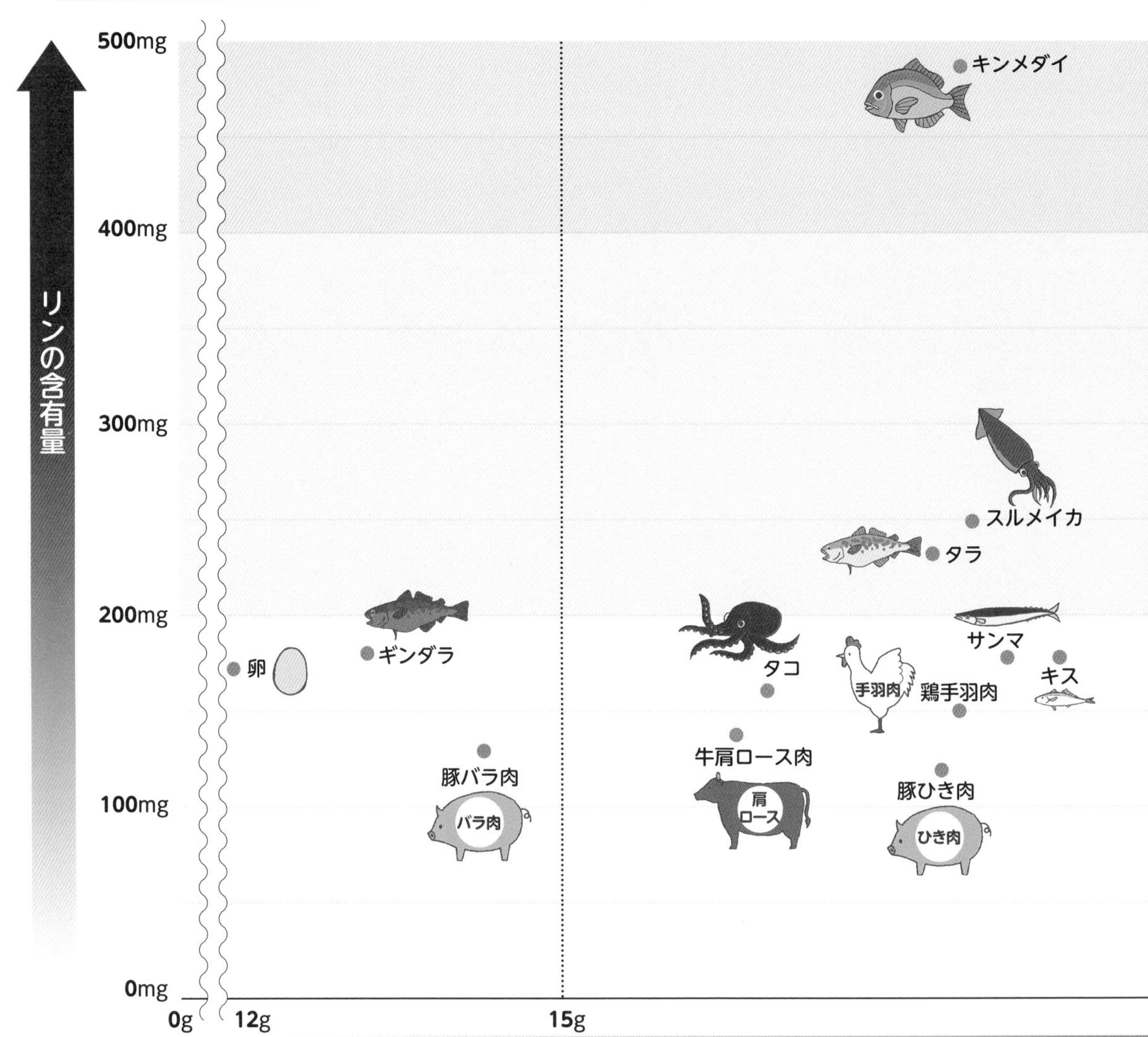

出典：「日本食品標準成分表 2020 年版（八訂）」（文部科学省）

コレステロール値を上げるおそれがあるので、これもとりすぎは要注意です。魚の油はコレステロール値を下げる働きがあります。

筋肉を落とさず、コレステロール値を上げないために、たんぱく質源の食材は適量を食べるようにしましょう。たんぱく質を控えると、リンも減らせる利点があります。

下図は、各食材のたんぱく質とリンの関係を表わしたものです。比較しやすいように食材 100g あたりにしました。それぞれの「適量」と、適量でも満足感のあるレシピについては、56 ページからご紹介します。

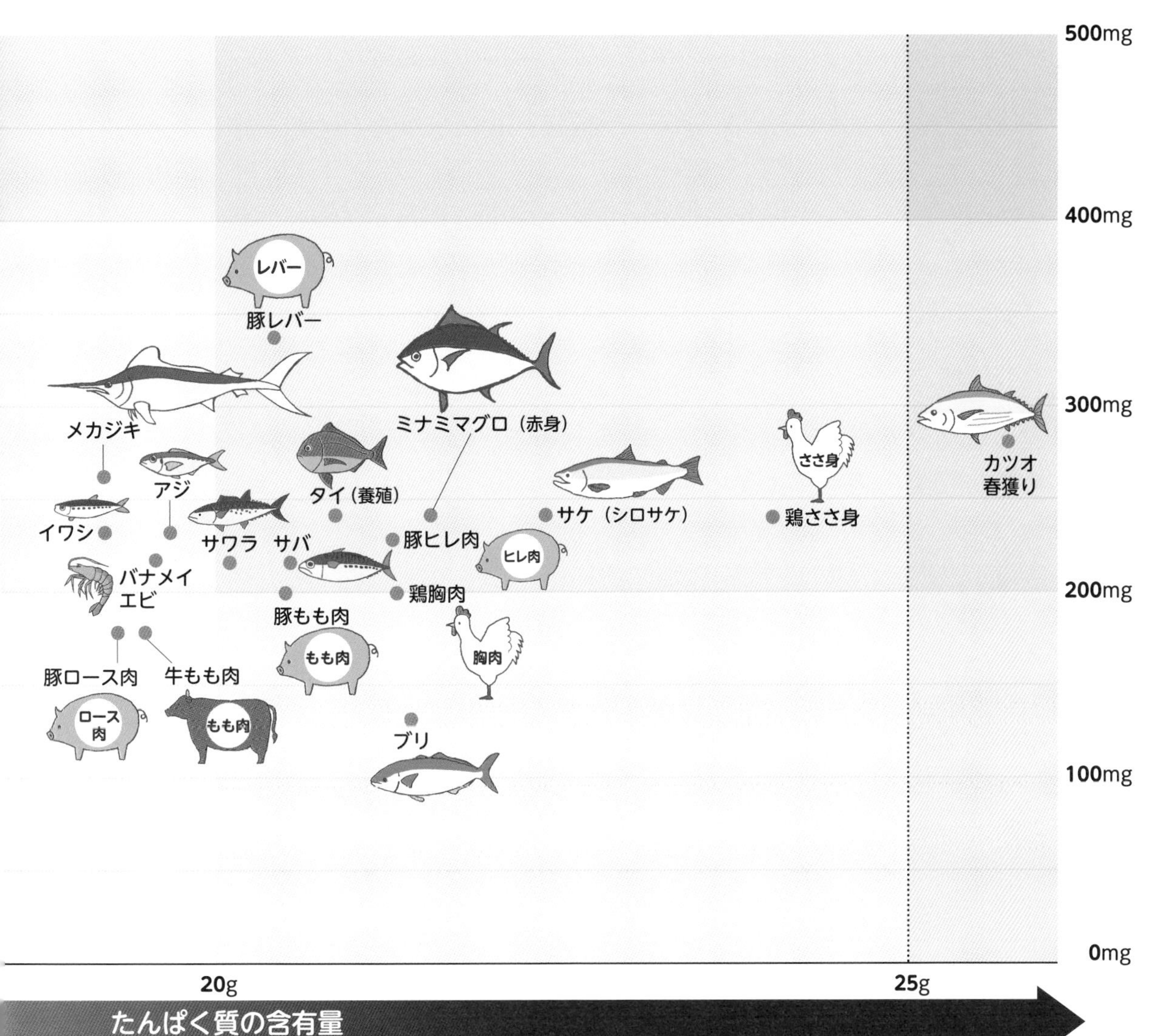

鶏胸肉・鶏もも肉

胸肉、もも肉ともに、くせのない味でさまざまな料理に使え、減塩してもおいしい。皮つきのほうが加熱してもパサつかずにうま味が出るのと、エネルギーアップになり、満足感が得られやすくなります。

鶏胸肉（皮つき）40g

1枚 280g

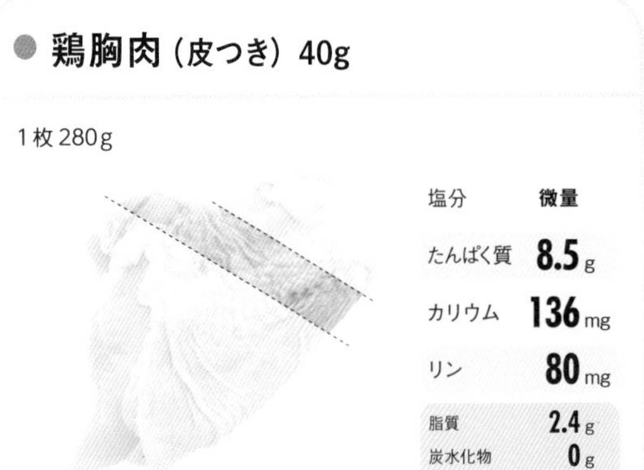

塩分	微量
たんぱく質	8.5g
カリウム	136mg
リン	80mg
脂質	2.4g
炭水化物	0g
エネルギー	53kcal

鶏もも肉（皮つき）40g

1枚 280g

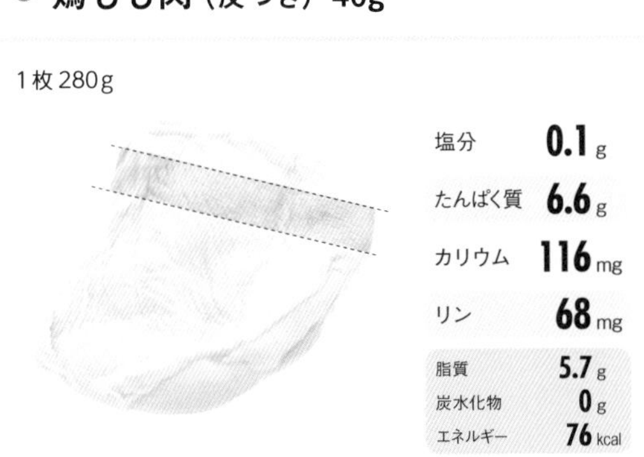

塩分	0.1g
たんぱく質	6.6g
カリウム	116mg
リン	68mg
脂質	5.7g
炭水化物	0g
エネルギー	76kcal

鶏胸肉と野菜のカラフルから揚げ

赤、緑、茶、カラフルな彩りが食欲をそそります。

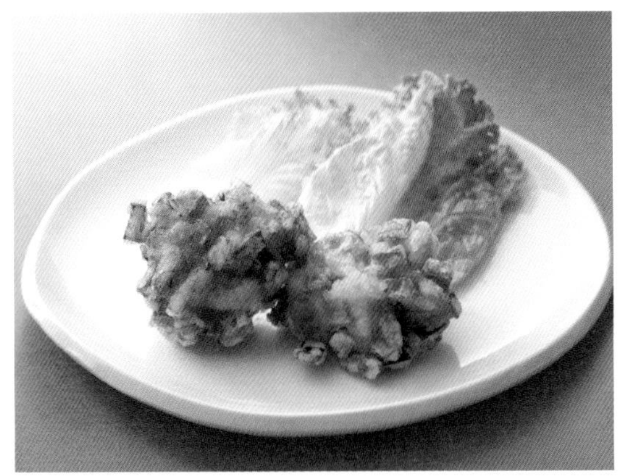

塩分	たんぱく質	カリウム	リン	脂質	炭水化物	エネルギー
0.3g	9.0g	234mg	97mg	5.6g	9.8g	130kcal

●材料（1人分）

鶏胸肉※……………40g

a｜しょうゆ…小さじ1/2
　｜酒…………小さじ1/2
　｜しょうが汁…… 少量

玉ねぎ………………10g

赤ピーマン………… 5g

ピーマン……………5g

かたくり粉……… 大さじ1

揚げ油

サニーレタス………10g

※鶏もも肉で作ってもよい。

●作り方

❶鶏肉は1㎝角に切り、aを加え混ぜて30分おく。

❷玉ねぎ、赤ピーマン、ピーマンはそれぞれ5㎜角に切る。

❸①に②とかたくり粉を加えてよく混ぜ、2等分してボール状にまとめる。

❹揚げ油を170℃に熱し、③を揚げる。

❺器に盛り、食べやすくちぎったサニーレタスを添える。

鶏もも肉のかりかり焼き

かりかりに焼いた鶏肉の香ばしさがおいしさをアップ。

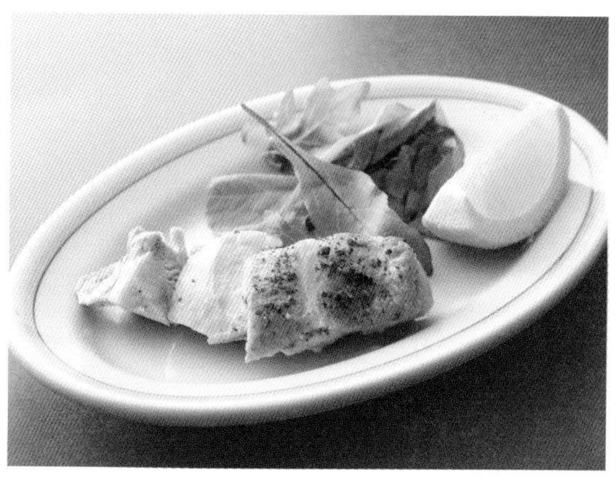

塩分	たんぱく質	カリウム	リン	脂質	炭水化物	エネルギー
0.2g	6.8g	164mg	73mg	9.7g	0.4g	121kcal

●材料（１人分）

鶏もも肉※……………40g
塩……………少量（0.1g）
こしょう……………少量
オリーブ油………小さじ1
ベビーリーフ………10g
レモンのくし形切り
……………………1/8切れ

※鶏胸肉で作ってもよい。

●作り方

❶鶏肉は片面に塩をふり、両面にこしょうをふる。
❷フライパンにオリーブ油を熱し、①を皮目を下にして入れ、よい焼き色がついたら裏返して焼き、中まで火を通す。
❸食べやすい大きさに切って器に盛り、ベビーリーフとレモンを添える。

鶏もも肉と野菜のレンジ蒸し

電子レンジで手軽に作れる簡単蒸し料理。

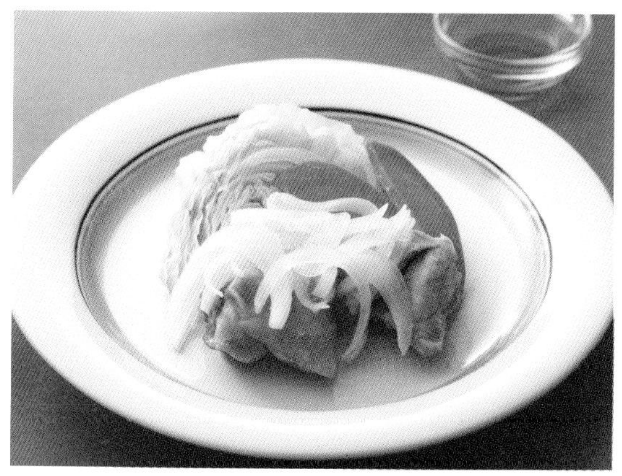

塩分	たんぱく質	カリウム	リン	脂質	炭水化物	エネルギー
0.2g	7.5g	263mg	90mg	5.8g	5.2g	108kcal

●材料（１人分）

鶏もも肉※……………40g
キャベツ……………40g
玉ねぎ……………20g
にんじん……………10g
a 酒……………小さじ1
　水……………大さじ1
ポン酢しょうゆ（28ページ）
……………………小さじ2

※鶏胸肉で作ってもよい。

●作り方

❶鶏肉は食べやすい大きさに切る。
❷キャベツは大きなくし形に切り、玉ねぎは薄切りにする。にんじんは斜め薄切りにする。
❸耐熱容器に①、②を並べ、aをふる。ラップをかけて電子レンジ（600W）で5分加熱する。
❹器に盛り、ポン酢しょうゆを添える。

豚もも肉・豚ロース肉

エネルギーアップのために脂肪の多いバラ肉を選びがちですが、飽和脂肪酸を多く含み、コレステロール値などを上げる心配があるので、もも肉や、脂身を少し除いたロース肉がおすすめです。

● 豚もも肉（薄切り）40g

1枚25g

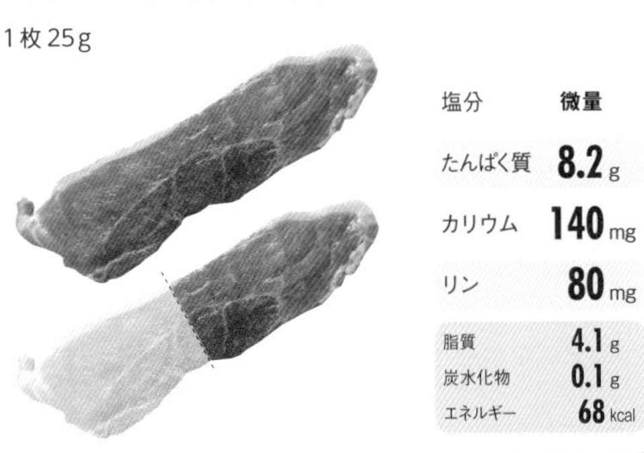

塩分	微量
たんぱく質	8.2g
カリウム	140mg
リン	80mg
脂質	4.1g
炭水化物	0.1g
エネルギー	68kcal

● 豚ロース肉（脂身つき・薄切り）40g

1枚30g

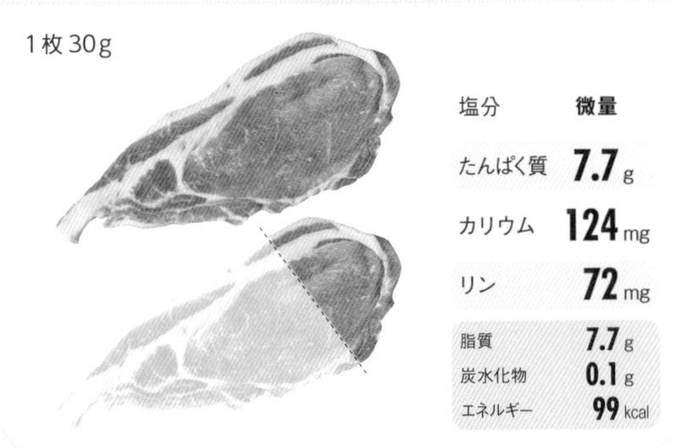

塩分	微量
たんぱく質	7.7g
カリウム	124mg
リン	72mg
脂質	7.7g
炭水化物	0.1g
エネルギー	99kcal

ねぎサンドカツ

薄切り肉でねぎを巻いて見た目のボリュームアップ。

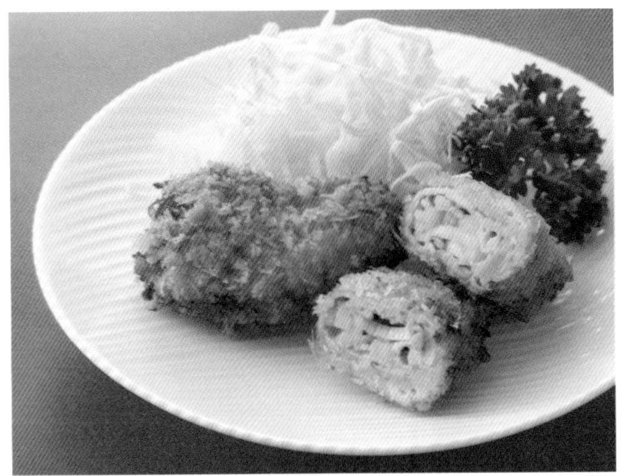

塩分	たんぱく質	カリウム	リン	脂質	炭水化物	エネルギー
0.3g	9.5g	232mg	98mg	10.4g	7.1g	163kcal

●材料（1人分）

- 豚もも薄切り肉※ ‥40g
- こしょう …………少量
- ねぎ ………………20g
- 塩 ………… 少量（0.1g）
- 衣
  - 小麦粉 ……… 小さじ1
  - 水 …………… 小さじ1
  - パン粉 ……… 大さじ1
- 揚げ油
- キャベツ ……………20g
- パセリ ……………… 1枝
- からしじょうゆ（29ページ）……………… 小さじ1/2

※豚ロース肉で作ってもよい。

●作り方

❶豚肉はこしょうをふる。
❷ねぎは小口切りにし、塩をまぶす。
❸①を広げて②をのせ、端からくるくると巻く。
❹小麦粉、水、パン粉の順に衣をつけ、170℃の揚げ油でからりと揚げる。
❺キャベツはせん切りにする。水につけてぱりっとさせ、ざるにあげて水けをきる。
❻器に④を盛り、⑤とパセリを添える。からしじょうゆを添え、つけて食べる。

豚もも肉と野菜の しょうが風味いため

野菜はどれも同じくらいの大きさに切っていためます。

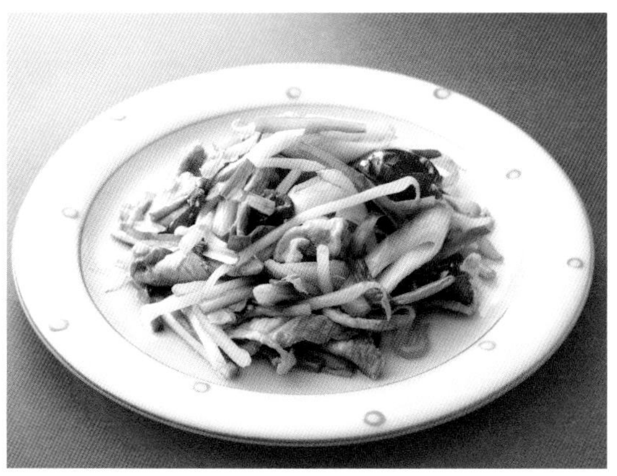

塩分	たんぱく質	カリウム	リン	脂質	炭水化物	エネルギー
0.2g	9.6g	330mg	106mg	8.2g	7.2g	145kcal

●材料（1人分）

豚もも薄切り肉※……40g
にら…………………20g
ねぎ…………………20g
生きくらげ…………10g
もやし………………30g
しょうが…………1/4かけ
にんにく…………1/4かけ
サラダ油………小さじ1/2
ごま油…………小さじ1/2
a だしじょうゆ（28ページ）……………小さじ1
みりん………小さじ1

※豚ロース肉で作ってもよい。

●作り方

❶豚肉は食べやすい大きさに切る。
❷にらは3㎝長さに切り、ねぎは斜め薄切りにする。きくらげは食べやすい大きさに切る。
❸しょうがとにんにくはみじん切りにする。
❹フライパンにサラダ油とごま油を熱し、③をいためる。香りが立ったら①を加えていため、肉の色が変わったら②、もやしを加えていためる。aで調味する。

豚もも肉とトマトのハーブ塩いため

ハーブの香りが生きた塩で味わいがワンランクアップ。

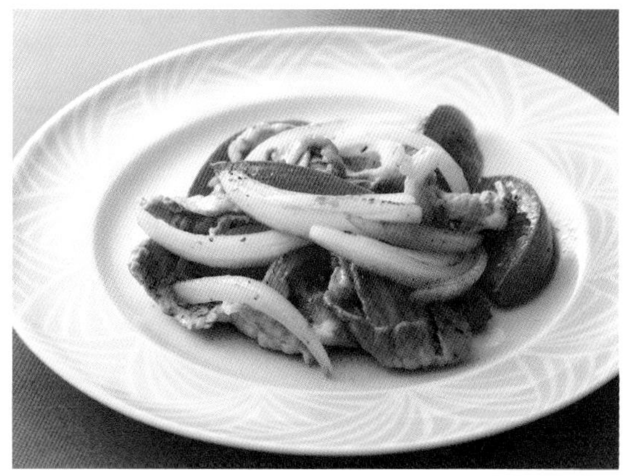

塩分	たんぱく質	カリウム	リン	脂質	炭水化物	エネルギー
0.5g	9.1g	345mg	110mg	10.2g	6.1g	153kcal

●材料（1人分）

豚もも薄切り肉※……40g
トマト………………80g
玉ねぎ………………20g
にんにく…………1/4かけ
オリーブ油……大さじ1/2
ハーブ塩（34ページ）……ミニスプーン1

※豚ロース肉で作ってもよい。

●作り方

❶豚肉は食べやすい大きさに切る。
❷トマトと玉ねぎはそれぞれくし形切りにする。
❸にんにくはみじん切りにする。
❹フライパンにオリーブ油と③を入れて火にかけ、にんにくの香りが立ったら①を加えていためる。
❺肉の色が変わったら②を加えていため、玉ねぎに火が通ったらハーブ塩を加えて調味する。

牛もも肉

かたまり肉は重量のわりに見た目のボリュームが出にくいので、面積が広い薄切り肉や安価な切り落とし肉がおすすめ。野菜などを組み合わせてボリュームアップを。さっと焼いて風味を加えると、うす味でも満足できます。

● 牛もも肉（薄切り）40g

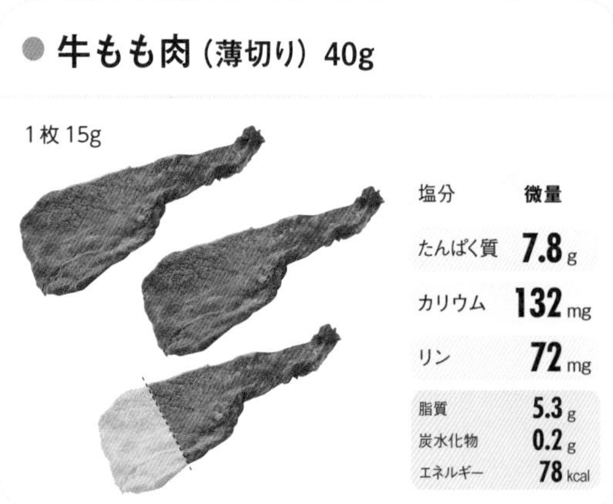

1枚15g

項目	量
塩分	微量
たんぱく質	7.8g
カリウム	132mg
リン	72mg
脂質	5.3g
炭水化物	0.2g
エネルギー	78kcal

脂質に注意 動物性脂肪を控えたい場合はもも肉で。

● 牛肩ロース肉（脂身つき・薄切り） 40g

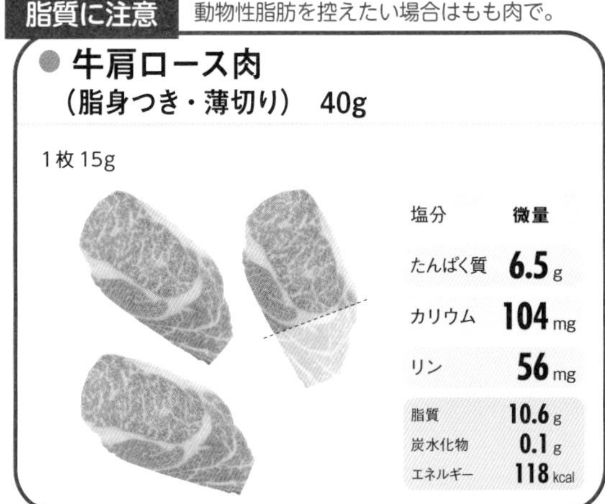

1枚15g

項目	量
塩分	微量
たんぱく質	6.5g
カリウム	104mg
リン	56mg
脂質	10.6g
炭水化物	0.1g
エネルギー	118kcal

牛肉の豆板醤みそいため

ピリ辛の豆板醤みそ味が食欲を高めます。

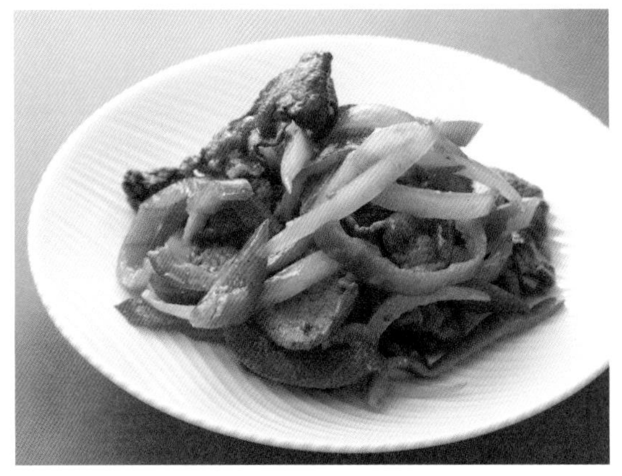

塩分	たんぱく質	カリウム	リン	脂質	炭水化物	エネルギー
0.4g	8.8g	276mg	97mg	11.5g	6.8g	169kcal

●材料（1人分）

牛もも薄切り肉……40g
玉ねぎ……………30g
ピーマン…………20g
赤ピーマン………20g
にんにく…………1/4かけ
サラダ油………大さじ1/2
豆板醤みそ（31ページ）
……………………小さじ1

●作り方

❶牛肉は食べやすい大きさに切る。
❷玉ねぎ、ピーマン2種はそれぞれ7～8㎜幅に切る。
❸にんにくはみじん切りにする。
❹フライパンにサラダ油とにんにくを入れて熱し、香りが立ったら玉ねぎを加えていため、牛肉、ピーマン2種を順に加えていためる。
❺全体に火が通ったら、豆板醤みそで調味する。

ビーフストロガノフ風

調味はトマトピュレと減塩ソース。塩は使いません。

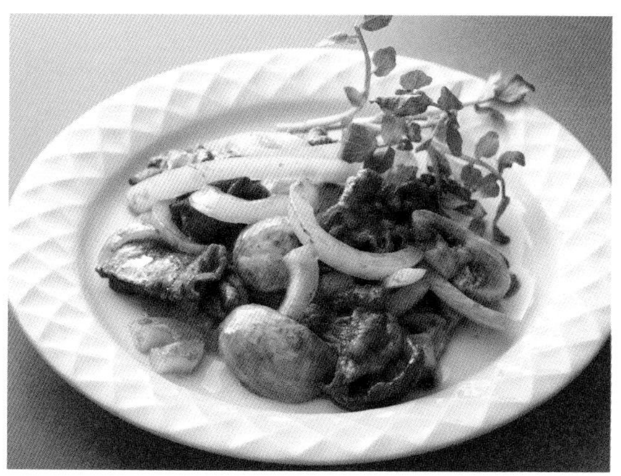

塩分	たんぱく質	カリウム	リン	脂質	炭水化物	エネルギー
0.2g	8.7g	284mg	102mg	11.4g	7.5g	170kcal

●材料（1人分）

牛もも薄切り肉……40g
玉ねぎ……50g
マッシュルーム……10g
オリーブ油……大さじ1/2
a トマトピュレ…小さじ1
　減塩ソース（市販品、33ページ）……小さじ1
クレソン……少量

●作り方

❶牛肉は食べやすい大きさに切る。
❷玉ねぎは7～8㎜幅に切る。
❸マッシュルームは縦に薄く切る。
❹フライパンを熱してオリーブ油を入れ、玉ねぎをいためてしんなりとなったら牛肉を加えていため、色が変わったらマッシュルームを加えていためる。
❺aを加えてからめる。
❻器に盛り、クレソンを添える。

冷やしゃぶ　ポン酢しょうゆ添え

ゆず果汁のさわやかな酸味が生きたポン酢しょうゆで。

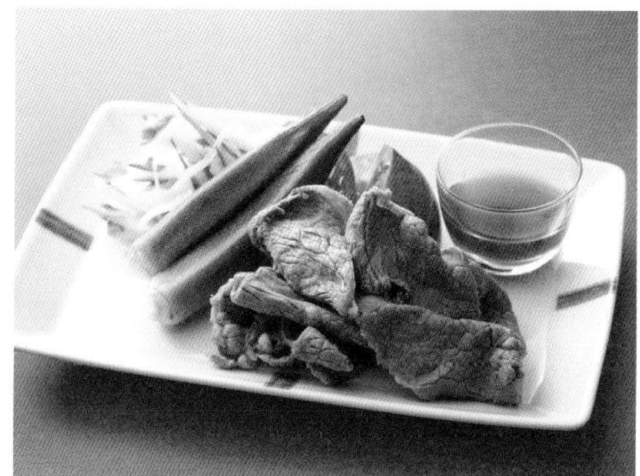

塩分	たんぱく質	カリウム	リン	脂質	炭水化物	エネルギー
0.2g	9.0g	350mg	108mg	5.4g	4.9g	104kcal

●材料（1人分）

牛もも薄切り肉（しゃぶしゃぶ用）……40g
オクラ……2本
トマト……50g
きゅうり……20g
ポン酢しょうゆ（28ページ）……小さじ2

●作り方

❶牛肉は食べやすい大きさに切り、熱湯でさっとゆでる。氷水にとってさまし、厚手のキッチンペーパーで水けをふきとる。
❷オクラはがくを除いて熱湯でさっとゆでる。水にとってさまし、ざるにあげて水けをきる。
❸トマトはくし形に切り、きゅうりはせん切りにする。
❹器に①、②、③を盛り合わせ、ポン酢しょうゆを添える。

ひき肉

鶏肉、豚肉、牛肉とも、ほどほどの脂肪があり、料理にこくとうま味を出すことができます。刻んだ野菜を混ぜて焼いたり、加熱してそぼろにしたりすると、かさが出て便利に使えます。

鶏ひき肉 （もも肉）40g

1かたまり 100g

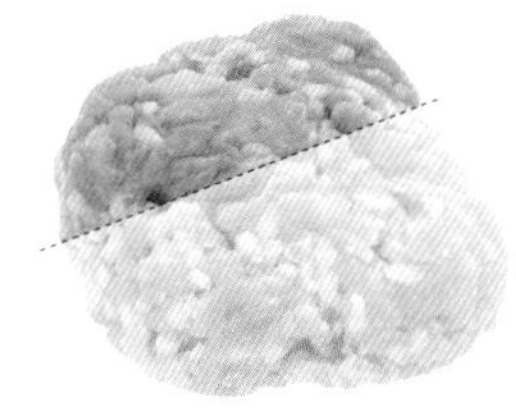

塩分	0.1 g
たんぱく質	7.0 g
カリウム	100 mg
リン	44 mg
脂質	4.8 g
炭水化物	0 g
エネルギー	68 kcal

豚ひき肉 40g

1かたまり 100g

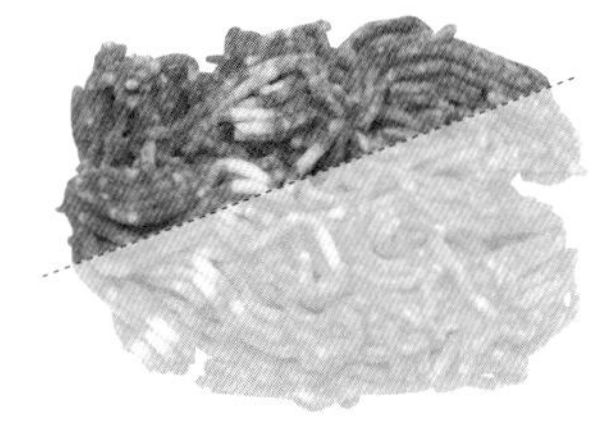

塩分	0.1 g
たんぱく質	7.1 g
カリウム	116 mg
リン	48 mg
脂質	6.9 g
炭水化物	0 g
エネルギー	84 kcal

牛ひき肉 40g

1かたまり 100g

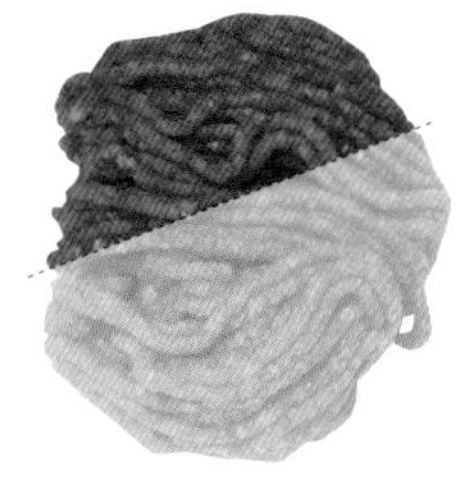

塩分	0.1 g
たんぱく質	6.8 g
カリウム	104 mg
リン	40 mg
脂質	8.4 g
炭水化物	0.1 g
エネルギー	100 kcal

参考 牛肉のこくと豚肉のまろやかさをとり合わせたひき肉。

合いびき肉（牛70%、豚30%） 40g

1かたまり 100g

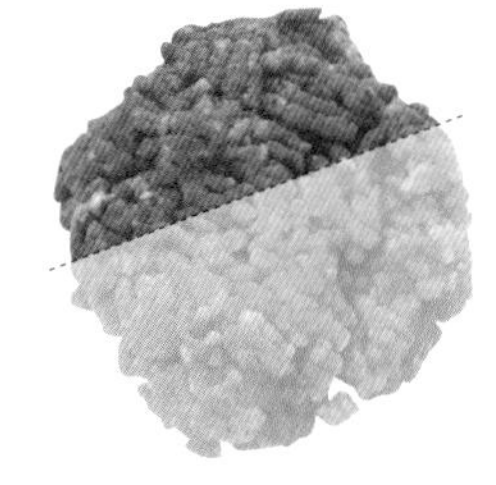

塩分	0.1 g
たんぱく質	6.9 g
カリウム	108 mg
リン	42 mg
脂質	8.0 g
炭水化物	0.1 g
エネルギー	95 kcal

ごぼう入り鶏肉団子

ごぼうがかさ増しに。歯ごたえと香りもアップ。

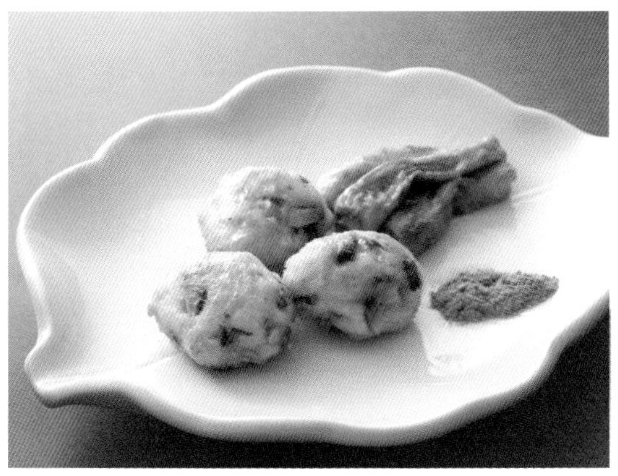

塩分	たんぱく質	カリウム	リン	脂質	炭水化物	エネルギー
0.3g	7.5g	181mg	56mg	8.4g	4.8g	127kcal

●材料（1人分）

a ｜ 鶏ひき肉………40g
　｜ ごぼう…………10g
　｜ おろししょうが
　｜ ……………ミニスプーン1
　｜ かたくり粉…小さじ1

ししとうがらし…… 3本
揚げ油
抹茶塩（35ページ）……ミニスプーン1/2

●作り方

❶ごぼうはたわしでこすって皮をこそげ除き、あらみじん切りにする。酢水にさらしてアクを除き、ざるにあげて水けをきる。
❷ボールにaを入れて練り混ぜ、3等分にして団子状にまるめる。
❸揚げ油を170℃に熱し、②とししとうを入れてからりと揚げる。
❹器に鶏肉団子を盛り、ししとうと抹茶塩を添える。

鶏ひき肉とはるさめのエスニックいため

トマトとレモンじょうゆの酸味がきいたいため物。

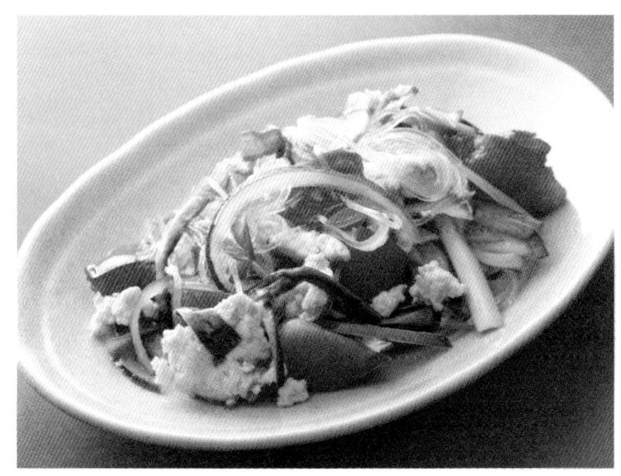

塩分	たんぱく質	カリウム	リン	脂質	炭水化物	エネルギー
0.2g	7.9g	300mg	72mg	11.0g	13.8g	187kcal

●材料（1人分）

鶏ひき肉……………40g
はるさめ………乾10g
紫玉ねぎ……………20g
トマト………………50g
にら…………………10g
にんにく…………1/4かけ
サラダ油…………小さじ1
レモンじょうゆ（28ページ）
　………………小さじ1
ごま油…………小さじ1/2

●作り方

❶はるさめは熱湯につけてもどし、湯をきって食べやすい長さに切る。
❷紫玉ねぎは薄切りに、トマトはくし形に切る。にらは3㎝長さに切る。
❸にんにくはみじん切りにする。
❹フライパンにサラダ油と③を入れて弱火にかけ、香りが立ったら鶏ひき肉を加えていためる。肉の色が変わったら、②と①を順に加えていためる。
❺全体に火が通ったらレモンじょうゆを加えて調味し、風味づけにごま油をまわし入れる。

和風ハンバーグ（豚ひき肉）

くるみのつぶつぶが入った甘みそをソースに。

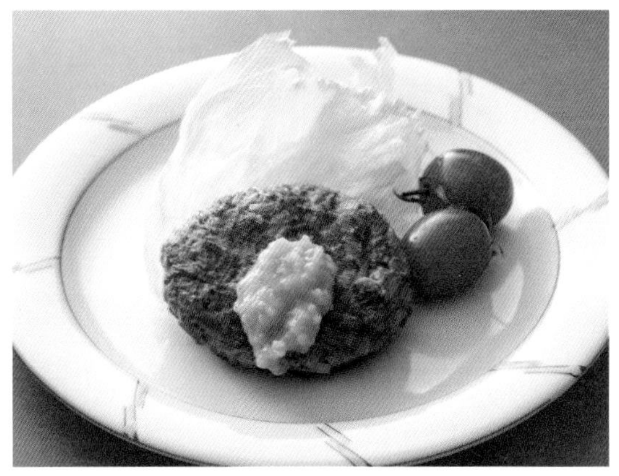

塩分	たんぱく質	カリウム	リン	脂質	炭水化物	エネルギー
0.4g	8.8g	302mg	84mg	12.2g	10.5g	188kcal

●材料（１人分）

豚ひき肉……………40g
玉ねぎ………………40g
パン粉……… 大さじ2/3
サラダ油……… 小さじ1
レタス………………20g
ミニトマト………… 2個
くるみみそ（30ページ）
………………… 小さじ1

●作り方

❶玉ねぎはみじん切りにする。水にさらし、ふきんにとって水けを絞る。
❷ボールに豚ひき肉、①、パン粉を入れて練り混ぜる。楕円に形作る。
❸熱したフライパンにサラダ油を引いて②を入れ、両面を焼いて火を通す。
❹器に③を盛り、食べやすくちぎったレタス、ミニトマトを添える。ハンバーグにくるみみそをかける。

豆乳麻婆豆腐（豚ひき肉）

豆乳を加えてやさしい味に仕上げます。

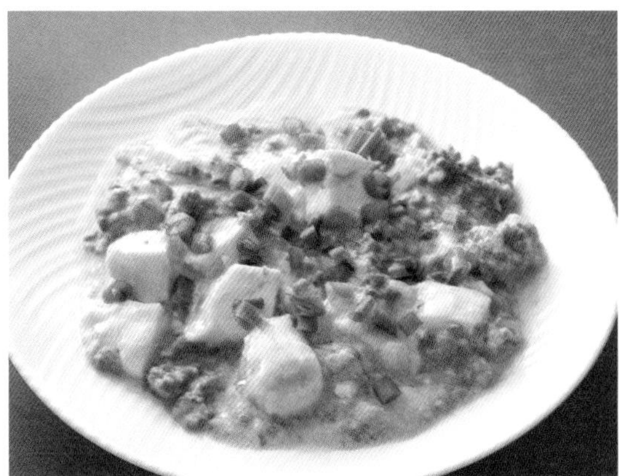

塩分	たんぱく質	カリウム	リン	脂質	炭水化物	エネルギー
0.5g	12.0g	286mg	129mg	13.8g	6.4g	204kcal

●材料（１人分）

豚ひき肉……………40g
もめん豆腐…………50g
a　豆乳……………30g
　精進だし（42ページ）
　…………… 大さじ1
　豆板醤みそ（31ページ）
　…………… 小さじ1
しょうが…………1/4かけ
にんにく…………1/4かけ
サラダ油………… 小さじ1
　かたくり粉…… 小さじ1
　水……………… 大さじ1
小ねぎ（小口切り）…… 少量

●作り方

❶豆腐はキッチンペーパーに包み、電子レンジ(600W)で１分加熱して水きりをする。食べやすい大きさにちぎる。
❷しょうがとにんにくはみじん切りにする。
❸aは混ぜ合わせる。
❹フライパンにサラダ油と②を入れて弱火にかけ、香りが立ったら豚ひき肉を加えていためる。
❺ひき肉に火が通ったら③を加え、煮立ったら豆腐を加えて１分ほど煮る。水どきかたくり粉を加えてとろみをつける。
❻器に盛り、小ねぎを散らす。

ミートボールのトマト煮（牛ひき肉）

ハーブ塩で香り豊かに。トマト味を引き立てます。

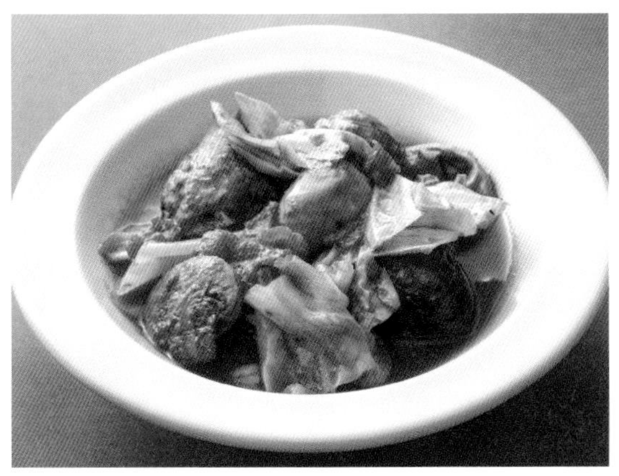

塩分	たんぱく質	カリウム	リン	脂質	炭水化物	エネルギー
0.5g	8.7g	431mg	96mg	12.7g	9.2g	185kcal

●材料（1人分）

a ｜牛ひき肉………40g
　｜玉ねぎ…………20g
　｜かたくり粉…小さじ1
　｜塩………少量（0.1g）
キャベツ……………40g
マッシュルーム……3個
サラダ油…………小さじ1
トマト水煮缶詰め（無塩）
……………………50g
ハーブ塩（34ページ）
………………ミニスプーン2/3

●作り方

❶玉ねぎはみじん切りにする。ラップに包み、電子レンジ（600W）で30秒加熱し、さます。
❷ボールにaを入れて練り混ぜ、3等分してボール状にまるめる。
❸キャベツはざくざくと切り、マッシュルームは縦に薄く切る。
❹なべにサラダ油を熱し、②を焼く。肉の色が変わったら、トマト缶、ハーブ塩を加えて煮る。
❺③を加え、トマトが煮くずれるまでさらに煮る。

牛ひき肉のしぐれ煮

しぐれ煮は、しょうがを使った佃煮風の煮物のこと。

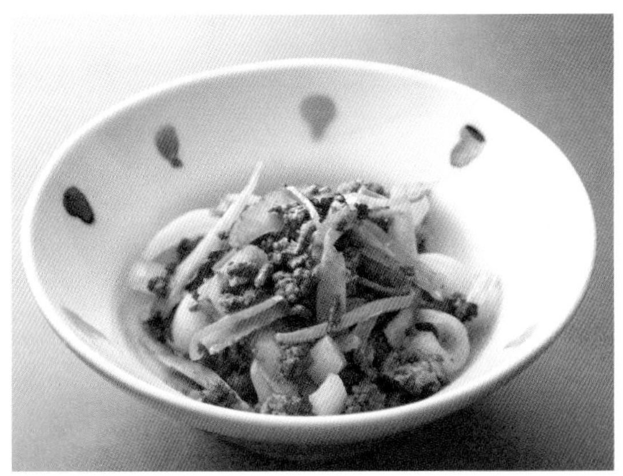

塩分	たんぱく質	カリウム	リン	脂質	炭水化物	エネルギー
0.4g	7.8g	273mg	71mg	12.5g	11.2g	198kcal

●材料（1人分）

牛ひき肉…………40g
ごぼう……………30g
玉ねぎ……………20g
にんじん…………5g
しょうが…………少量
a ｜だしじょうゆ（28ページ）
　｜…………大さじ1/2
　｜みりん……大さじ1/2
サラダ油…………小さじ1
粉ざんしょう………適量

●作り方

❶ごぼうはたわしでこすって皮をこそげ除く。笹がきにし、酢水にさらしてアクを除き、ざるにあげて水けをきる。
❷玉ねぎは薄切りにし、にんじんとしょうがはせん切りにする。
❸熱したフライパンにサラダ油を引き、牛ひき肉としょうがをいためる。
❹肉の色が変わったら、①、②の玉ねぎとにんじんを加えていため、aを加えて調味する。
❺器に盛り、好みで粉ざんしょうをふる。

マグロ・ブリ

マグロのほうがブリに比べてリンが多いので、リン制限がある場合はブリのほうがおすすめです。どちらもEPAやDHAなどの不飽和脂肪酸が豊富で、抗酸化ビタミンを多く含む野菜と組み合わせると酸化が防げます。

● マグロ（赤身）40g

1さく150g

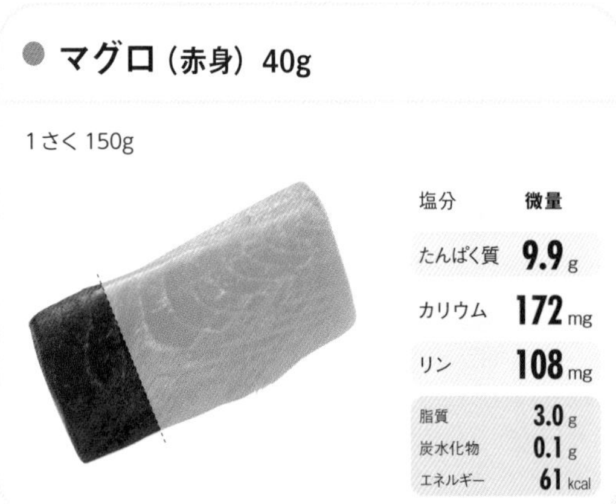

塩分	微量
たんぱく質	9.9 g
カリウム	172 mg
リン	108 mg
脂質	3.0 g
炭水化物	0.1 g
エネルギー	61 kcal

● ブリ　40g

1切れ80g

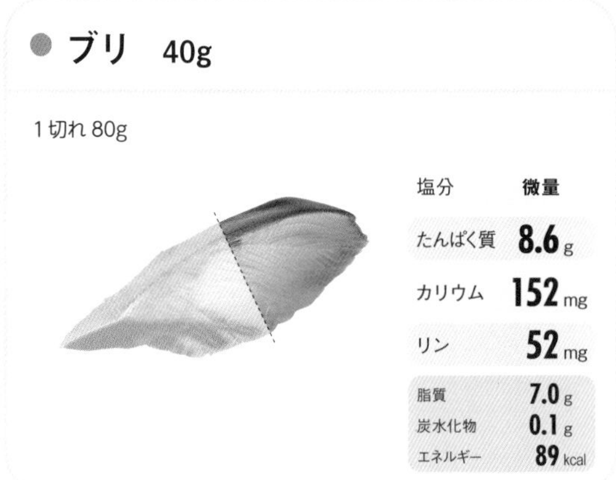

塩分	微量
たんぱく質	8.6 g
カリウム	152 mg
リン	52 mg
脂質	7.0 g
炭水化物	0.1 g
エネルギー	89 kcal

マグロの山かけ

長芋はすりおろさず、心地よい食感で満足感を高めます。

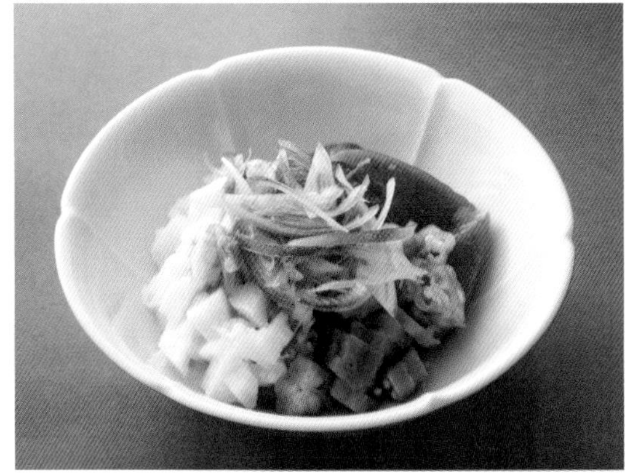

塩分	たんぱく質	カリウム	リン	脂質	炭水化物	エネルギー
0.3 g	12.0 g	393 mg	135 mg	0.7 g	6.6 g	81 kcal

●材料（1人分）

マグロ（刺し身用さく）…………………40g
長芋…………………30g
オクラ……………… 2本
みょうが……………1個
わさびじょうゆ（29ページ）…………………小さじ1

●作り方

❶マグロは食べやすい大きさに切る。
❷長芋は皮をむき、あらみじん切りにする。
❸オクラは熱湯でさっとゆで、水にとってさまし、水けをきる。小口切りにする。
❹みょうがはせん切りにする。
❺器に①〜④を盛りつけ、わさびじょうゆをかける。

ブリのなべ照り焼き

しょうゆ、酒、みりんを同割りにした調味料をからめて。

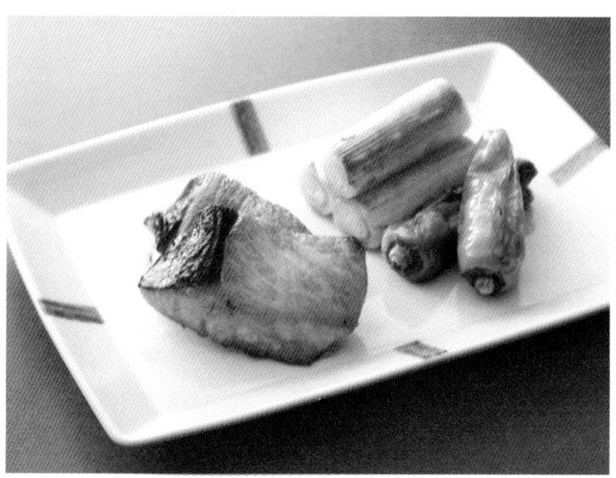

塩分	たんぱく質	カリウム	リン	脂質	炭水化物	エネルギー
0.5g	9.6g	320mg	68mg	13.2g	6.5g	192kcal

●材料（1人分）

ブリ……………………40g
ねぎ……………………30g
ししとうがらし……2本
サラダ油………大さじ1/2
a しょうゆ…小さじ1/2
　みりん……小さじ1/2
　酒…………小さじ1/2

●作り方

❶ブリは食べやすい大きさに切る。
❷ねぎは3㎝長さに切る。
❸フライパンにサラダ油を熱し、①、②、ししとうを入れて焼く。全体によい焼き色がついて火が通ったら、aを加えてからめる。

ブリの中国風刺し身

いつもとちょっと違う刺し身を楽しみます。

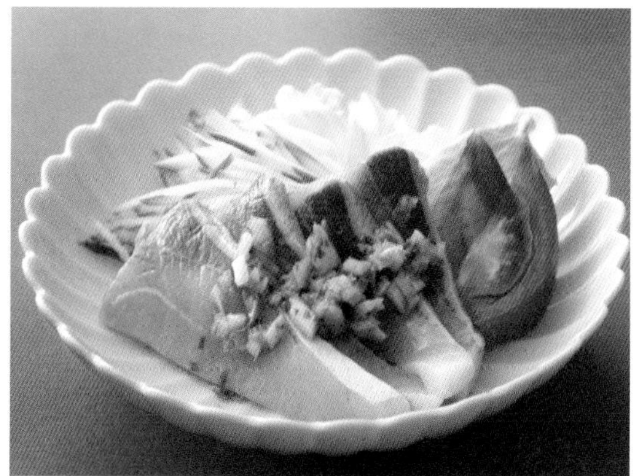

塩分	たんぱく質	カリウム	リン	脂質	炭水化物	エネルギー
0.2g	9.2g	306mg	74mg	8.2g	3.2g	127kcal

●材料（1人分）

ブリ（刺し身）………40g
レタス…………………20g
トマト…………………30g
きゅうり………………20g
ねぎ香菜ドレッシング
（39ページ）………大さじ1/2

●作り方

❶レタスは食べやすい大きさにちぎり、トマトはくし形に切る。きゅうりはせん切りにする。
❷器に①の野菜を盛り、ブリを盛り合わせてねぎ香菜ドレッシングをかける。

・カンパチや白身魚で作るのもおいしい。

白身魚（タイ・タラ・カジキ）

あっさりとした味わいでくせがないので、うす味に仕立てても食べやすく、使いやすいのが利点です。低脂肪で高たんぱく質なので、食べる量を守り、油でこくを出したり、香りや酸味をプラスしたりするのがおすすめです。

● タイ　40g

1切れ 80g

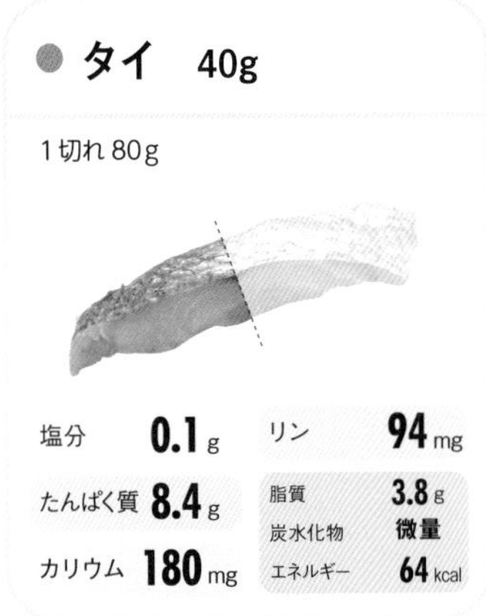

塩分	0.1g	リン	94mg
たんぱく質	8.4g	脂質	3.8g
		炭水化物	微量
カリウム	180mg	エネルギー	64kcal

● タラ　40g

1切れ 100g

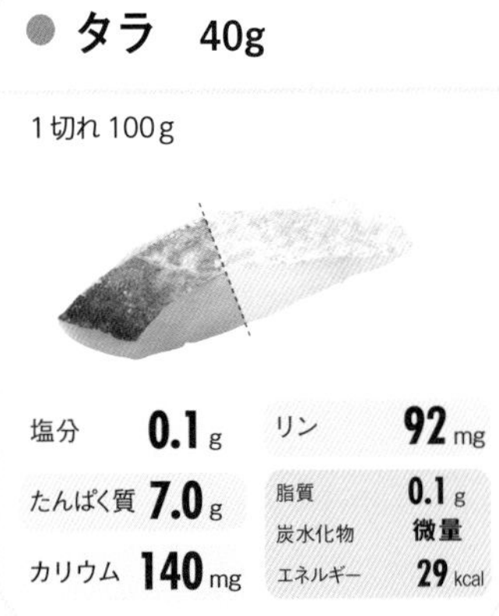

塩分	0.1g	リン	92mg
たんぱく質	7.0g	脂質	0.1g
		炭水化物	微量
カリウム	140mg	エネルギー	29kcal

● カジキ　40g

1切れ 100g

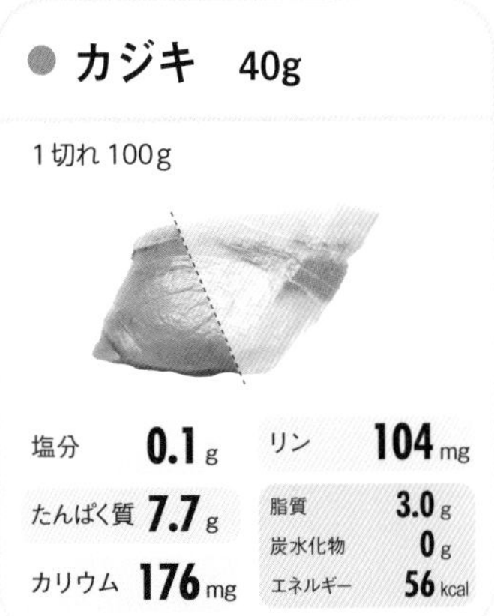

塩分	0.1g	リン	104mg
たんぱく質	7.7g	脂質	3.0g
		炭水化物	0g
カリウム	176mg	エネルギー	56kcal

タイのカルパッチョ

かぶでタイの少なさをカバー。甘味も添えます。

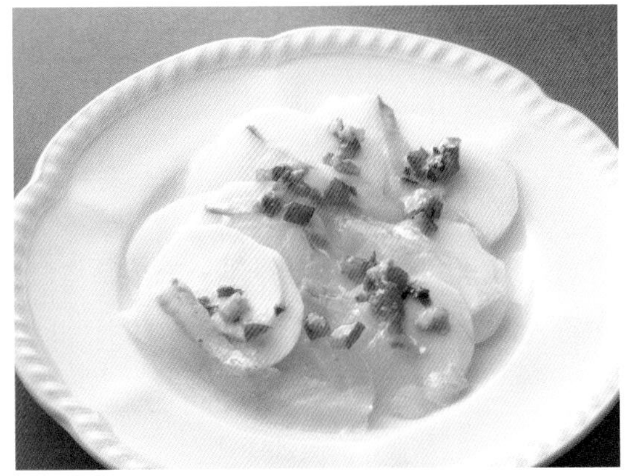

塩分	たんぱく質	カリウム	リン	脂質	炭水化物	エネルギー
0.2g	8.8g	298mg	115mg	4.1g	2.0g	83kcal

●材料（1人分）

タイ（刺し身）………40g
かぶ…………………30g
イタリアンドレッシング
（38ページ）……… 大さじ1/2

●作り方

❶かぶは皮をむいて薄切りにする。
❷器にタイと①を交互に重ねて盛り、イタリアンドレッシングをかける。

・ホタテ貝柱やゆでダコで作るのもおいしい。

タラの山かけ蒸し

酒蒸しにしたタラにゆずしょうゆをかけてさっぱりと。

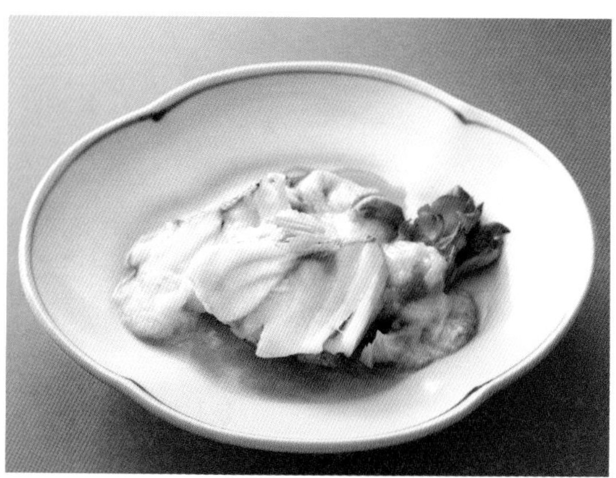

塩分	たんぱく質	カリウム	リン	脂質	炭水化物	エネルギー
0.3g	8.4g	344mg	119mg	0.3g	5.9g	61kcal

●材料（1人分）

生ダラ……………………40g
まいたけ…………………30g
酒………………………小さじ1
長芋……………………30g
ゆずしょうゆ（29ページ）
……………………………小さじ1
ゆずの皮……あれば少量

●作り方

❶タラは食べやすい大きさに切る。
❷まいたけは石づきを切り除いてほぐす。
❸長芋は皮をむいてすりおろす。
❹耐熱容器に①と②を並べ、酒をふって③をかける。ラップをかけ、電子レンジ（600W）で2分30秒～3分加熱する。
❺器に盛り、ゆずしょうゆをかけ、ゆずの皮をせん切りにして置く。

カジキのにんにくマヨネーズ

カジキは片面に集中的に下味をつけます。

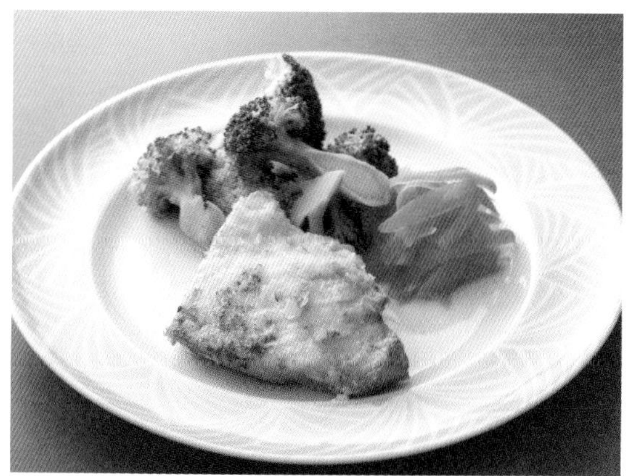

塩分	たんぱく質	カリウム	リン	脂質	炭水化物	エネルギー
0.4g	10.1g	402mg	159mg	7.1g	7.4g	133kcal

●材料（1人分）

カジキ…………………40g
塩…………少量（0.1g）
小麦粉…………小さじ1
にんにくマヨネーズ
（37ページ）…………大さじ1
にんじん………………20g
ブロッコリー…………30g

●作り方

❶カジキは片面に塩をふって下味をつけ、小麦粉をまぶす。
❷にんじんはピーラーで縦に薄く削る。ラップに包み、電子レンジ（600W）で30秒加熱する。
❸ブロッコリーは小房に分け、熱湯でゆでてざるにあげる。
❹フッ素樹脂加工のフライパンに①を入れて両面を焼き、にんにくマヨネーズを加えてからめる。
❺器に④を盛り、②、③を添える。

青背魚（アジ・イワシ・サンマ・サバ）

魚の中でもEPAやDHAなどの不飽和脂肪酸を豊富に含みます。くせがあるので、香味野菜を加えたり、焼いた風味をプラスしたりする減塩法がおすすめ。脂肪酸の働きを高める抗酸化ビタミンを含む野菜も忘れずに。

アジ　40g

1尾160g（正味重量70g）

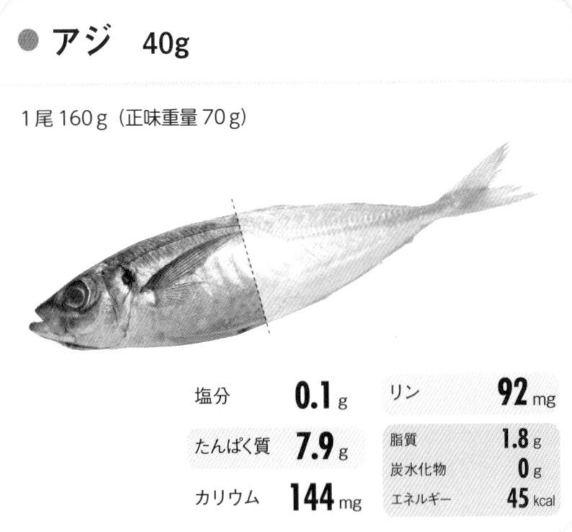

塩分	0.1 g	リン	92 mg
たんぱく質	7.9 g	脂質	1.8 g
		炭水化物	0 g
カリウム	144 mg	エネルギー	45 kcal

イワシ　40g

1尾120g（正味重量50g）

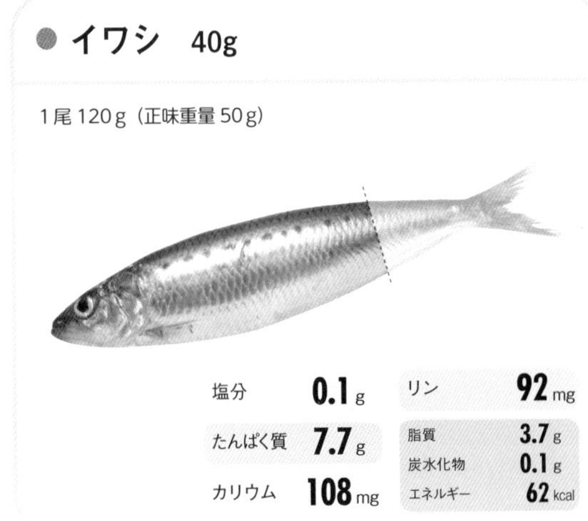

塩分	0.1 g	リン	92 mg
たんぱく質	7.7 g	脂質	3.7 g
		炭水化物	0.1 g
カリウム	108 mg	エネルギー	62 kcal

サンマ　40g

1尾150g（正味重量100g）

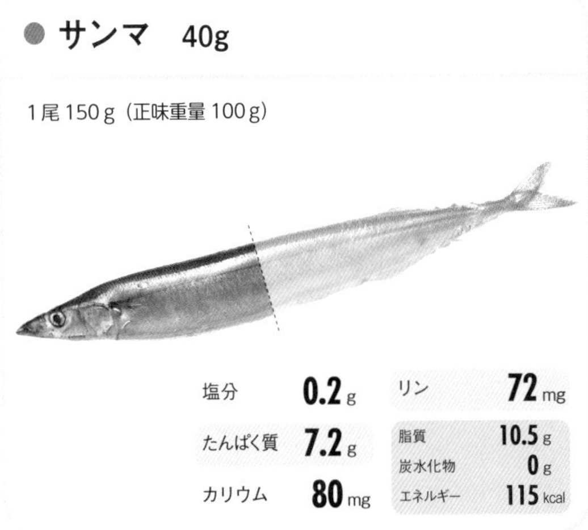

塩分	0.2 g	リン	72 mg
たんぱく質	7.2 g	脂質	10.5 g
		炭水化物	0 g
カリウム	80 mg	エネルギー	115 kcal

サバ　40g

1切れ80g

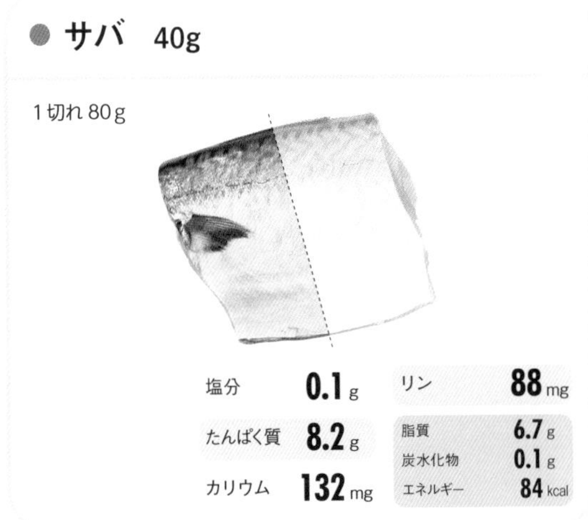

塩分	0.1 g	リン	88 mg
たんぱく質	8.2 g	脂質	6.7 g
		炭水化物	0.1 g
カリウム	132 mg	エネルギー	84 kcal

アジのパン粉焼き

少量のサラダ油で香ばしく焼き、うま味を閉じ込めます。

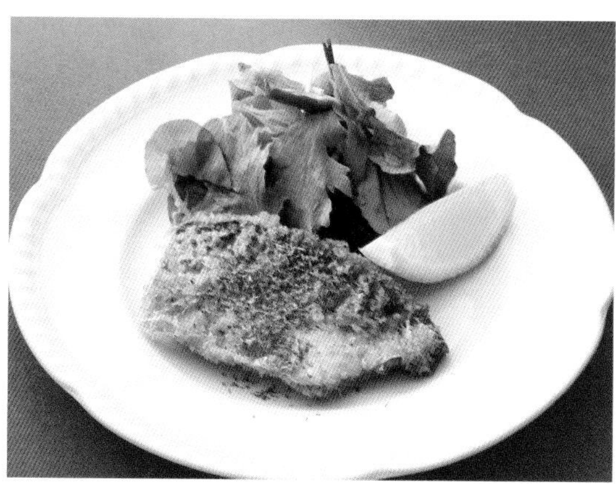

塩分	たんぱく質	カリウム	リン	脂質	炭水化物	エネルギー
0.5g	9.2g	205mg	107mg	6.3g	6.6g	123kcal

●材料（1人分）

アジ（3枚におろしたもの）……40g

衣｜小麦粉……小さじ1
　｜水……小さじ1
　｜パン粉……大さじ2

サラダ油……小さじ1

ベビーリーフ……10g

レモンのくし形切り……1/8個

ハーブ塩（34ページ）……小さじ1/4

●作り方

❶アジは小麦粉を薄くまぶし、水、パン粉の順に衣をつける。

❷フライパンにサラダ油を熱して①を入れ、両面をこんがりと焼く。

❸器に盛り、ベビーリーフ、レモンを添え盛る。アジにハーブ塩をふる。

薬味たっぷり　アジのたたき

少ない魚をたっぷりの薬味がカバー。減塩の効果も。

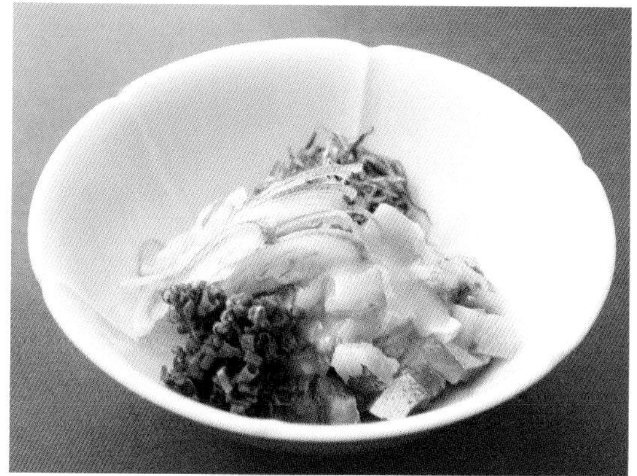

塩分	たんぱく質	カリウム	リン	脂質	炭水化物	エネルギー
0.3g	8.7g	238mg	104mg	2.0g	3.5g	67kcal

●材料（1人分）

アジ（3枚におろしたもの）……40g

小ねぎ……10g

みょうが……1個

青じそ……2枚

酢みそ（30ページ）……小さじ1

●作り方

❶アジは約1㎝角に切る。

❷小ねぎは小口切りにし、みょうがと青じそはせん切りにする。

❸器に①と②を彩りよく盛り合わせ、酢みそをかける。

サンマのカレームニエル

カレーの風味で食欲アップ。粉ふき芋を添えて。

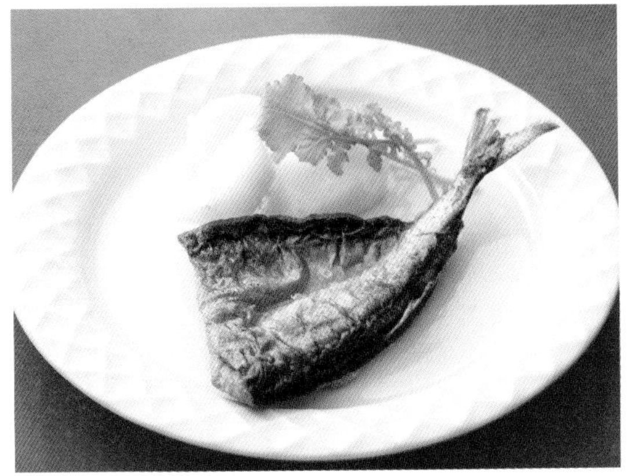

塩分	たんぱく質	カリウム	リン	脂質	炭水化物	エネルギー
0.2g	8.2g	291mg	92mg	13.6g	11.5g	209kcal

●材料（1人分）

- サンマ……………40g
- 酒…………小さじ1/2
- 塩…………少量（0.1g）
- 小麦粉……………小さじ1
- カレー粉…………ミニスプーン1
- サラダ油…………小さじ1
- じゃが芋……………50g
- ルッコラ………あれば適量

●作り方

❶サンマは骨に沿って1枚に開き、酒と塩をふって下味をつける。小麦粉とカレー粉を混ぜてまぶしつける。
❷フライパンにサラダ油を熱して①を入れ、両面をこんがりと焼く。
❸じゃが芋は皮をむいて一口大に切り、水にさらしてアクを除く。水けをきってなべに入れ、水をひたひたに注ぎ入れ、やわらかくなるまでゆでる。湯をきり、再び火にかけて揺すり、粉ふきにする。
❹器に②を盛り、③とルッコラを添える。

サンマの黒酢煮

こくのある黒酢を加えて。煮汁を残せばもっと減塩に。

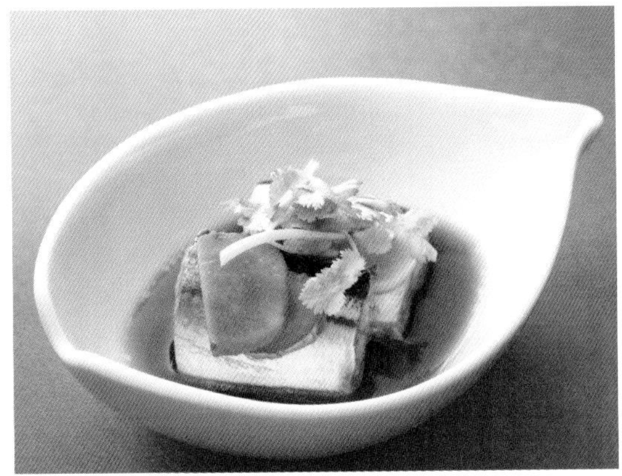

塩分	たんぱく質	カリウム	リン	脂質	炭水化物	エネルギー
0.6g	7.5g	111mg	80mg	9.5g	4.7g	144kcal

●材料（1人分）

- サンマ………………40g
- しょうがの薄切り‥1/4かけ
- にんにくの薄切り… 2枚
- a
  - 黒酢…………小さじ1
  - 酒……………小さじ1
  - しょうゆ…小さじ1/2
  - 砂糖…………小さじ1
- 香菜…………好みで適量

●作り方

❶サンマは長さを半分に切る。
❷なべにaを入れて火にかけ、煮立ったらしょうがとにんにくを加える。
❸①を加え、ときどき煮汁をかけながら煮る。
❹器に盛り、好みで香菜を添える。

イワシのかば焼き

甘辛味のかば焼きは箸が進む一品。

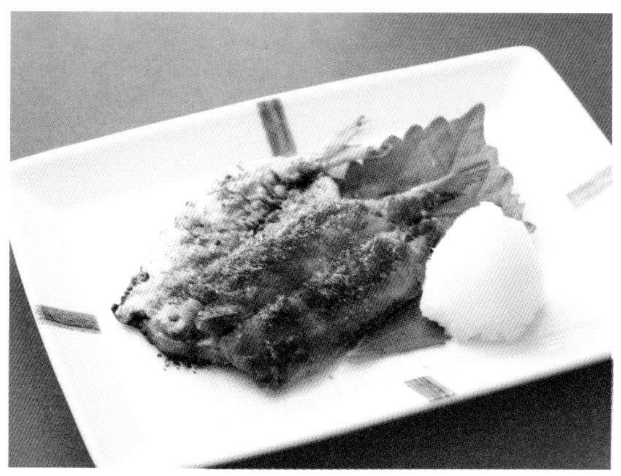

塩分	たんぱく質	カリウム	リン	脂質	炭水化物	エネルギー
0.6g	9.0g	321mg	124mg	3.7g	6.3g	97kcal

●材料（1人分）

イワシ（小）…………40g
かたくり粉………小さじ1
a ｜しょうゆ…小さじ1/3
　｜みりん……小さじ1/3
青じそ……………1枚
おろし大根…………50g
粉ざんしょう……………好みで少量

●作り方

❶イワシはうろこを引き、頭と腹わたを除いて水洗いし、水けをふきとる。腹側から骨に沿って手開きにし、中骨を除く。包丁で腹骨をそぎ除く。
❷①の両面にかたくり粉をまぶしつける。
❸フッ素樹脂加工のフライパンに②を入れて両面を焼く。焼き色がついて中まで火が通ったら、aをまわし入れてからめる。
❹器に青じそを敷いて③を盛り、おろし大根を添える。好みでイワシに粉ざんしょうをふる。

サバのゆずみそ田楽

酒で風味を添え、ゆずみその塩けでいただきます。

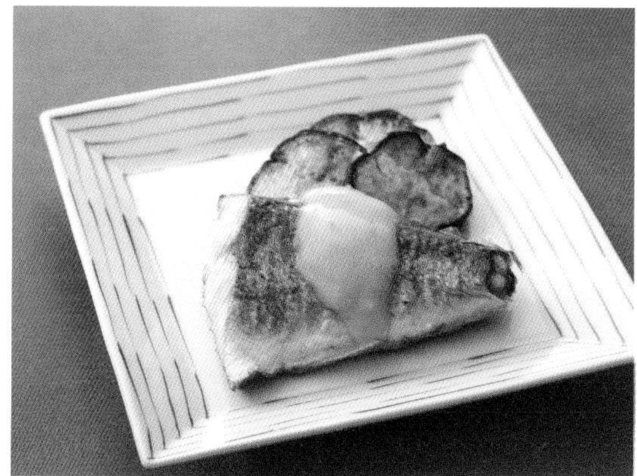

塩分	たんぱく質	カリウム	リン	脂質	炭水化物	エネルギー
0.3g	9.0g	212mg	102mg	12.9g	4.3g	179kcal

●材料（1人分）

｜サバ………………40g
｜酒……………小さじ1
なす…………………30g
サラダ油………大さじ1/2
ゆずみそ（30ページ）…小さじ1

●作り方

❶サバは酒をふる。
❷なすは約1㎝厚さの輪切りにする。
❸フライパンにサラダ油を熱し、①を皮を下にして入れ、両面を焼く。
❹サバに火が通ってきたら、フライパンのあいているところになすを入れて焼く。
❺器にサバを盛り、なすを添える。サバにゆずみそをかける。

サケ

身近で料理のレパートリーが広い魚です。アスタキサンチン（カロテノイド色素成分の一種）を含み、加熱しても食欲をそそる赤い色が失われないのが魅力。ビタミンDも多く含むので、カルシウムの吸収を助けてくれます。

● サケ（シロサケ） 40g

1切れ 100g

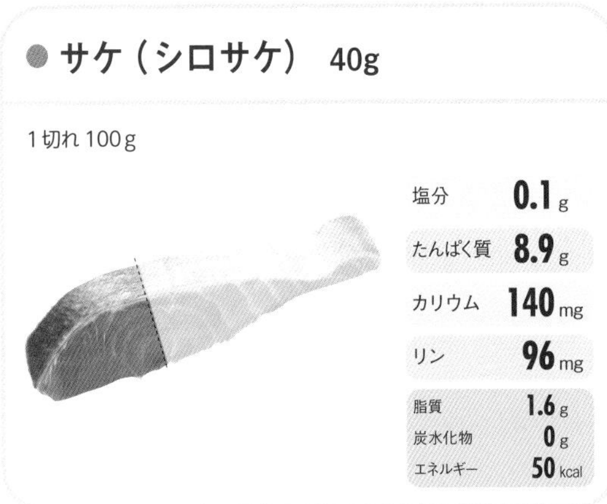

塩分	0.1 g
たんぱく質	8.9 g
カリウム	140 mg
リン	96 mg
脂質	1.6 g
炭水化物	0 g
エネルギー	50 kcal

脂質に注意 別名アトランティックサーモン。

● タイセイヨウサケ 40g

1さく 200g

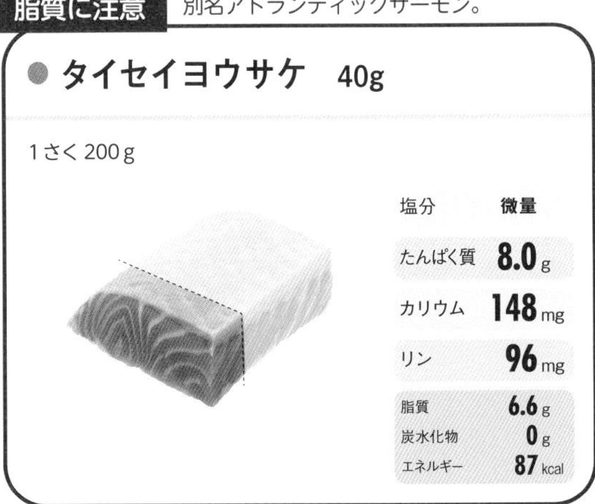

塩分	微量
たんぱく質	8.0 g
カリウム	148 mg
リン	96 mg
脂質	6.6 g
炭水化物	0 g
エネルギー	87 kcal

サケのホイル焼き

オーブントースターでも作れます。

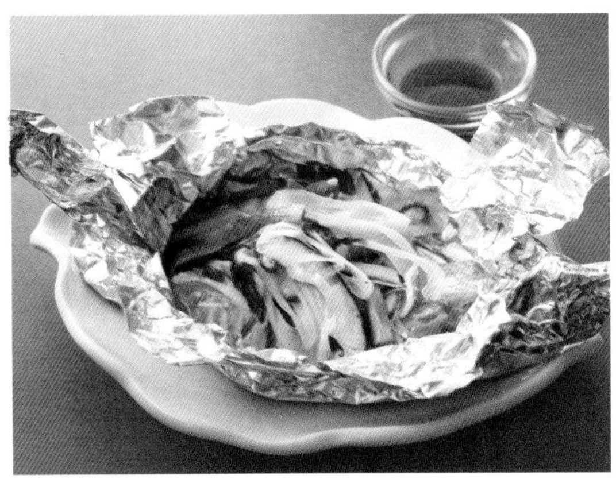

塩分	たんぱく質	カリウム	リン	脂質	炭水化物	エネルギー
0.2 g	9.6 g	215 mg	113 mg	1.7 g	3.1 g	79 kcal

●材料（1人分）

サケ（シロサケ）………40g
ねぎ…………………20g
生しいたけ…………10g
酒…………………大さじ1
レモンじょうゆ（28ページ）
…………………小さじ1

●作り方

❶ねぎは斜め薄切りにし、しいたけは石づきを除いて薄切りにする。
❷アルミ箔を広げ、中央にサケを置いて①をのせ、酒をふる。アルミ箔をしっかり閉じて包む。
❸フライパンを熱し、②を入れてふたをし、サケに火が通るまで蒸し焼きにする（フライパンが焦げつくようなら水を1㎝深さに入れるとよい）。
❹器に盛り、レモンじょうゆを添える。

サケと野菜のごまみそいため

風味のある野菜やきのこをとり合せて。

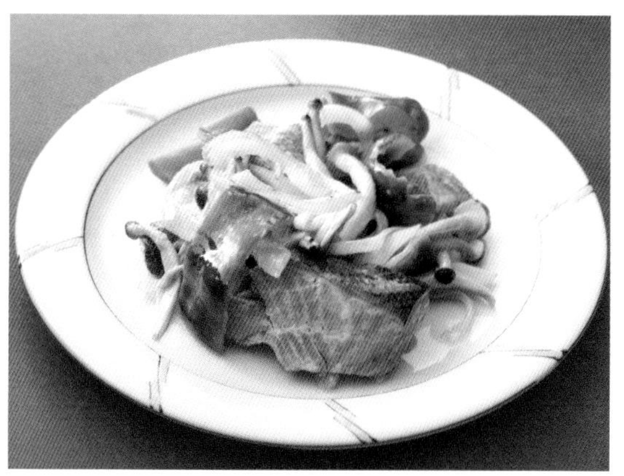

塩分	たんぱく質	カリウム	リン	脂質 6.8g
0.2g	10.5g	315mg	143mg	炭水化物 6.8g エネルギー 128kcal

●材料（1人分）
サケ（シロサケ）………40g
玉ねぎ………………30g
ピーマン……………20g
しめじ類……………20g
サラダ油………… 小さじ1
ごまみそ（31ページ）…… 小さじ1

●作り方
❶サケは食べやすい大きさに切る。
❷玉ねぎは薄切りにし、ピーマンは横に 1.5㎝幅に切る。しめじは石づきを除いてほぐす。
❸フライパンにサラダ油を熱して①を焼き、②を加えていためる。
❹全体に火が通ったらごまみそを加えて調味する。

サケのムニエル ヨーグルトマヨネーズ

サケは片面に塩をふって味を集中させます。

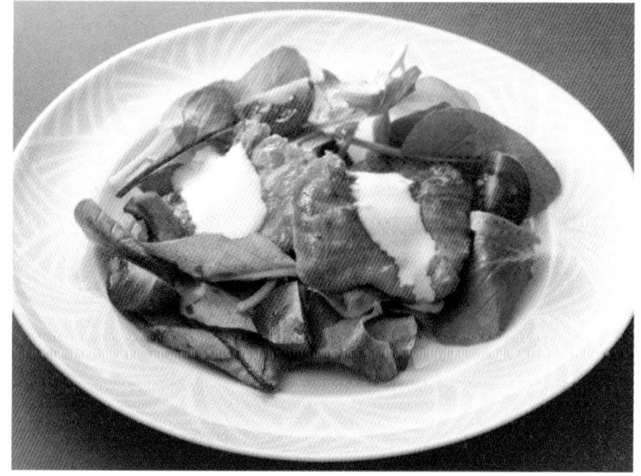

塩分	たんぱく質	カリウム	リン	脂質 6.8g
0.2g	9.7g	255mg	113mg	炭水化物 4.3g エネルギー 120kcal

●材料（1人分）
サケ（シロサケ）……40g
塩………… 少量（0.1g）
小麦粉………… 小さじ1
オリーブ油……… 小さじ1
ミニトマト…………20g
ベビーリーフ………10g
ヨーグルトマヨネーズ（36ページ）…………小さじ1

●作り方
❶サケは食べやすい大きさに切り、片面に塩をふる。汁けをふきとり、小麦粉をまぶす。
❷フライパンにオリーブ油を熱し、①を入れて焼き色がつくまで両面を焼く。
❸ミニトマトはへたを除いて4つ割りにする。
❹器にベビーリーフを敷いて②をのせ、③を散らす。ヨーグルトマヨネーズをかける。

エビ・イカ

くせがないのでさまざまな料理に利用でき、うま味があるのでうす味に仕立ててもおいしい。コレステロールを含むのを気にしがちですが、コレステロール値を下げる働きがあるタウリンも含むので、この量なら安心です。

● むきエビ　40g

1尾 10g

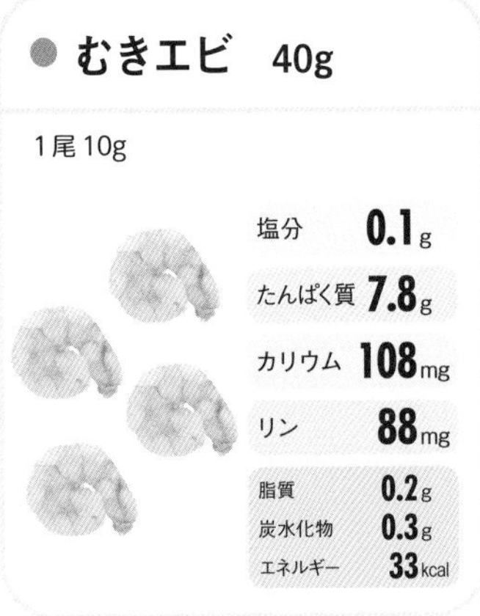

塩分	0.1g
たんぱく質	7.8g
カリウム	108mg
リン	88mg
脂質	0.2g
炭水化物	0.3g
エネルギー	33kcal

● ブラックタイガー　40g

1尾 20g
(正味重量 17g)

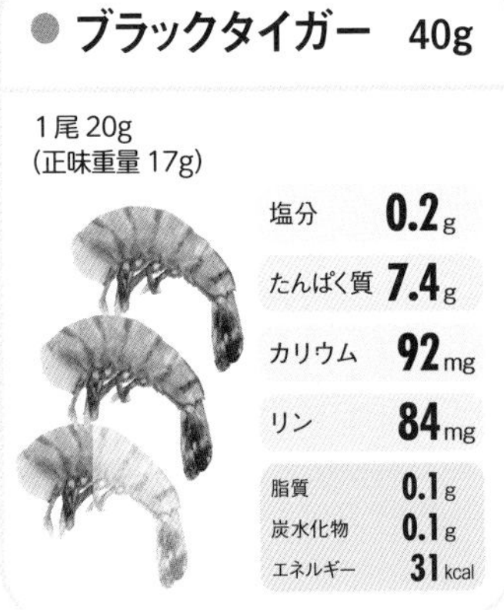

塩分	0.2g
たんぱく質	7.4g
カリウム	92mg
リン	84mg
脂質	0.1g
炭水化物	0.1g
エネルギー	31kcal

● イカ（スルメイカ）40g

1ぱい 200g
(正味重量 140g)

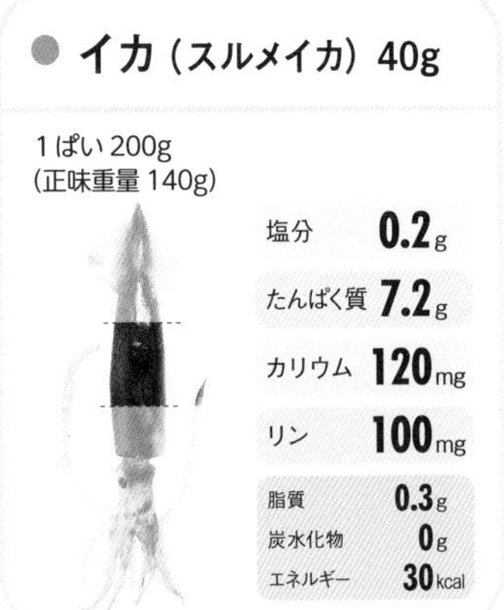

塩分	0.2g
たんぱく質	7.2g
カリウム	120mg
リン	100mg
脂質	0.3g
炭水化物	0g
エネルギー	30kcal

小エビのかき揚げ　抹茶塩添え

抹茶風味の塩で減塩。ぱらりとふっていただきます。

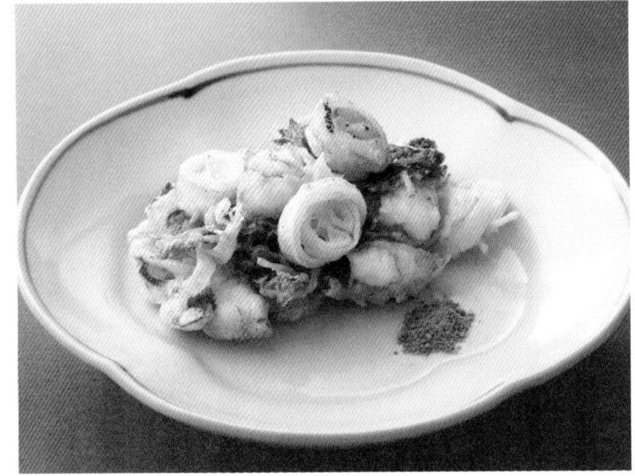

塩分	たんぱく質	カリウム	リン	脂質	炭水化物	エネルギー
0.6g	8.9g	170mg	99mg	8.7g	8.2g	150kcal

●材料（1人分）

小エビ（むきエビ）‥‥ 40g
ねぎ‥‥‥‥‥‥‥‥‥‥ 10g
三つ葉‥‥‥‥‥‥‥‥‥ 5g
衣｜小麦粉‥‥‥‥‥ 大さじ1
　｜水‥‥‥‥‥‥‥‥ 大さじ1
揚げ油
抹茶塩（35ｸﾞﾗﾑ）‥‥ ﾐﾆｽﾌﾟｰﾝ 1/2

●作り方

❶ねぎは1㎝幅の小口切りにし、三つ葉は1.5㎝長さに切る。
❷ボールに小麦粉と水を入れて混ぜ、エビと①を加えて混ぜる。
❸揚げ油を170℃に熱し、②をスプーンで1/2量ずつすくって落とし入れる。ときどき返しながらからりと揚げる。
❹器に盛り、抹茶塩を添える。

ブラックタイガーの オリーブオイルマヨネーズいため

オリーブオイルマヨネーズでいためてこくをプラス。

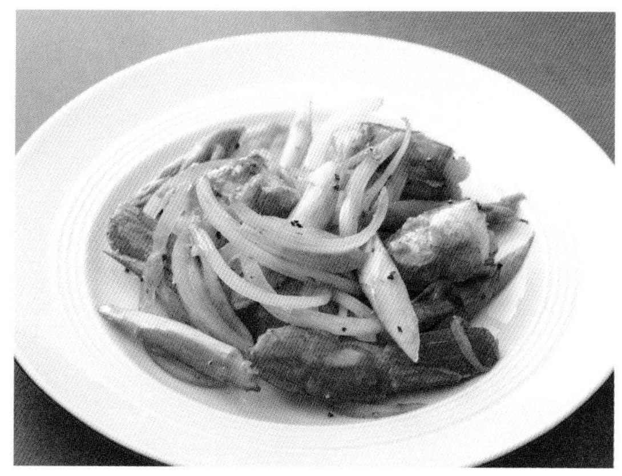

塩分	たんぱく質	カリウム	リン	
0.2g	8.2g	184mg	107mg	脂質 5.7g 炭水化物 3.3g エネルギー 103kcal

●材料（1人分）

ブラックタイガー（無頭殻つき）…………40g
酒……………… 小さじ1
玉ねぎ………………20g
グリーンアスパラガス……………………20g
にんにく…………1/4かけ
オリーブオイルマヨネーズ（36ページ）…… 大さじ1/2
こしょう………… 少量

●作り方

❶ブラックタイガーは殻ごと食べやすい大きさに切り、酒をふる。
❷玉ねぎは薄切りにし、アスパラガスは3～4㎝長さの乱切りにする。
❸にんにくはみじん切りにする。
❹フライパンにオリーブオイルマヨネーズと③、①を入れて火にかけ、いためる。
❺エビの色がかわったら②を加えていため、こしょうをふる。

イカのリング揚げ

レモン汁をギュッと搾りかけて。

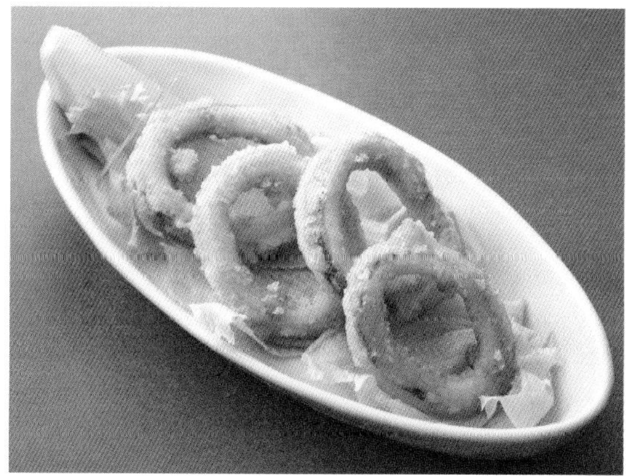

塩分	たんぱく質	カリウム	リン	
0.5g	7.6g	211mg	115mg	脂質 4.4g 炭水化物 9.1g エネルギー 110kcal

●材料（1人分）

イカの胴…………40g
a しょうゆ… 小さじ1/3
　酒………… 小さじ1/2
　しょうが汁……少量
かたくり粉……… 大さじ1
揚げ油
レタス………………30g
にんじん……………5g
レモンのくし形切り……………… 1/8切れ

●作り方

❶イカは輪切りにし、aをふり混ぜて下味をつけ、かたくり粉をまぶす。
❷揚げ油を170℃に熱し、①をからりと揚げる。
❸レタスは食べやすい大きさにちぎる。にんじんはせん切りにする。
❹器にレタスを敷き、にんじんを散らす。その上に②を盛り、レモンを添える。

豆腐（絹ごし・もめん）

良質の植物性たんぱく質を含み、水分が多いのでボリューム感が楽しめます。調味して時間がたつと水が出るので、調味は食卓でつけて食べるか、あんかけにするなど、食べる直前にしましょう。

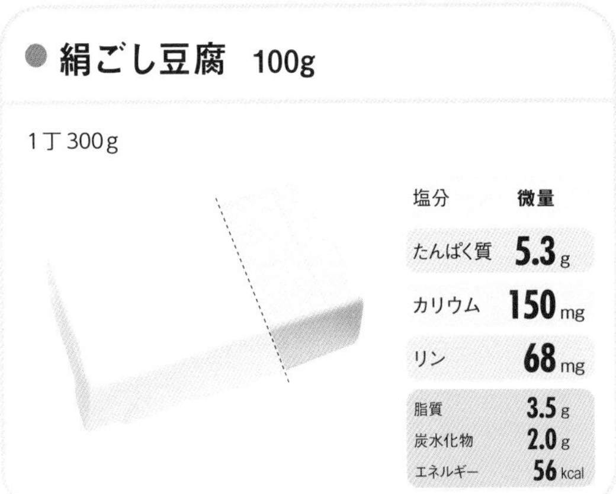

● 絹ごし豆腐　100g

1丁300g

塩分	微量
たんぱく質	5.3g
カリウム	150mg
リン	68mg
脂質	3.5g
炭水化物	2.0g
エネルギー	56kcal

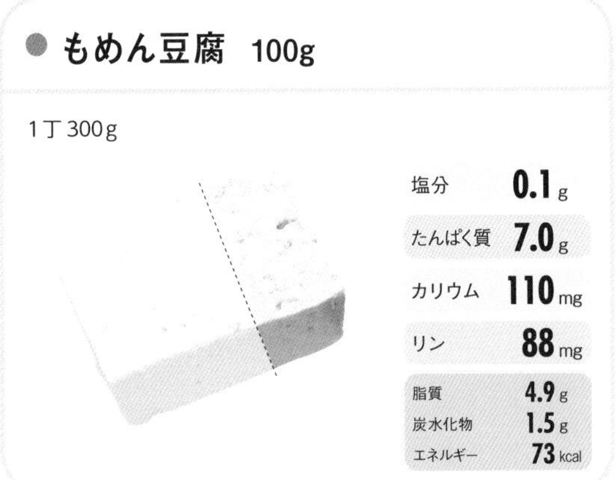

● もめん豆腐　100g

1丁300g

塩分	0.1g
たんぱく質	7.0g
カリウム	110mg
リン	88mg
脂質	4.9g
炭水化物	1.5g
エネルギー	73kcal

具だくさん冷ややっこ

豆腐は切らずにちぎると、調味料がよくからみます。

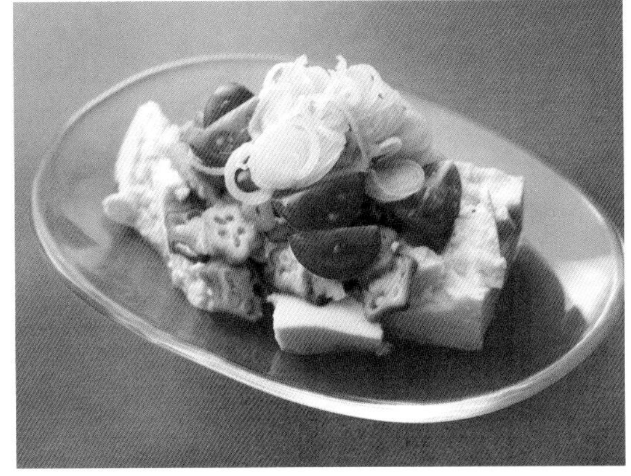

塩分	たんぱく質	カリウム	リン	脂質	炭水化物	エネルギー
0.2g	5.8g	296mg	104mg	3.1g	6.0g	73kcal

●材料（1人分）

絹ごし豆腐……….100g
オクラ……………2本
ねぎ………………10g
ミニトマト…………2個
しょうが…………1/4かけ
だしじょうゆ（28ページ）
……………………小さじ1

●作り方

❶豆腐は食べやすい大きさにちぎる。
❷オクラは熱湯でさっとゆでて水にとり、水けをきる。小口切りにする。
❸ねぎは小口切りにし、ミニトマトはへたを除いて4つ割りにする。
❹しょうがはすりおろし、だしじょうゆと合わせる。
❺器に①を盛り、②と③をのせて④をかける。

豆腐ステーキ　おろしドレッシング

豆腐は表面をカリッと焼いて香ばしさを味わいます。

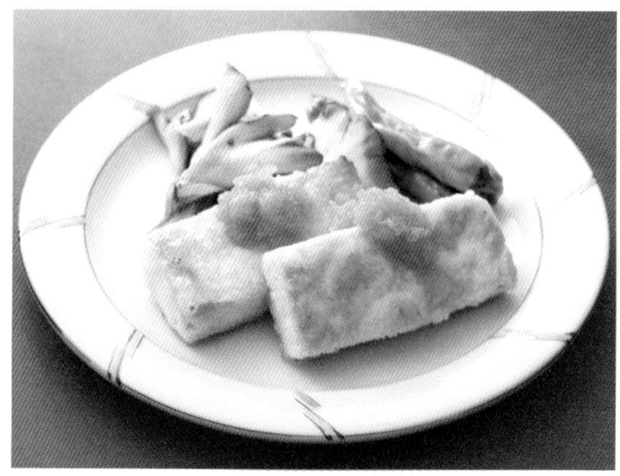

塩分	たんぱく質	カリウム	リン	脂質	炭水化物	エネルギー
0.3g	7.5g	261mg	134mg	8.4g	7.7g	134kcal

●材料（1人分）

| もめん豆腐……100g
| かたくり粉…大さじ1/2
まいたけ……………30g
ししとうがらし……2本
サラダ油…………小さじ1
おろしドレッシング
（38ページ）…………大さじ1/2

●作り方

❶豆腐はキッチンペーパーに包み、電子レンジ（600W）で1分加熱して水きりをする。1㎝厚さに切り、水けをふきとり、かたくり粉をまぶす。
❷まいたけは石づきを除いてほぐす。
❸フライパンにサラダ油を熱して①を入れ、両面をこんがりと焼く。フライパンのあいているところに②とししとうを入れて焼く。
❹器に豆腐ステーキを盛り、まいたけとししとうを添える。豆腐におろしドレッシングをかける。

いり豆腐

うすい味つけだからこそ、食材のおいしさがきわ立ちます。

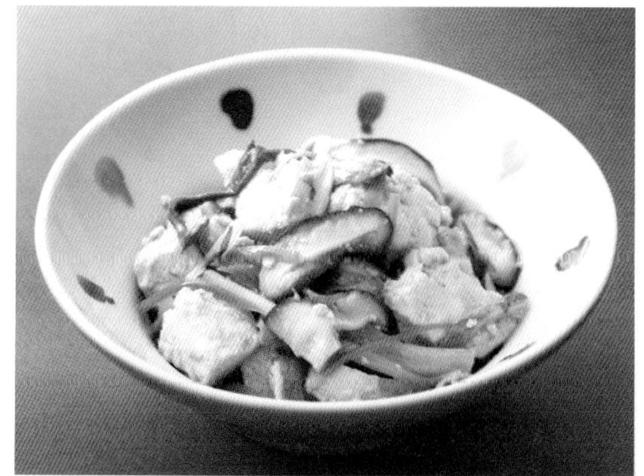

塩分	たんぱく質	カリウム	リン	脂質	炭水化物	エネルギー
0.5g	7.9g	316mg	137mg	10.3g	4.4g	141kcal

●材料（1人分）

もめん豆腐………100g
にんじん………………5g
生しいたけ…………10g
もやし………………30g
にら…………………20g
サラダ油……大さじ1/2
a | だしじょうゆ（28ページ）…………大さじ1/2
| こしょう……少量

●作り方

❶豆腐はキッチンペーパーに包み、電子レンジ（600W）で1分加熱して水きりをする。一口大にちぎる。
❷にらは3㎝長さに切り、生しいたけは石づきを除いて薄切りにし、にんじんはせん切りにする。
❸なべにサラダ油を熱し、豆腐、にんじん、しいたけ、もやし、にらの順に加えてはいためる。
❹全体に油がまわったら、aを加えて調味する。

厚揚げ・油揚げ

大豆の加工品なので良質の植物性たんぱく質を含み、油で揚げてあるので、豆腐にはないこくとうま味があります。油揚げは肉のかわりにも使えます。あんかけにするなど、味つけは表面に集中を。おいしい減塩法です。

● 厚揚げ　70g

1枚（大）200g

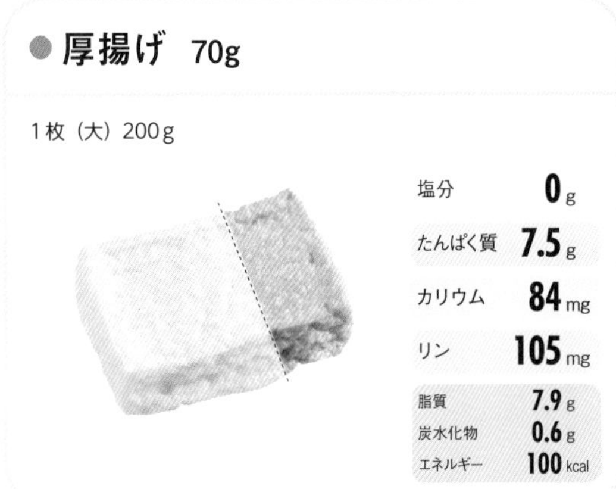

塩分	0 g
たんぱく質	7.5 g
カリウム	84 mg
リン	105 mg
脂質	7.9 g
炭水化物	0.6 g
エネルギー	100 kcal

● 油揚げ　20g

1枚20g（手揚げ風は1枚40g）

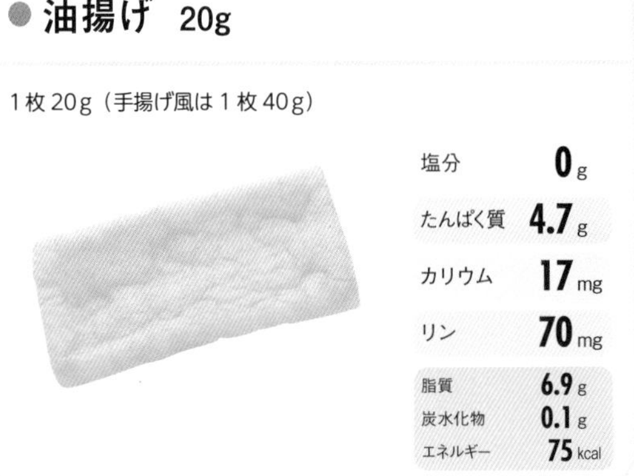

塩分	0 g
たんぱく質	4.7 g
カリウム	17 mg
リン	70 mg
脂質	6.9 g
炭水化物	0.1 g
エネルギー	75 kcal

厚揚げの網焼き　ゆずしょうゆかけ

短時間で作れる、困ったときのもう一品。

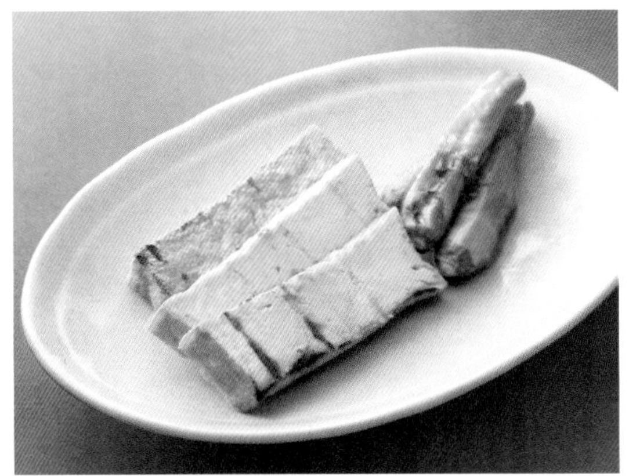

塩分	たんぱく質	カリウム	リン	脂質	炭水化物	エネルギー
0.2 g	7.8 g	130 mg	111 mg	7.9 g	1.4 g	109 kcal

●材料（1人分）

厚揚げ……………………70g
ししとうがらし……3本
ゆずしょうゆ（29ﾍﾟ）
　…………………… 小さじ1

●作り方

❶厚揚げは1cm厚さに切り、熱した焼き網で香ばしく焼く。ししとうがらしもいっしょに焼く。
❷器に盛り合わせ、ゆずしょうゆをかける（ゆずしょうゆは別器に添え、つけて食べるのもよい）。

厚揚げ なめこあんかけ

つるんとしたなめこあんの口あたりがやさしいおかず。

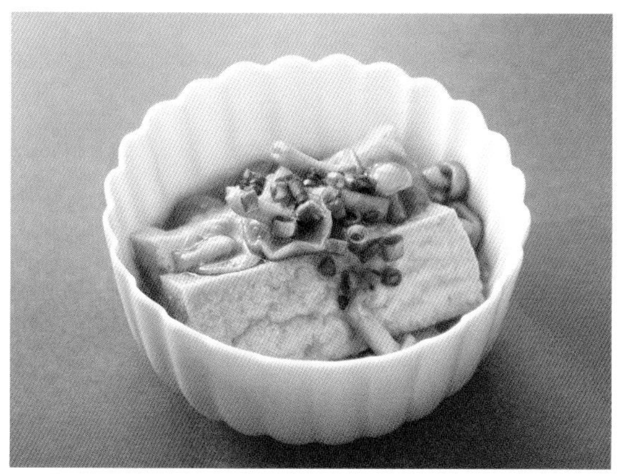

塩分	たんぱく質	カリウム	リン	脂質	炭水化物	エネルギー
0.5g	8.5g	208mg	135mg	8.0g	7.1g	133kcal

●材料（1人分）

厚揚げ……………70g
なめこ……………40g
a ｜精進だし（42ページ）……………大さじ2
　｜しょうゆ…小さじ1/2
　｜みりん………小さじ1
　｜かたくり粉…小さじ1/2
　｜水……………小さじ1
小ねぎ……………5g

●作り方

❶厚揚げは2つに切り、熱湯でゆでて温め、湯をきる。
❷小ねぎは小口切りにする。
❸なべにaを入れて火にかけ、煮立ったらなめこを加えて煮る。なめこに火が通ったら水どきかたくり粉を加えてとろみをつける。
❹器に①を盛り、③のなめこあんをかけて②を散らす。
・あれば、ゆずの皮のせん切り少量をのせるのもよい。

油揚げのねぎえのきロール

開いた油揚げに、小ねぎとえのきたけを巻いて焼きます。

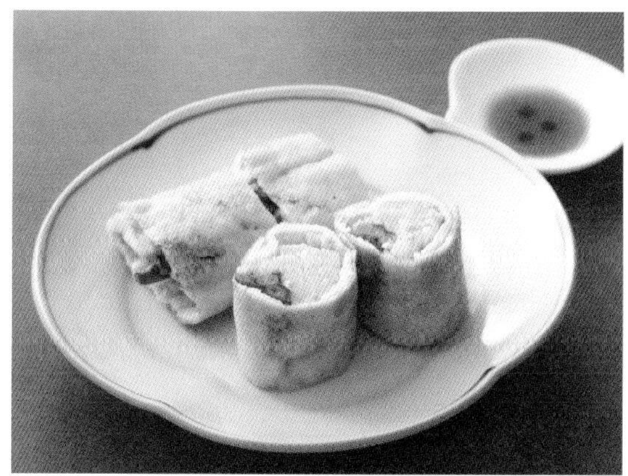

塩分	たんぱく質	カリウム	リン	脂質	炭水化物	エネルギー
0.2g	5.9g	174mg	110mg	11.0g	3.3g	130kcal

●材料（1人分）

油揚げ……………20g
えのきたけ…………30g
小ねぎ……………15g
サラダ油………小さじ1/2
ごま油…………小さじ1/2
ポン酢しょうゆ（28ページ）……………小さじ1

●作り方

❶えのきたけは石づきを除き、ほぐす。
❷油揚げは3辺を切って1枚に開き、①と小ねぎを横に並べて端からくるくると巻く。
❸フライパンにサラダ油とごま油を入れて熱し、②を巻き終わりを下にして入れ、ころがして全体を焼く。
❹食べやすい大きさに切って器に盛り、ポン酢しょうゆを添える。

卵

ビタミンCと食物繊維以外の栄養素を含みます。50gあたりのたんぱく質は6.2gで、魚や肉の2/3。カリウムは1/2程度なので、1日1個をめどにとるとよいでしょう。鉄も補えます。

● 卵　50g

1個65g（正味重量55g）

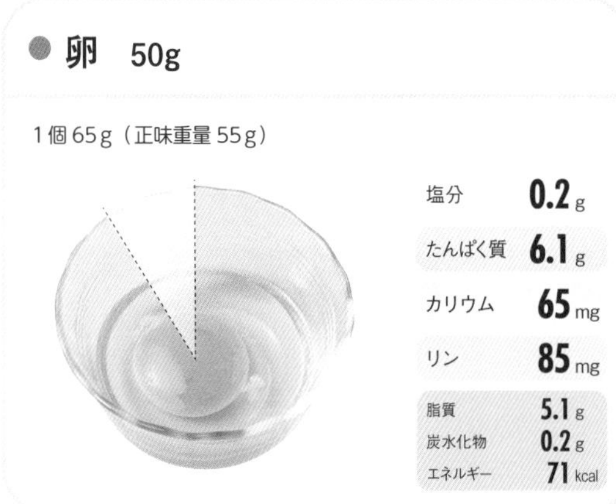

項目	値
塩分	0.2 g
たんぱく質	6.1 g
カリウム	65 mg
リン	85 mg
脂質	5.1 g
炭水化物	0.2 g
エネルギー	71 kcal

参考　鶏卵に比べてエネルギー、カリウム、リンが多い。

● うずらの卵　50g

1個12g（正味重量10g）

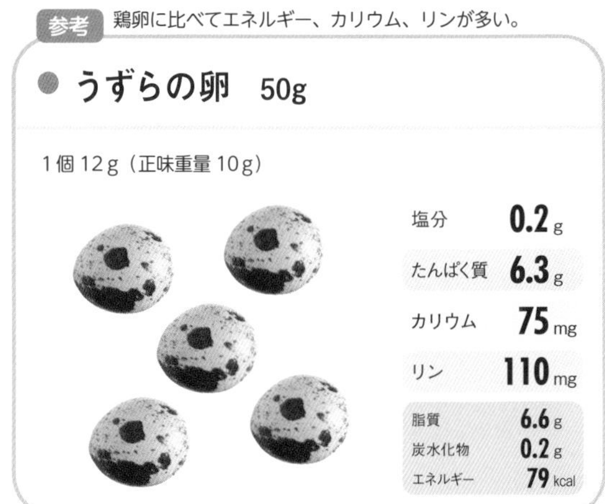

項目	値
塩分	0.2 g
たんぱく質	6.3 g
カリウム	75 mg
リン	110 mg
脂質	6.6 g
炭水化物	0.2 g
エネルギー	79 kcal

ごぼうと三つ葉の卵とじ

ごぼうで食べごたえ充分。

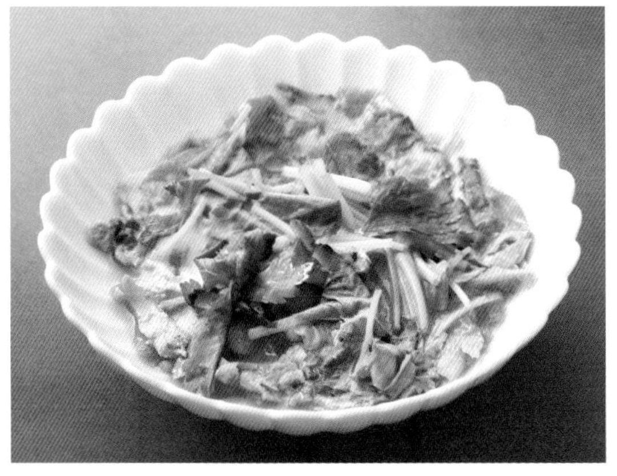

塩分	たんぱく質	カリウム	リン	脂質	炭水化物	エネルギー
0.5g	7.0g	252mg	118mg	5.2g	8.3g	114kcal

●材料（1人分）

- 卵……………………50g
- ごぼう………………30g
- にんじん……………5g
- 糸三つ葉……………10g
- a
  - 精進だし（42ページ）……………大さじ3
  - しょうゆ……ミニスプーン2
  - みりん………小さじ1

●作り方

❶ごぼうはたわしでこすって皮をこそげ除き、笹がきにする。酢水にさらし、ざるにあげて水けをきる。
❷にんじんはせん切りに、三つ葉は3㎝長さに切る。
❸なべにaを入れて火にかけ、煮立ったらごぼうとにんじんを入れて煮る。
❹ごぼうがやわらかくなったら、割りほぐした卵をまわし入れ、火を弱めてふたをする。
❺卵が好みのかたさになったら三つ葉を散らす。

のり入り卵焼き

定番のたまご焼きをのりと小ねぎで香味豊かに。

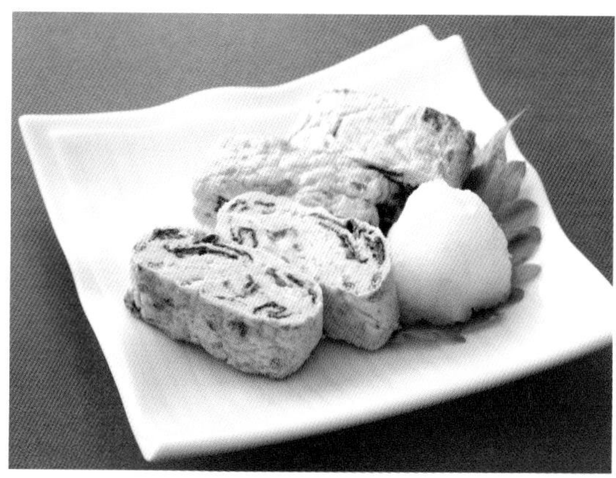

塩分	たんぱく質	カリウム	リン	脂質	炭水化物	エネルギー
0.3g	7.0g	240mg	109mg	9.3g	6.3g	143kcal

●材料（1人分）

卵……………………50g
a
　精進だし（42ページ）大さじ1
　酒…………… 小さじ1
　砂糖………… 小さじ1
　塩……… 少量（0.1g）
焼きのり …… 全型1/4枚
小ねぎ………………10g
サラダ油………… 小さじ1
おろし大根…………50g
青じそ………………1枚

●作り方

❶のりはちぎり、小ねぎは小口切りにする。
❷ボールに卵を割りほぐし、aと①を加え混ぜる。
❸フライパンに半量の油を熱して②の半量を流し入れる。半熟状になったら大きく混ぜて端に寄せ、残りの油を引いて残りの②を流す。最初の卵焼きを芯にして巻き、棒状にまとめて焼き色をつける。
❹アルミ箔を広げて③をのせ、きっちり包んで棒状に形を整える。あら熱がとれたらアルミ箔をはずし、1.5㎝幅に切る。
❺器に青じそを敷き、④を盛っておろし大根を添える。

トマトとブロッコリーの
スクランブルエッグ

卵とトマトは好相性。トマトの塩けで減塩に。

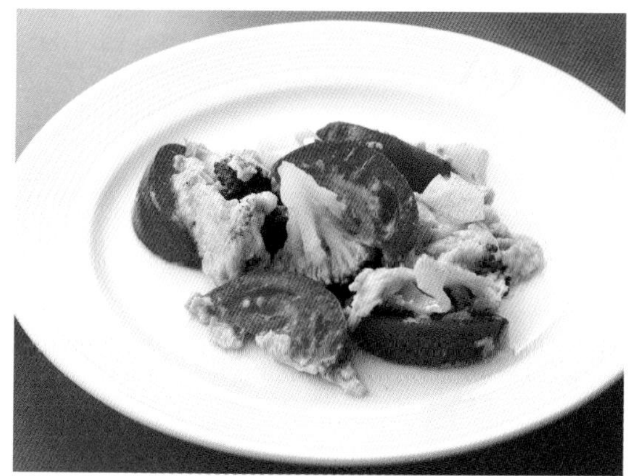

塩分	たんぱく質	カリウム	リン	脂質	炭水化物	エネルギー
0.3g	8.2g	314mg	139mg	11.4g	4.6g	153kcal

●材料（1人分）

卵……………………50g
トマト………………50g
ブロッコリー………40g
オリーブ油…… 大さじ1/2
塩……………少量（0.1g）
こしょう………… 少量

●作り方

❶トマトはくし形切りにする。ブロッコリーは小房に分け、熱湯でゆでる。
❷フライパンにオリーブ油を熱して①をいため、塩とこしょうを加えて調味する。
❸卵を割りほぐして加え、箸で大きく混ぜて半熟状に仕上げる。

卵の甘酢あんかけ

とろりとした甘酢あんは、卵にも野菜にもよくからみます。

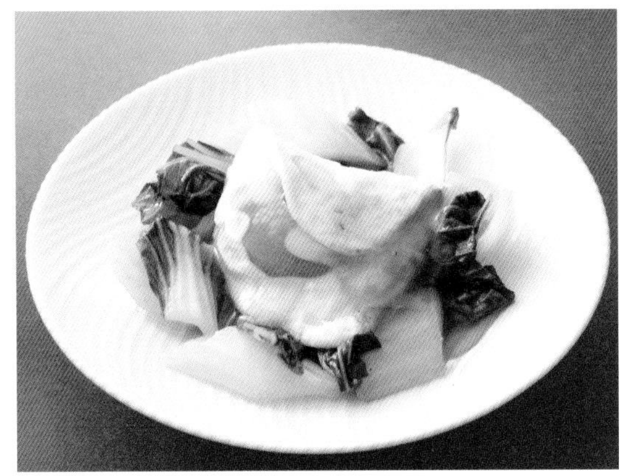

塩分	たんぱく質	カリウム	リン	脂質	炭水化物	エネルギー
0.5g	6.5g	211mg	106mg	9.2g	5.6g	135kcal

●材料（1人分）

卵……………………50g
青梗菜………………50g
サラダ油………… 小さじ1

a
精進だし（42ページ）…………… 大さじ2
しょうゆ…… ミニスプーン1
酢…………… 小さじ1
砂糖………… 小さじ1
塩……… 少量（0.1g）

かたくり粉 … 小さじ1/2
水 ……………… 小さじ1

●作り方

❶青梗菜は一口大の乱切りにする。
❷フライパンにサラダ油を熱して卵を割り入れ、好みのかたさの目玉焼きを作る。あいているところに①を入れ、さっといためる。
❸小なべにaを入れて火にかけ、煮立ったら水どきかたくり粉を加えてとろみをつける。
❹器に青梗菜を敷いて目玉焼きを盛り、③をかける。

もやしとにらの卵いため

手軽に作れて栄養的にも充実。パンにもごはんにも。

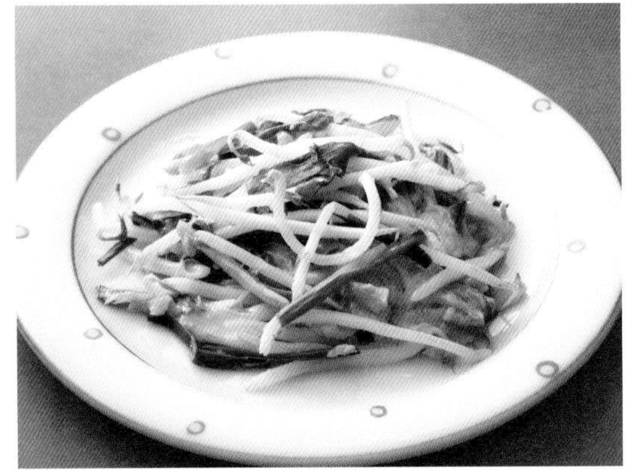

塩分	たんぱく質	カリウム	リン	脂質	炭水化物	エネルギー
0.4g	7.2g	195mg	106mg	11.3g	2.0g	141kcal

●材料（1人分）

卵……………………50g
塩…………… 少量（0.1g）
もやし………………40g
にら …………………20g
サラダ油 ……… 大さじ1/2
塩 ……………… 少量（0.1g）
こしょう ………… 少量

●作り方

❶ボールに卵を割りほぐし、塩を加えて混ぜる。
❷にらは5㎝長さに切る。
❸フライパンにサラダ油を熱してもやしと②をいため、塩とこしょうで調味する。
❹①をまわし入れ、大きくかき混ぜて好みのかたさに火を通す。

抗酸化ビタミンがとれる野菜料理

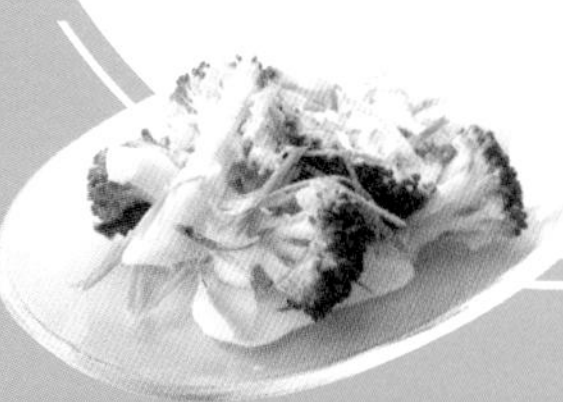

野菜はカリウムを多く含みますが、ゆでる、水にさらすなどの調理法でカリウムを流失させることができます。カリウムが比較的少なく、野菜に含まれる抗酸化ビタミン（β-カロテン、ビタミンC、ビタミンEなど）や機能性成分がとれるおすすめの食材とレシピをご紹介します。

野菜の選び方、とり方

野菜を食べるときに気になるのは、カリウムが多く含まれること。しかし、野菜には「抗酸化ビタミン」が含まれ、健康のためにもしっかり食べたい食材です。抗酸化ビタミンとは細胞の老化やがん化を防ぐ働きがあるとされ、β-カロテン、ビタミンC、ビタミンEがその代表格です。

野菜のカリウム量

野菜100gあたり

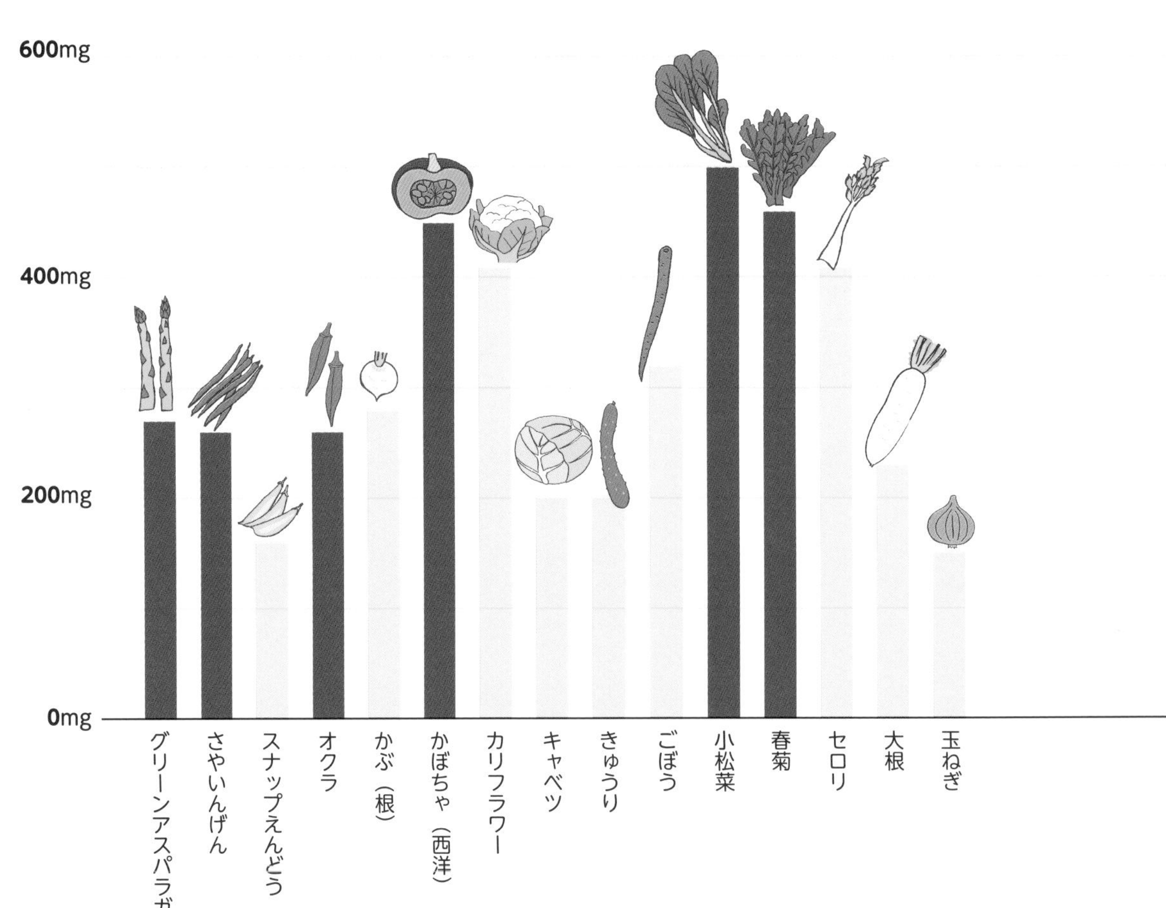

出典：「日本食品標準成分表2020年版（八訂）」（文部科学省）、『腎臓病の食品早わかり』（女子栄養大学出版部）

抗酸化ビタミンを多く含むのはおもに緑黄色野菜です。グラフを見ると、緑黄色野菜はカリウムを多く含む傾向もありますが、調理によって流失させることができます（88ページ）。抗酸化ビタミンがとれて、カリウムが少ない、または調理で流失させることができる野菜を選ぶとよいでしょう。

また、淡色野菜はビタミンC源のものが多く、生で食べられるものは毎日の食事にとり入れやすいなどの利点があるので、食べても安心な量をおいしく食べるようにしてください。

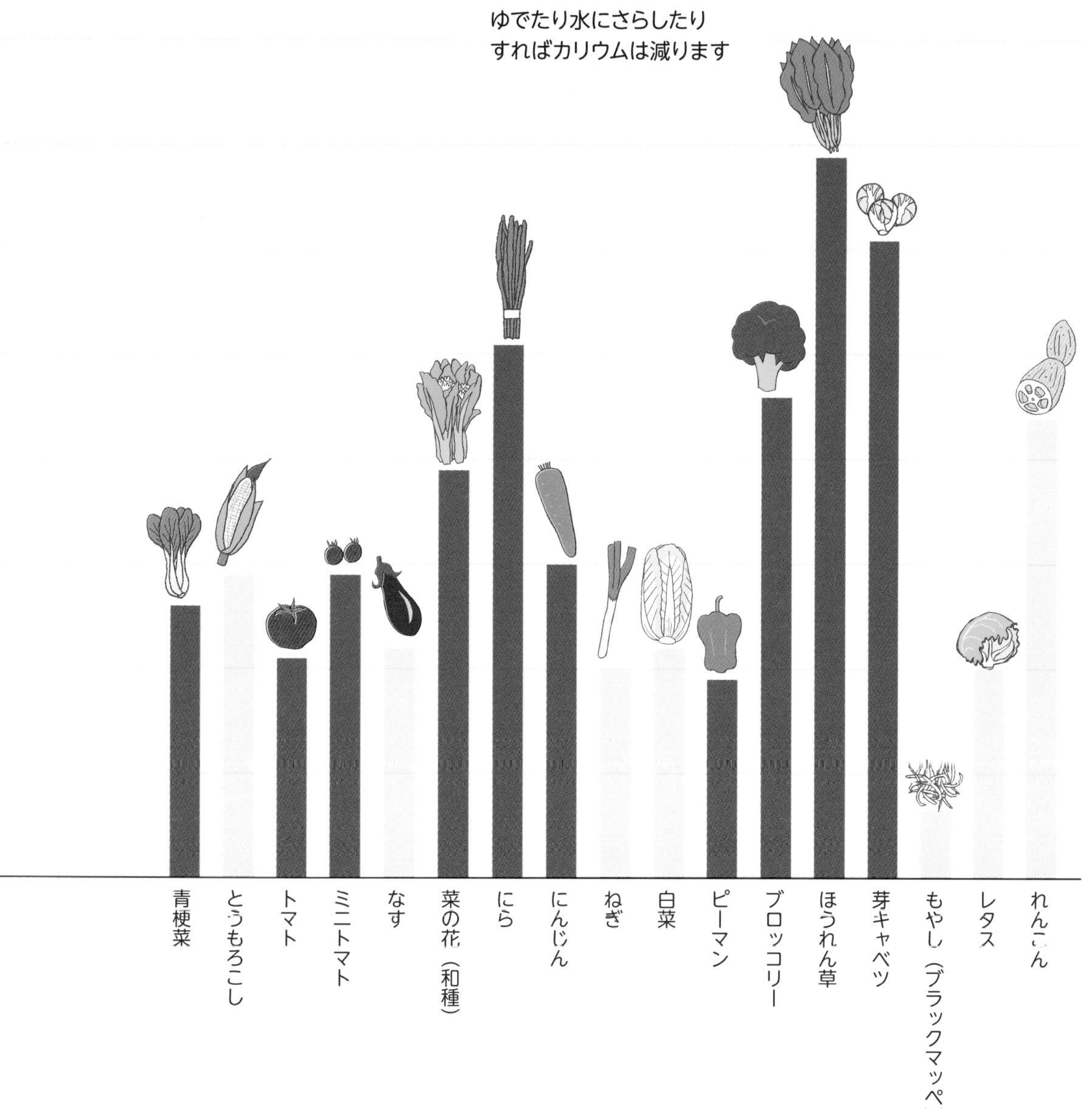

調理後のカリウム量は？

　カリウムは野菜、芋、果物に多く含まれます。カリウムは水溶性で、ゆでる、切って水にさらすなどの調理によって減らすことができます。野菜を細かく切って表面積を大きくすればするほど、水にさらす時間が長ければ長いほど、カリウムは減

ゆで調理後のカリウム残存率

食材名	残存率（%）
もやし（ブラックマッペ）	15
小松菜	25
大豆もやし	27
キャベツ	41
菜の花（和種）	43
モロヘイヤ	45
春菊	46
にら	49
ほうれん草	50
れんこん	50
かぶの葉	51
ブロッコリー	51
カリフラワー	53
白菜	58
ごぼう	60
水菜	64
玉ねぎ	65
青梗菜	68
さやえんどう	78
大根	79
枝豆	80
竹の子	81
なす	82
グリーンアスパラガス	92
かぼちゃ（西洋）	94
さやいんげん	98

カリウムがかなり流出しています

半分くらい流出します

カリウムの流出は少ないのですが、抗酸化ビタミンの一つ、ビタミンEも多く残ります

ゆでる

●大豆もやし

カリウム73%減

●小松菜

カリウム75%減

●ほうれん草

カリウム50%減

●ブロッコリー

カリウム49%減

ります。また、いためる、蒸す、揚げるなどの調理法ではカリウムはあまり減らないので、さっとゆでこぼしてから調理するとよいでしょう。

ただ、水にさらしたり下ゆでしたりすることで、ビタミンなどほかの栄養素も流出したり、調理のひと手間が加わったりします。そこで次ページからのレシピは、腎臓病の人も食べてほしい野菜を選び、適量をおいしく調理することを意識しました。

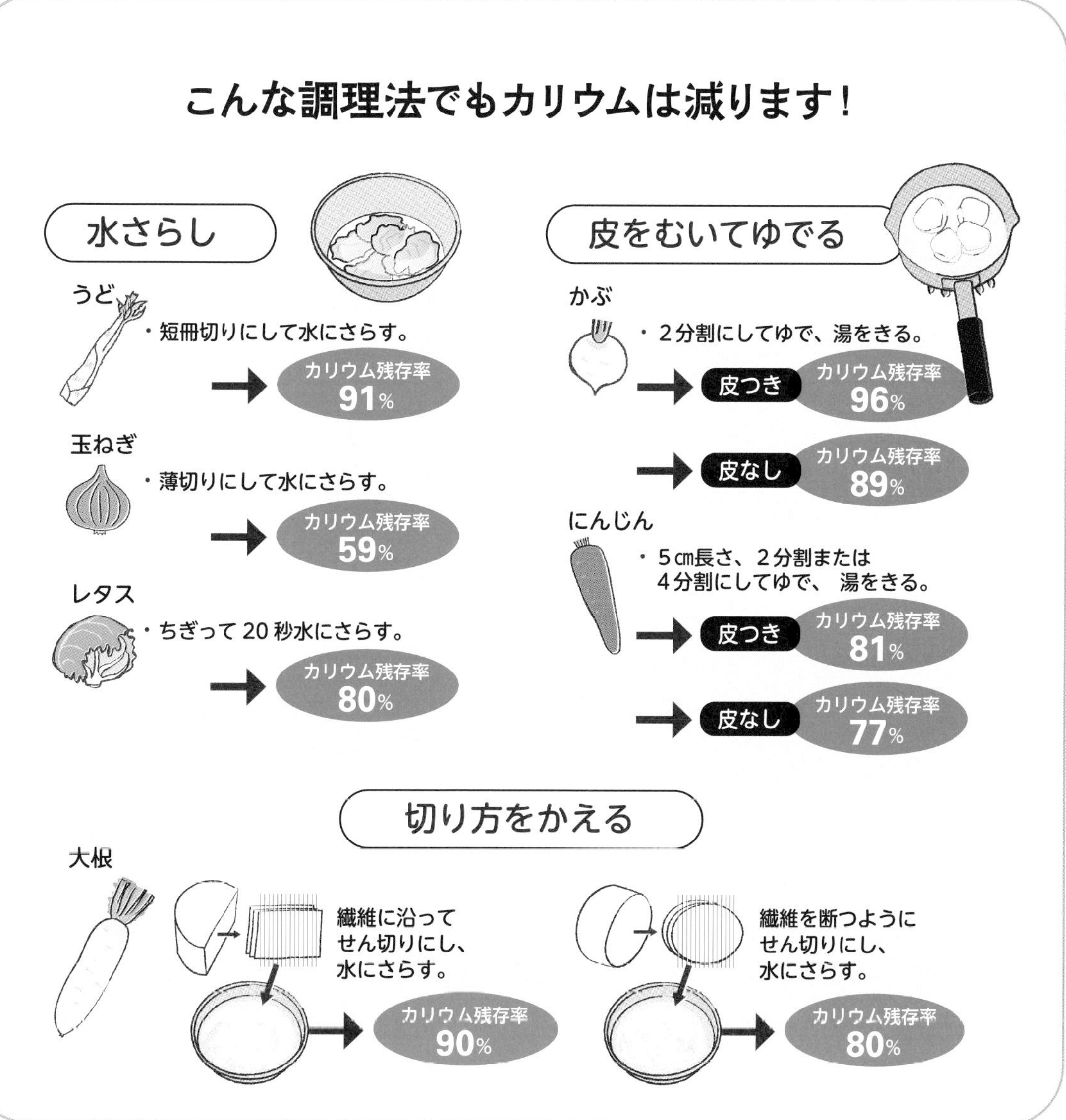

レタスの水さらし、大根のせん切りの水さらしの出典：『女子栄養大学　栄養のなるほど実験室』（女子栄養大学出版部）
それ以外は「日本食品標準成分表 2020 年版（八訂）」（文部科学省）より算出

にんじん

β-カロテンを多く含み、カリウムは野菜の中で少ないほうです。油といっしょに調理すると、β-カロテンの吸収がよくなります。きんときにんじんは赤色が濃いのですが、β-カロテンはにんじんの約60％です。

● にんじん　30g

1本150g（正味重量135g）

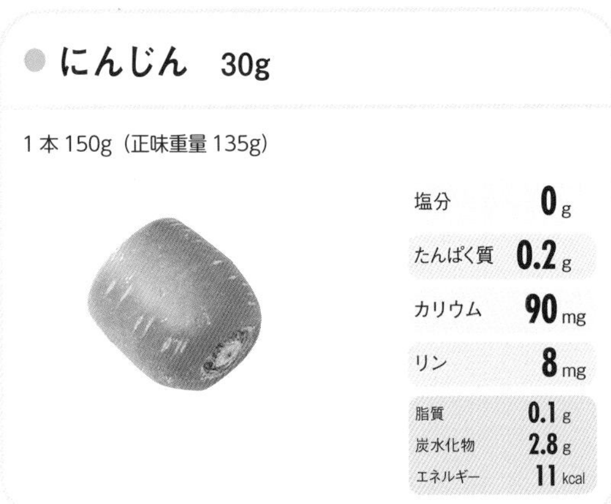

塩分	0 g
たんぱく質	0.2 g
カリウム	90 mg
リン	8 mg
脂質	0.1 g
炭水化物	2.8 g
エネルギー	11 kcal

参考　甘味が強く、やわらか。にんじんに比べてカリウムやリンが多い。

● きんときにんじん　30g

1本200g（正味重量160g）

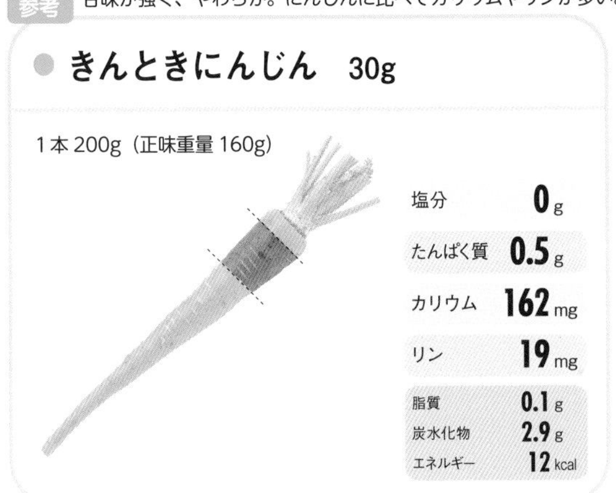

塩分	0 g
たんぱく質	0.5 g
カリウム	162 mg
リン	19 mg
脂質	0.1 g
炭水化物	2.9 g
エネルギー	12 kcal

にんじんと切り干し大根の煮物

多めに作っておくと、常備菜としても役立ちます。

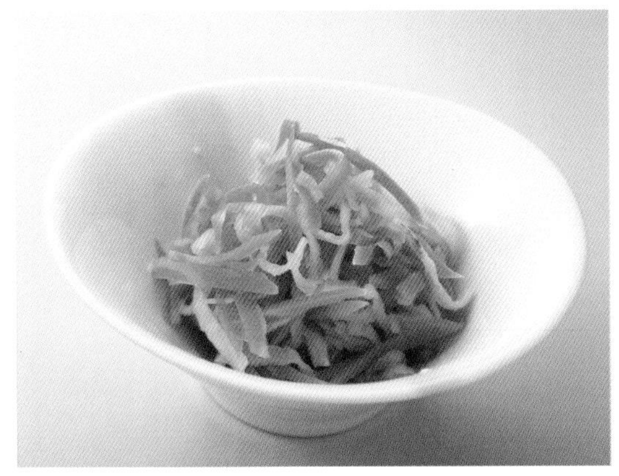

塩分	たんぱく質	カリウム	リン	脂質	炭水化物	エネルギー
0.2 g	0.8 g	282 mg	21 mg	0.1 g	10.3 g	49 kcal

●材料（1人分）

にんじん……………30g
切り干し大根…… 乾5g
a　精進だし（42ページ）
　　…………… 大さじ2
　しょうゆ…… ミニスプーン1
　みりん ….. 大さじ1/2

●作り方

❶にんじんはせん切りにする。
❷切り干し大根は水につけてもどし、水けを絞る。
❸なべにaを入れて火にかける。煮立ったら①と②を加え、にんじんがやわらかくなるまで煮る（途中、煮汁が少なくなったら水または精進だし少量を加える）。

キャロットサラダ

にんじんはさっとゆでてカリウムを減らします。

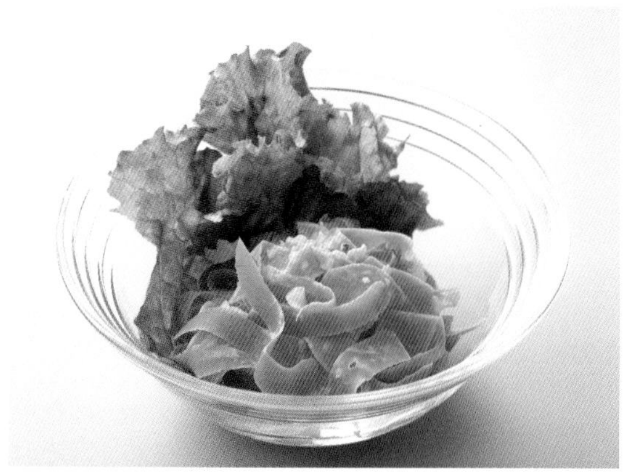

●材料（1人分）
にんじん……………30g
サニーレタス………30g
にんにくマヨネーズ
（37ページ）……… 大さじ1/2

●作り方
❶にんじんはピーラーで縦に薄く削る。熱湯にさっとくぐらせ、ざるにとって湯をきる。
❷サニーレタスは食べやすい大きさにちぎる。
❸ボールににんじんを入れ、にんにくマヨネーズを加えてあえる。
❹器にサニーレタスを敷き、③を盛る。

塩分	たんぱく質	カリウム	リン	脂質	炭水化物	エネルギー
0.1g	1.0g	241mg	28mg	2.0g	5.1g	41kcal

にんじんのステーキ風

ぴりっと辛い豆板醤みそが味のアクセント。

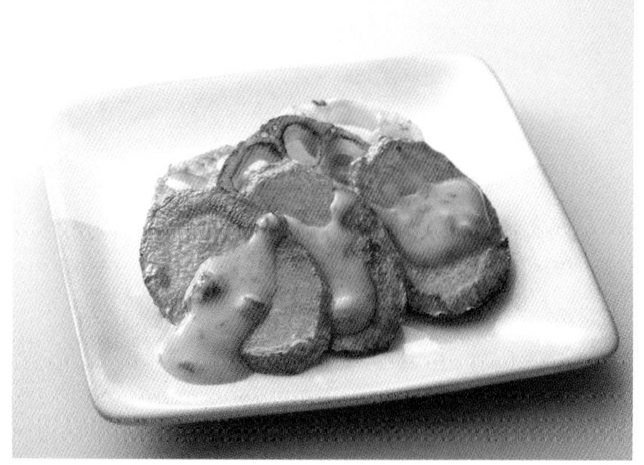

●材料（1人分）
にんじん……………30g
れんこん……………20g
サラダ油………… 小さじ1
豆板醤みそ（31ページ）‥ 小さじ1

●作り方
❶にんじんは斜め輪切りにする。
❷れんこんは2～3㎜厚さの輪切りにし、酢水にさらしてアクを除き、ざるにあげて水けをきる。
❸フライパンにサラダ油を熱し、①と②を入れて焼き色がつくまで両面を焼く。
❹器に③を盛り合わせ、豆板醤みそをかける。

塩分	たんぱく質	カリウム	リン	脂質	炭水化物	エネルギー
0.4g	0.9g	190mg	27mg	4.2g	7.0g	69kcal

ブロッコリー

ビタミンCの含有量はトップクラスです。ビタミンEやβ-カロテンも豊富。加熱しすぎるとビタミンCがこわれるので、手早く調理を。ブロッコリースプラウトはβ-カロテンを２倍近く含みますが、量はとれません。

● ブロッコリー　70g

1株250g（正味重量160g）

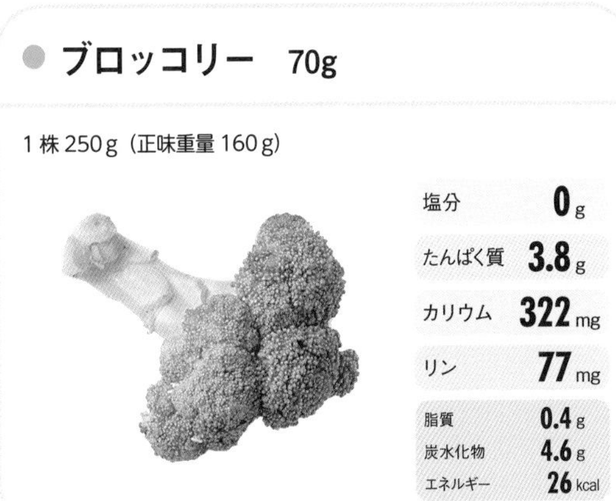

塩分	0 g
たんぱく質	3.8 g
カリウム	322 mg
リン	77 mg
脂質	0.4 g
炭水化物	4.6 g
エネルギー	26 kcal

参考　ブロッコリーと同系統だが、こちらは淡色野菜。

● カリフラワー　70g

1個600g（正味重量300g）

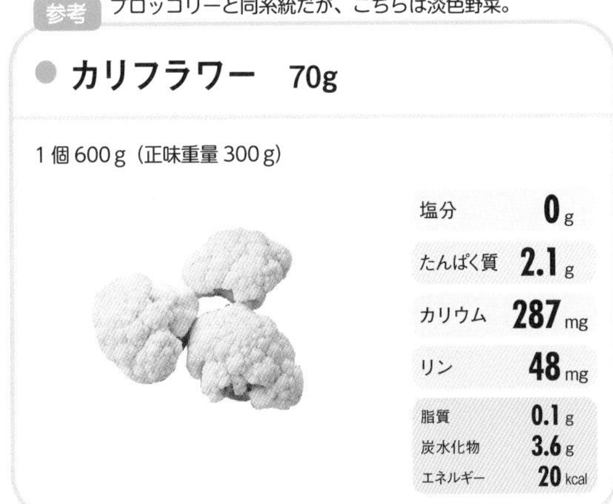

塩分	0 g
たんぱく質	2.1 g
カリウム	287 mg
リン	48 mg
脂質	0.1 g
炭水化物	3.6 g
エネルギー	20 kcal

ブロッコリーの素揚げ

素揚げのこくが加わり、粉チーズの塩けで充分おいしい。

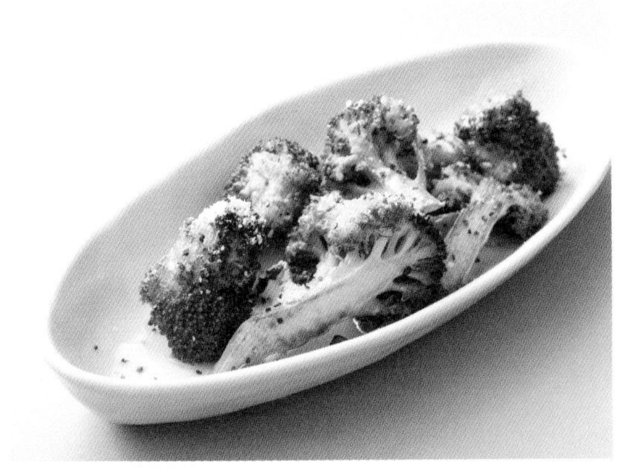

●材料（１人分）

ブロッコリー………70g
揚げ油
粉チーズ……… 小さじ1/2
こしょう…………… 少量

●作り方

❶ブロッコリーは小房に分ける。
❷揚げ油を170℃に熱し、①を素揚げにする。
❸器に盛り、粉チーズとこしょうをふる。

塩分	たんぱく質	カリウム	リン	脂質	炭水化物	エネルギー
0.1 g	3.5 g	255 mg	71 mg	4.2 g	3.7 g	60 kcal

ブロッコリーの ヨーグルトマヨネーズかけ

ブロッコリーは下ゆでするとカリウムが減らせます。

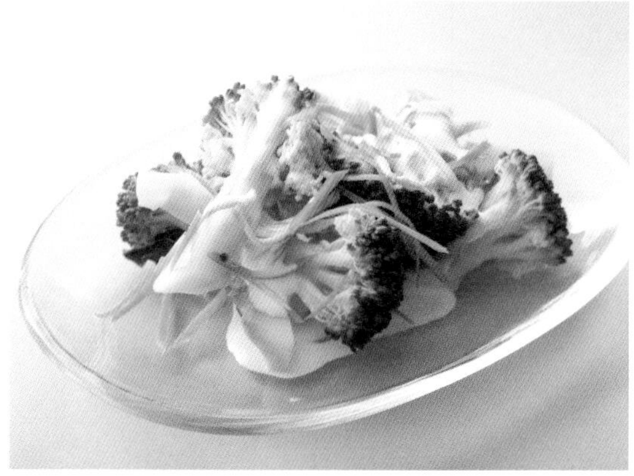

●材料（1人分）
ブロッコリー………70g
にんじん……………5g
ヨーグルトマヨネーズ
（36ﾍﾟｰｼﾞ）………… 小さじ1

●作り方
❶ブロッコリーは小房に分ける。熱湯でさっとゆでてざるにあげ、湯をきる。
❷にんじんはせん切りにする。ラップに包み、電子レンジ（600W）で30秒加熱する。
❸器に①を盛って②を散らし、ヨーグルトマヨネーズをかける。

塩分	たんぱく質	カリウム	リン	脂質	炭水化物	エネルギー
0.1g	3.2g	271mg	67mg	1.4g	4.2g	35kcal

ブロッコリーのにんにくいため

もう一品ほしいときにうれしい、簡単いため物。

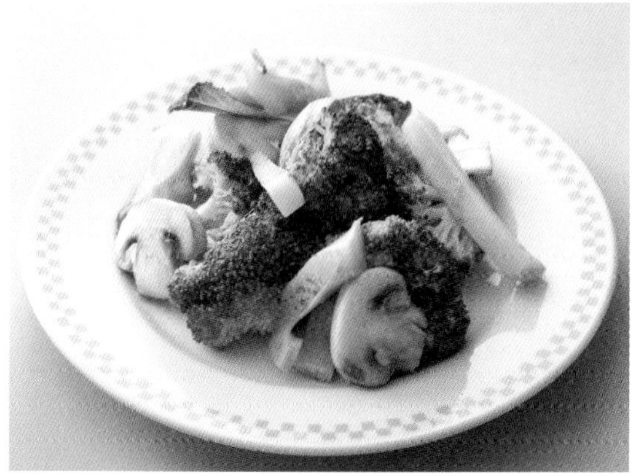

●材料（1人分）
ブロッコリー………70g
マッシュルーム……2個
オリーブ油……… 小さじ1
にんにく…………1/2かけ
塩……………少量(0.2g)

●作り方
❶ブロッコリーは小房に分ける。熱湯でさっとゆでてざるにあげ、湯をきる。
❷マッシュルームは縦3等分に切る。
❸にんにくはみじん切りにする。
❹フライパンにオリーブ油と③を入れて弱火にかけ、香りが立ったら①と②を加えて火を強め、いためる。塩で調味する。

塩分	たんぱく質	カリウム	リン	脂質	炭水化物	エネルギー
0.2g	3.6g	321mg	82mg	4.4g	4.7g	65kcal

青菜（青梗菜・小松菜・ほうれん草）

青菜はβ-カロテン、ビタミンC、鉄、カルシウムを豊富に含みます。小松菜やほうれん草、菜の花はカリウムを多く含みますが、ゆでて水にさらすと50％以上減ります。青梗菜のカリウムは、野菜の中では少ないほうです。

青梗菜　60g

1株100g（正味重量85g）

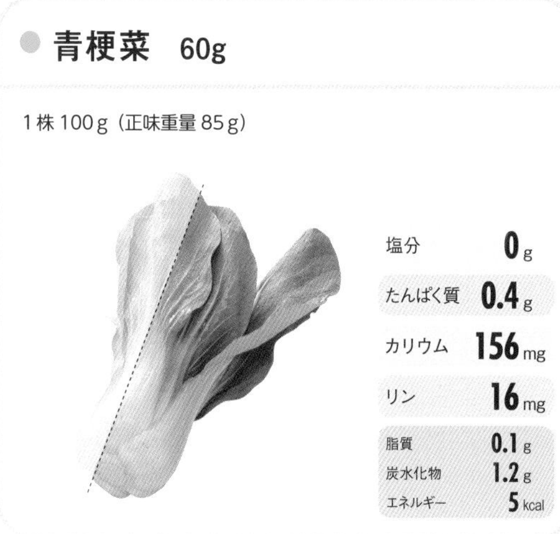

項目	量
塩分	0g
たんぱく質	0.4g
カリウム	156mg
リン	16mg
脂質	0.1g
炭水化物	1.2g
エネルギー	5kcal

小松菜　60g

1株40g（正味重量35g）

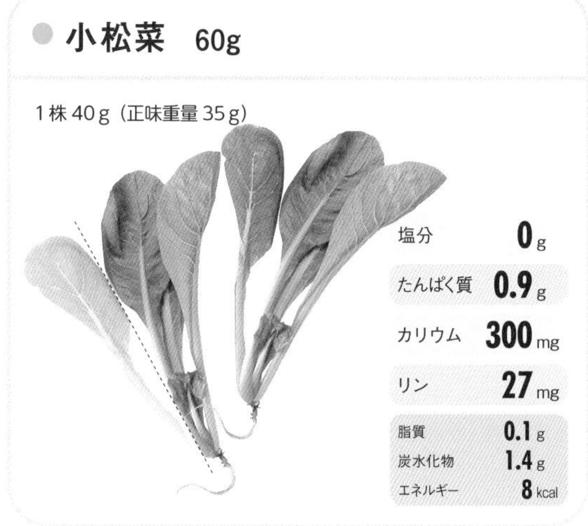

項目	量
塩分	0g
たんぱく質	0.9g
カリウム	300mg
リン	27mg
脂質	0.1g
炭水化物	1.4g
エネルギー	8kcal

ほうれん草　60g

1株20g（正味重量18g）

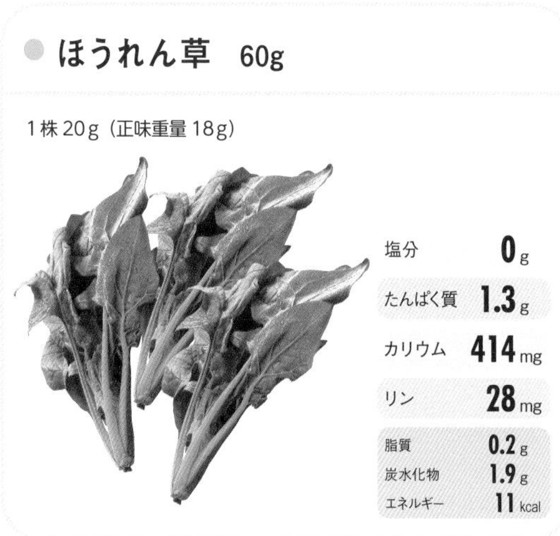

項目	量
塩分	0g
たんぱく質	1.3g
カリウム	414mg
リン	28mg
脂質	0.2g
炭水化物	1.9g
エネルギー	11kcal

参考　青菜の中ではたんぱく質が多い。ビタミンCも豊富。

菜の花　60g

1茎20g

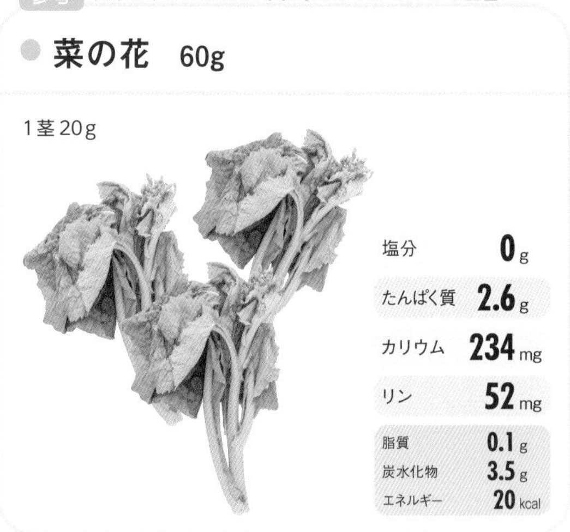

項目	量
塩分	0g
たんぱく質	2.6g
カリウム	234mg
リン	52mg
脂質	0.1g
炭水化物	3.5g
エネルギー	20kcal

青梗菜のにんにくいため

しゃきっといためて青梗菜の歯ごたえを楽しみます。

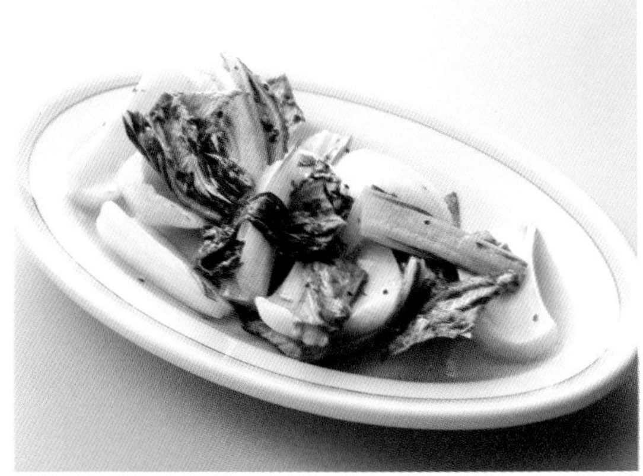

塩分	たんぱく質	カリウム	リン	脂質	炭水化物	エネルギー
0.2g	0.5g	170mg	20mg	4.1g	2.0g	46kcal

●材料（1人分）

青梗菜……………60g
サラダ油……… 小さじ1/2
ごま油………… 小さじ1/2
にんにく…………1/2かけ
塩…………… 少量(0.2g)
こしょう…………… 少量

●作り方

❶青梗菜は3㎝長さに切る。根元の部分は4～6つ割りにし、つけ根のかたい部分を斜めに切り落としてばらばらにする。
❷にんにくはみじん切りにする。
❸フライパンにサラダ油とごま油と②を入れて弱火にかけ、香りが立ったら①を加えて火を強め、手早くいためる。
❹塩とこしょうで調味する。

青梗菜のクリーム煮

煮汁はかたくり粉でとじて青梗菜にからめます。

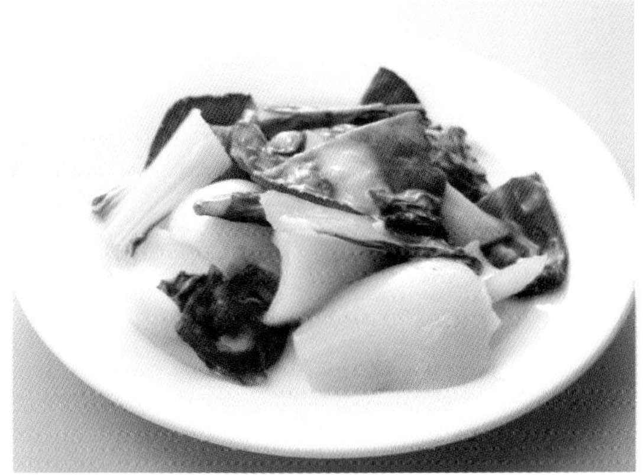

塩分	たんぱく質	カリウム	リン	脂質	炭水化物	エネルギー
0.3g	0.9g	191mg	31mg	0.6g	4.0g	28kcal

●材料（1人分）

青梗菜……………60g
生きくらげ…………1枚
a｜精進だし（42ページ）……………大さじ2
｜牛乳…………大さじ1
｜酒……………小さじ1
｜砂糖…………ミニスプーン1
｜塩………少量(0.2g)
｜かたくり粉…小さじ1/2
｜水………………小さじ1

●作り方

❶青梗菜は3㎝長さに切る。根元の部分は4つ割りにし、つけ根のかたい部分を斜めに切り落としてばらばらにする。
❷きくらげは食べやすい大きさに切る。
❸なべにaを入れて火にかけ、煮立ったら①と②を加える。青梗菜がしんなりとなったら水どきかたくり粉を加え、とろみがつくまで加熱する。

小松菜のからしあえ

食感の違う青菜ときのこを組み合わせて。

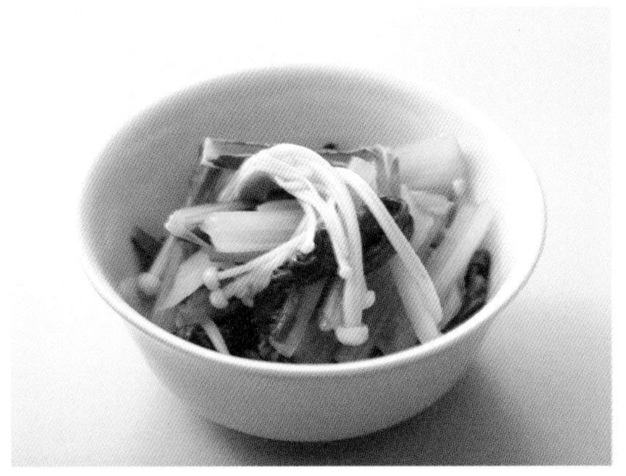

●材料（1人分）
小松菜……………………60g
えのきたけ……………10g
からしじょうゆ（29ページ）
……………………小さじ1/2

●作り方
❶小松菜は熱湯でゆでて水にとり、水けを絞る。3㎝長さに切る。
❷えのきたけは石づきを切り落とし、ほぐす。熱湯でさっとゆで、ざるにあげて湯をきり、さます。
❸ボールに①と②を入れ、からしじょうゆを加えてあえる。

塩分	たんぱく質	カリウム	リン	脂質	炭水化物	エネルギー
0.1g	1.2g	338mg※	39mg	0.2g	2.3g	11kcal

※小松菜 生で算出。ゆでて水にさらすと75%減。

小松菜のごま油マヨネーズ

小松菜ともやしは、さっとゆでてカリウムを減らします。

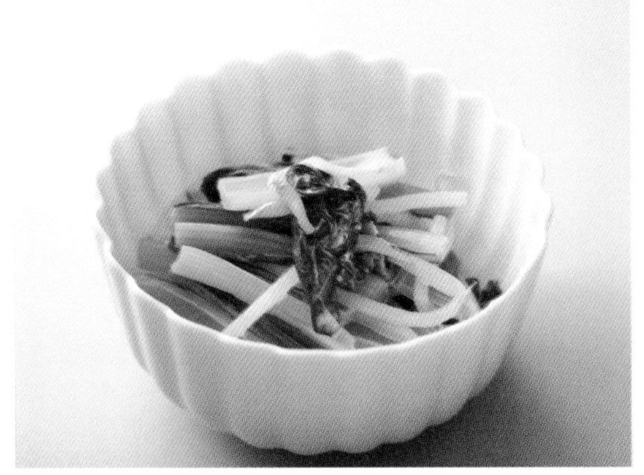

●材料（1人分）
小松菜……………………60g
もやし……………………15g
ごま油マヨネーズ（37ページ）
……………………小さじ1

●作り方
❶小松菜は熱湯でゆでて水にとり、水けを絞る。3㎝長さに切る。
❷もやしは熱湯でさっとゆでる。ざるにあげ、水をかけてさます。
❸ボールに①と②を入れ、ごま油マヨネーズを加えてあえる。

塩分	たんぱく質	カリウム	リン	脂質	炭水化物	エネルギー
0.1g	1.2g	311mg※	33mg	2.6g	2.0g	34kcal

※小松菜 生で算出。ゆでて水にさらすと75%減。

ほうれん草とかぼちゃのくるみみそあえ

緑黄色野菜のコンビ。こくのあるくるみみそであえて。

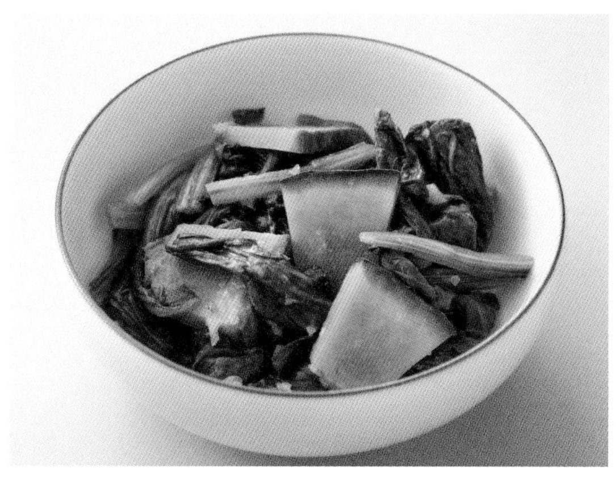

塩分	たんぱく質	カリウム	リン	脂質	炭水化物	エネルギー
0.3g	2.1g	469mg※	41mg	1.4g	6.5g	43kcal

※ほうれん草 生で算出。ゆでて水にさらすと50%減。

●材料（1人分）

ほうれん草…………60g
かぼちゃ……皮つき20g
くるみみそ（30ページ）‥小さじ1

●作り方

❶ほうれん草は熱湯でゆでて水にとり、水けを絞る。3㎝長さに切る。
❷かぼちゃは5～6㎜厚さに切り、耐熱皿に並べてラップをかけ、電子レンジ（600W）で2分加熱する。
❸ボールに①と②を入れ、くるみみそを加えてあえる。

ほうれん草とのりのゆずしょうゆあえ

のりの風味とゆずの酸味で減塩のもの足りなさはなし。

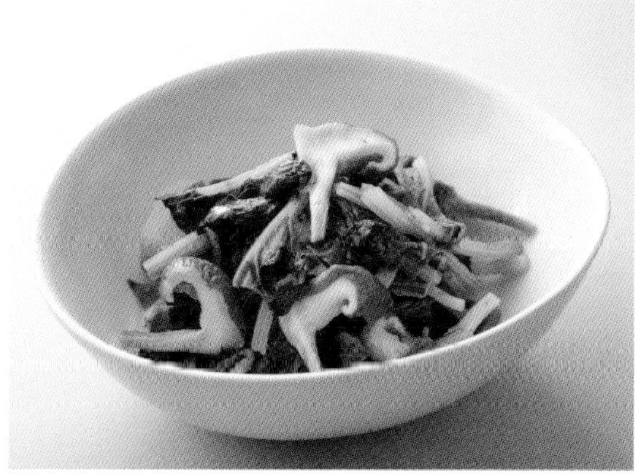

塩分	たんぱく質	カリウム	リン	脂質	炭水化物	エネルギー
0.1g	1.8g	454mg※	40mg	0.3g	2.7g	15kcal

※ほうれん草 生で算出。ゆでて水にさらすと50%減。

●材料（1人分）

ほうれん草…………60g
生しいたけ…………10g
焼きのり‥‥全型1/8枚
ゆずしょうゆ（29ページ）
………………小さじ1/2

●作り方

❶ほうれん草は熱湯でゆでて水にとり、水けを絞る。3㎝長さに切る。
❷しいたけは石づきを除いて縦半分に切り、切り口を下にして置き、薄切りにする。熱湯でさっとゆで、湯をきってさめるまでおく。
❸のりは食べやすい大きさにちぎる。
❹ボールに①、②、③を入れ、ゆずしょうゆを加えてあえる。

キャベツ

ビタミンCを多く含み、カリウムは少なめ。せん切り、塩もみ、ゆでるなどの下処理でカリウムが流出してさらに減らせます。芽キャベツはビタミンCは豊富ですが、カリウムも多いので、量を決めて食べましょう。

● キャベツ　70g

1枚95g（正味重量80g）

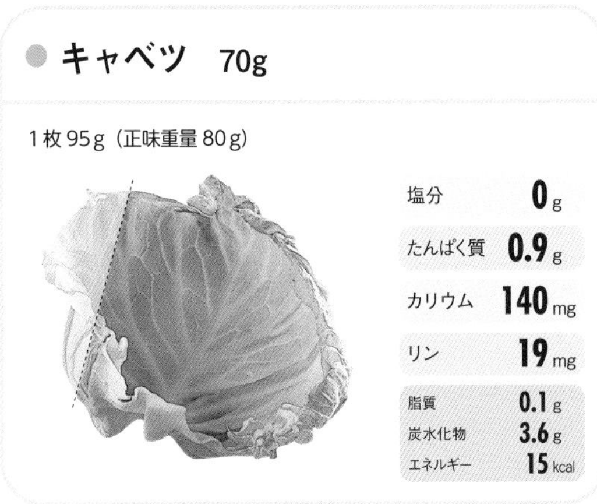

塩分	0g
たんぱく質	0.9g
カリウム	140mg
リン	19mg
脂質	0.1g
炭水化物	3.6g
エネルギー	15kcal

注意 一般的なキャベツ（結球キャベツ）に比べてたんぱく質、リン、カリウムなどが多い。

● 芽キャベツ　70g

1個10g

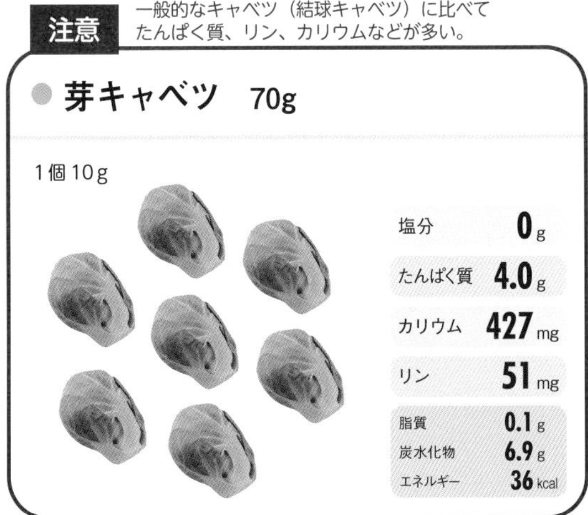

塩分	0g
たんぱく質	4.0g
カリウム	427mg
リン	51mg
脂質	0.1g
炭水化物	6.9g
エネルギー	36kcal

キャベツのレモンじょうゆあえ

キャベツはゆでこぼしてカリウムをカット。

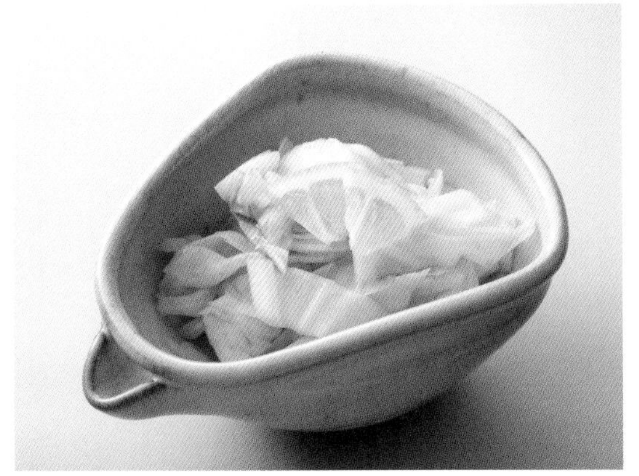

塩分	たんぱく質	カリウム	リン	脂質	炭水化物	エネルギー
0.2g	1.0g	146mg	21mg	0.1g	3.8g	17kcal

●材料（1人分）

キャベツ……………70g
レモンじょうゆ（28ページ）
　…………………小さじ1
レモンのいちょう切り
　……………………2枚

●作り方

❶キャベツは熱湯でゆで、湯をきる。一口大に切って水けを絞る。
❷器に盛ってレモンじょうゆをかけ、レモンをのせる。

コールスロー風サラダ

野菜は下塩をしないでもみ、かさを減らします。

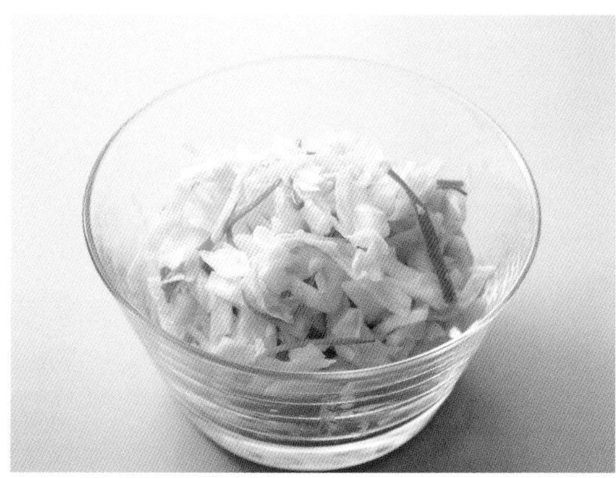

塩分	たんぱく質	カリウム	リン		
0.1g	1.1g	163mg	24mg	脂質	5.7g
				炭水化物	4.6g
				エネルギー	71kcal

●材料（1人分）

キャベツ……………70g
にんじん………………5g
玉ねぎ…………………5g
オリーブオイルマヨネーズ（36ページ）……大さじ1/2

●作り方

❶キャベツとにんじんはそれぞれせん切りにし、合わせて手で軽くもむ。
❷玉ねぎはみじん切りにする。
❸ボールに①と②を入れ、オリーブオイルマヨネーズを加えてあえる。

キャベツの蒸し煮

キャベツ自身の水分で蒸し煮に。うま味を逃しません。

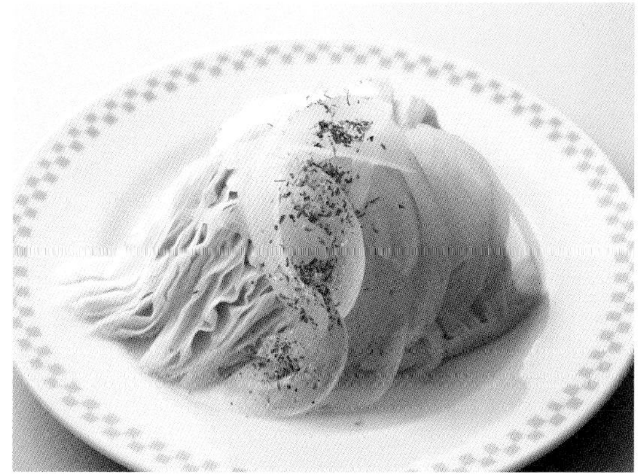

塩分	たんぱく質	カリウム	リン		
0.5g	1.2g	171mg	26mg	脂質	0.2g
				炭水化物	5.8g
				エネルギー	32kcal

●材料（1人分）

キャベツ……………70g
玉ねぎ………………20g
酒………………大さじ1/2
ハーブ塩（34ページ）………………小さじ1/2

●作り方

❶キャベツは縦半分に切り、玉ねぎは1㎝厚さのくし形に切る。
❷なべに①を入れて酒をふり、火にかける。ふたをして蒸し煮にする。
❸器に盛り、ハーブ塩をふる。

かぼちゃ

β-カロテン、ビタミンC・Eなどを豊富に含みます。西洋かぼちゃは甘味と香りがあるので、減塩でもおいしく食べられます。電子レンジで時短料理ができますが、カリウムが多いので、量を決めてとるようにしましょう。

かぼちゃ（西洋）50g

¼個 300g（正味重量 270g）

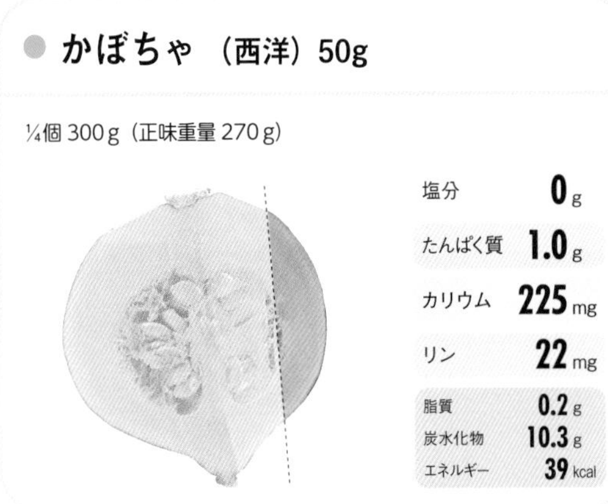

塩分	0g
たんぱく質	1.0g
カリウム	225mg
リン	22mg
脂質	0.2g
炭水化物	10.3g
エネルギー	39kcal

参考 水分が多く、淡白な味わい。

かぼちゃ（日本）50g

1個 800g（正味重量 730g）

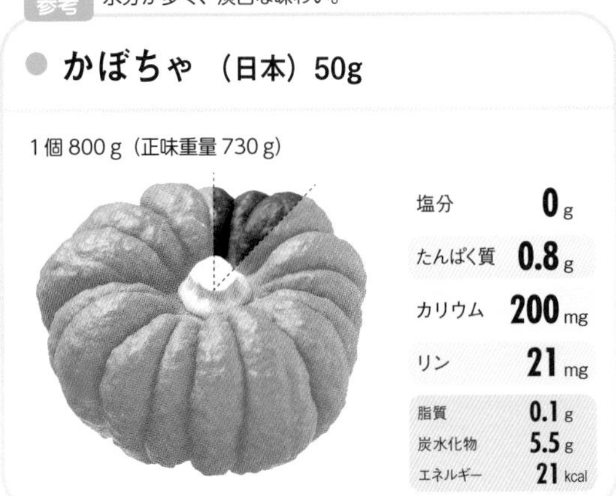

塩分	0g
たんぱく質	0.8g
カリウム	200mg
リン	21mg
脂質	0.1g
炭水化物	5.5g
エネルギー	21kcal

かぼちゃのレンジ蒸し はちみつシナモンかけ

かぼちゃ、はちみつ、シナモンの組み合わせはおやつにも最適。

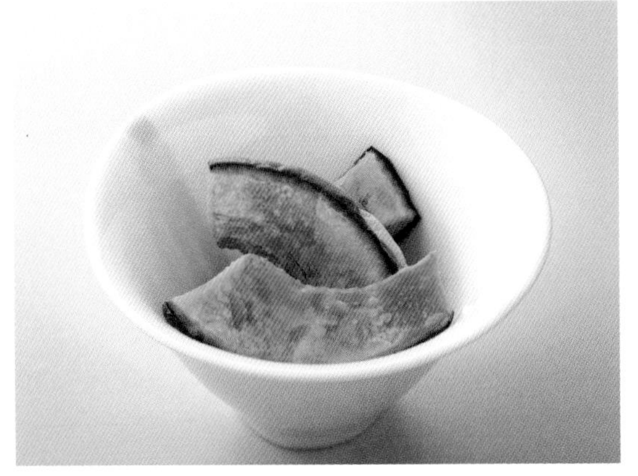

塩分	たんぱく質	カリウム	リン	脂質	炭水化物	エネルギー
0g	1.0g	228mg	22mg	0.2g	16.1g	67kcal

●材料（1人分）

かぼちゃ(西洋)
……………皮つき50g
はちみつ…………小さじ1
シナモン(粉)………少量

●作り方

❶かぼちゃは1㎝厚さに切って耐熱皿に並べ、ラップをかける。電子レンジ(600W)で2分ほど加熱してやわらかくする。
❷器に盛り、はちみつをかけてシナモンをふる。

揚げかぼちゃ　抹茶塩添え

かぼちゃは揚げると甘味が増し、
少量の塩分でおいしく食べられます。

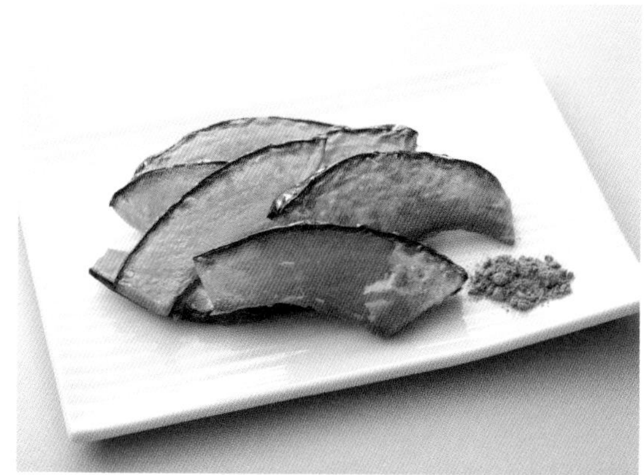

塩分	たんぱく質	カリウム	リン	脂質	炭水化物	エネルギー
0.2g	1.0g	229mg	22mg	2.7g	10.4g	69kcal

●材料（1人分）

かぼちゃ（西洋）
…………… 皮つき50g
揚げ油
抹茶塩（35ﾍﾟｰｼﾞ）… ﾐﾆｽﾌﾟｰﾝ1/2

●作り方

❶かぼちゃは1㎝厚さに切る。
❷揚げ油を170℃に熱し、①を素揚げにする。
❸器に盛り、抹茶塩を添える。

かぼちゃとブロッコリーのヨーグルトマヨネーズサラダ

かぼちゃもブロッコリーも電子レンジ加熱でOK。

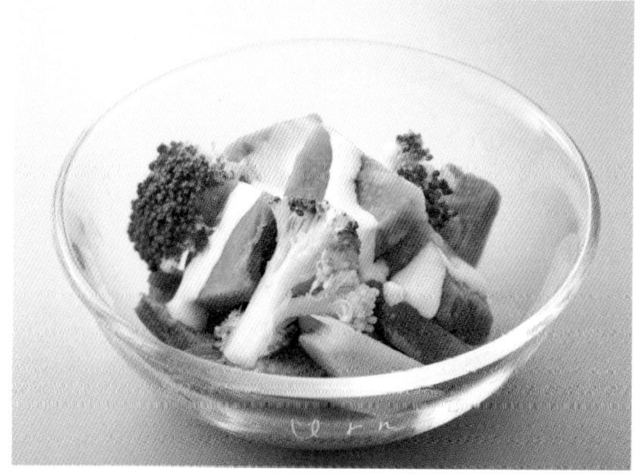

塩分	たんぱく質	カリウム	リン	脂質	炭水化物	エネルギー
0.1g	2.4g	339mg	52mg	1.3g	12.0g	66kcal

●材料（1人分）

かぼちゃ（西洋）……50g
ブロッコリー………30g
ヨーグルトマヨネーズ
（36ﾍﾟｰｼﾞ）………… 小さじ1

●作り方

❶かぼちゃは皮を除き、一口大に切る。耐熱皿に並べ、ラップをかけて電子レンジ（600W）で2分加熱し、さめるまでおく。
❷ブロッコリーは小房に分ける。ラップに包み、電子レンジ（600W）で1分30秒加熱する（または熱湯でゆで、湯をきる）。
❸器に①と②を彩りよく盛り合わせ、ヨーグルトマヨネーズをかける。

トマト・ミニトマト

甘味と酸味があるので、そのままでもおいしく食べられる便利な野菜です。抗酸化作用のあるリコピンも豊富に含んでいます。ミニトマトは甘味が強く、エネルギーやビタミン類をトマトの２倍近く含んでいます。

トマト　100g

1 個 200 g（正味重量 190 g）

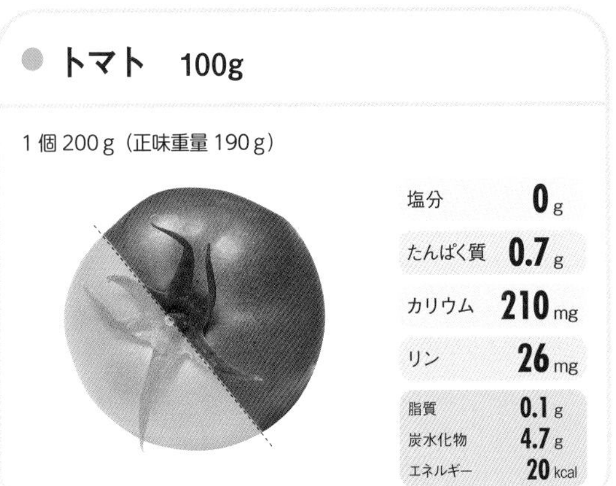

塩分	0 g
たんぱく質	0.7 g
カリウム	210 mg
リン	26 mg
脂質	0.1 g
炭水化物	4.7 g
エネルギー	20 kcal

ミニトマト　100g

1 個 10 g

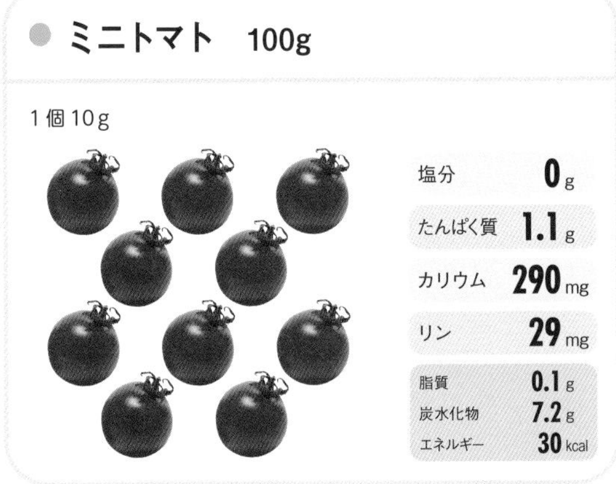

塩分	0 g
たんぱく質	1.1 g
カリウム	290 mg
リン	29 mg
脂質	0.1 g
炭水化物	7.2 g
エネルギー	30 kcal

トマトのごまドレッシングかけ

作りおきの減塩ドレッシングがあればすぐにでき上がり。

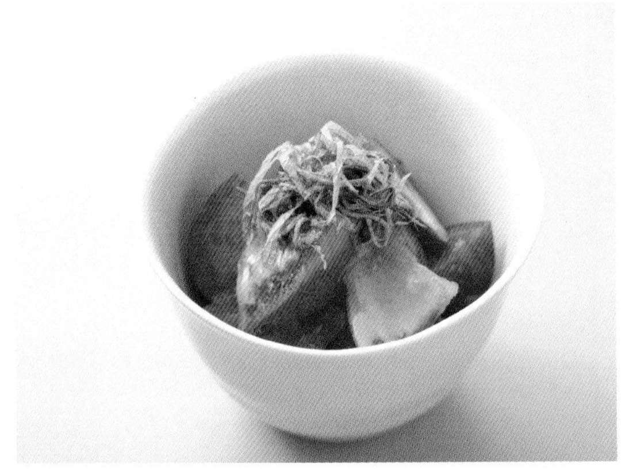

●**材料（１人分）**

トマト ……………100g
青じそ ……………… ２枚
ごまドレッシング（39ページ）
　………………… 小さじ1

●**作り方**

❶トマトは一口大の乱切りにする。
❷青じそはせん切りにする。
❸器に①を盛り、②をのせる。ごまドレッシングをかける。

塩分	たんぱく質	カリウム	リン	脂質	炭水化物	エネルギー
0.1 g	1.2 g	226 mg	39 mg	1.2 g	5.5 g	34 kcal

トマトのねぎ香菜(しゃんつぁい)ドレッシングかけ

切り方をかえただけで目新しく。ボリュームも出ます。

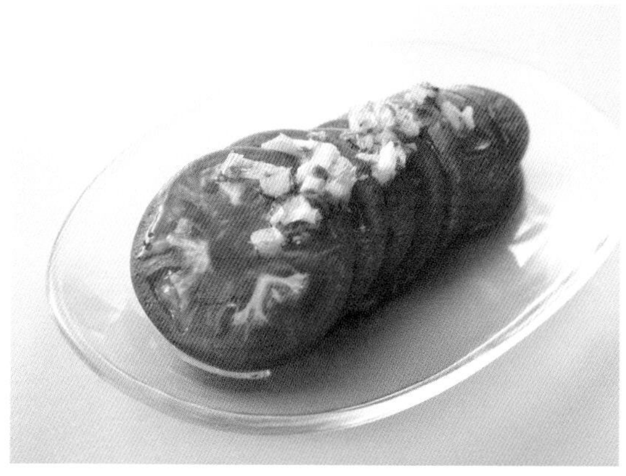

●材料（1人分）
トマト……………100g
ねぎ香菜ドレッシング
（39ページ）…………小さじ1

●作り方
❶トマトは7～8㎜厚さの輪切りにする。
❷器に盛り、ねぎ香菜ドレッシングをかける。

塩分	たんぱく質	カリウム	リン	脂質	炭水化物	エネルギー
0.1g	0.8g	215mg	27mg	0.6g	5.0g	26kcal

ミニトマトときゅうりのピクルス

塩を加えないで作る甘酢をからめます。

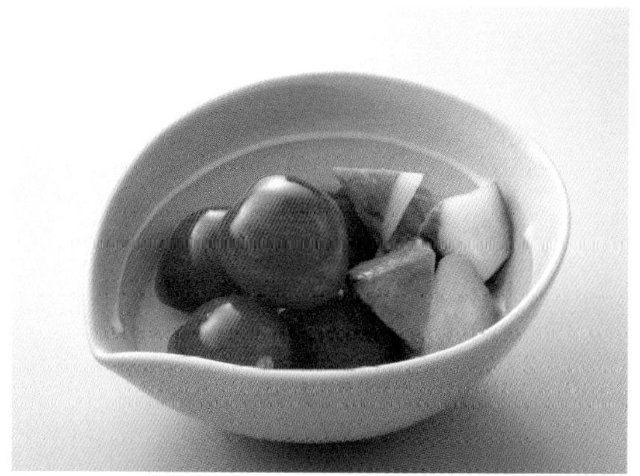

●材料（1人分）
ミニトマト…………50g
きゅうり……………20g
a 酢……………大さじ1
 砂糖………小さじ1/2
 ロリエ………1/4枚
 水……………大さじ1

●作り方
❶ミニトマトはへたを除き、きゅうりは乱切りにする。
❷耐熱容器にaを合わせ入れ、電子レンジ（600W）で30秒加熱する。
❸②に①を加えて混ぜる。しばらくおいて味をなじませる。

塩分	たんぱく質	カリウム	リン	脂質	炭水化物	エネルギー
0g	0.8g	186mg	22mg	0.1g	6.0g	27kcal

もやし

よく売られているのはブラックマッペと緑豆。栄養成分は大きな差がなく、カリウムが少ないので安心です。味つけが濃くなりがちなので、香辛料などを活用して減塩に。大豆もやしはたんぱく質やカリウムが多めです。

参考 ブラックマッペの代わりに緑豆を使うのもよい。大豆もやしは食べる量に注意。

もやし（ブラックマッペ）70g

1袋200g（正味重量200g）

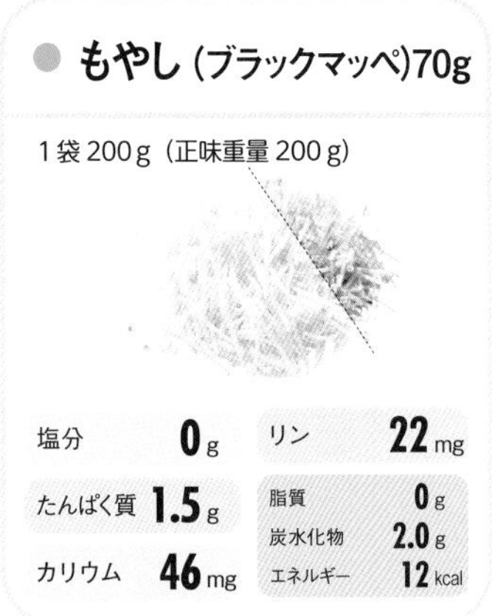

塩分	0g	リン	22mg
たんぱく質	1.5g	脂質	0g
		炭水化物	2.0g
カリウム	46mg	エネルギー	12kcal

もやし（緑豆）70g

1袋200g（正味重量190g）

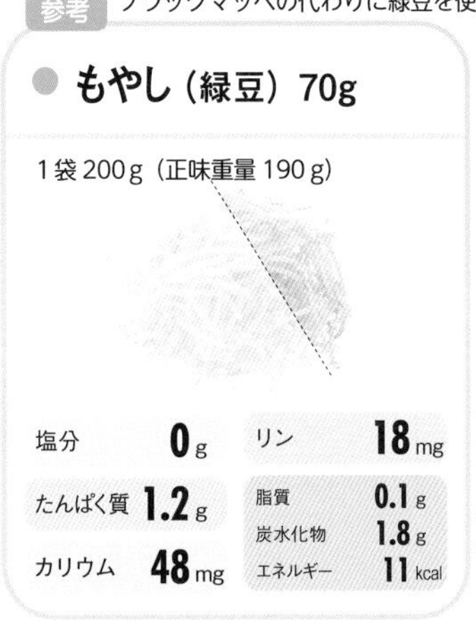

塩分	0g	リン	18mg
たんぱく質	1.2g	脂質	0.1g
		炭水化物	1.8g
カリウム	48mg	エネルギー	11kcal

もやし（大豆）70g

1袋200g（正味重量190g）

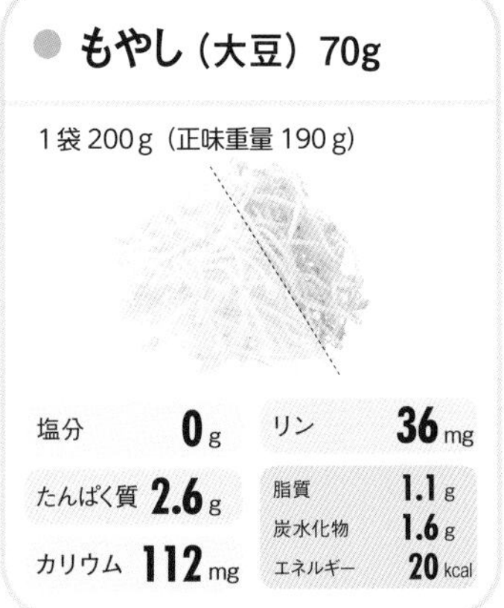

塩分	0g	リン	36mg
たんぱく質	2.6g	脂質	1.1g
		炭水化物	1.6g
カリウム	112mg	エネルギー	20kcal

もやしのカレー風味サラダ

もやしのゆで湯に加えるカレー粉の量はお好みで。

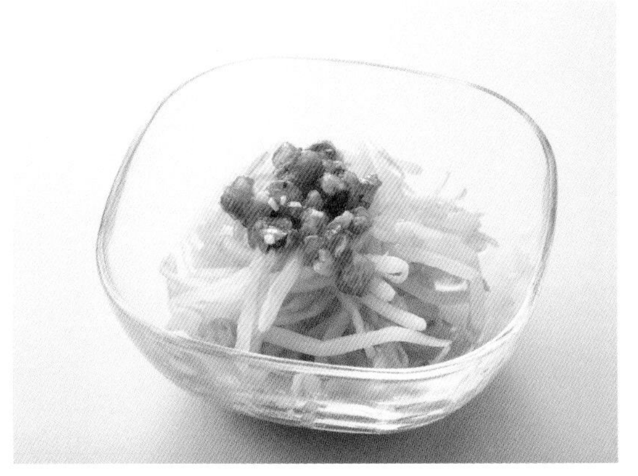

塩分	たんぱく質	カリウム	リン	脂質	炭水化物	エネルギー
0.1g	1.8g	126mg	35mg	1.5g	4.6g	37kcal

●材料（1人分）

もやし（ブラックマッペ）
……………………70g

カレー粉
……小さじ1～大さじ1/2

イタリアンドレッシング
（38ページ）………… 小さじ1

●作り方

❶なべにたっぷりの水とカレー粉を入れてかき混ぜ、火にかける。沸騰したらもやしを加えてさっとゆで、ざるにあげる。水にさっと通してさまし、水けをきる。

❷器に①を盛り、イタリアンドレッシングをかける。

もやしの酢みそあえ

もやしは食感を残すよう、さっとゆでます。

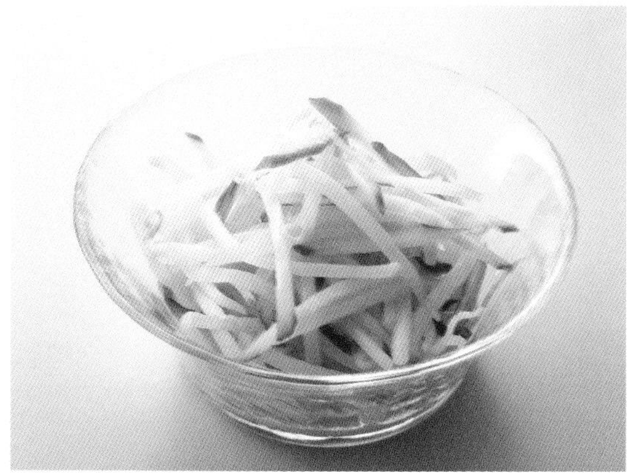

●材料（1人分）

もやし（ブラックマッペ）
……………………70g

きゅうり……………10g

酢みそ（30ページ）…… 小さじ1

●作り方

❶なべにたっぷりの湯を沸かし、もやしをさっとゆでる。水にさっと通し、ざるにあげて水けをきる。

❷きゅうりはせん切りにする。

❸ボールに①と②を入れ、酢みそを加えてあえる。

塩分	たんぱく質	カリウム	リン	脂質	炭水化物	エネルギー
0.2g	1.6g	81mg	26mg	0.2g	4.4g	23kcal

もやしとにらのオイスターソースいため

オイスターソースを少し加えることで味に深みが出ます。

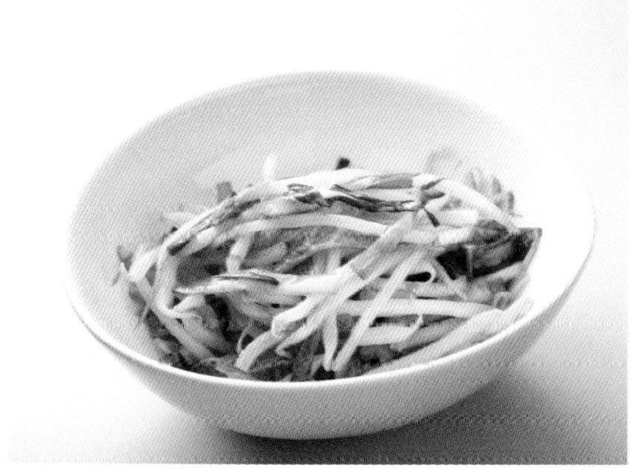

●材料（1人分）

もやし（ブラックマッペ）
……………………70g

にら ………………10g

サラダ油 ………… 小さじ1

a オイスターソース ………… 小さじ1/2
　酒 ………… 小さじ1

●作り方

❶にらは3cm長さに切る。

❷フライパンにサラダ油を熱し、もやしと①をさっといためる。

❸aを加えて調味する。

塩分	たんぱく質	カリウム	リン	脂質	炭水化物	エネルギー
0.3g	1.6g	107mg	25mg	4.1g	3.0g	57kcal

ごぼう

食物繊維のイヌリンが豊富。野菜としてはエネルギーが高く、カリウムも多いのですが、カリウムはゆでると2/3に減ります。風味を生かしてうす味を心がけましょう。根菜仲間のれんこんはビタミンCを多く含みます。

参考 同じ根菜でもれんこんのほうがカリウムやリンが多い。

● ごぼう 30g

1本180g（正味重量160g）

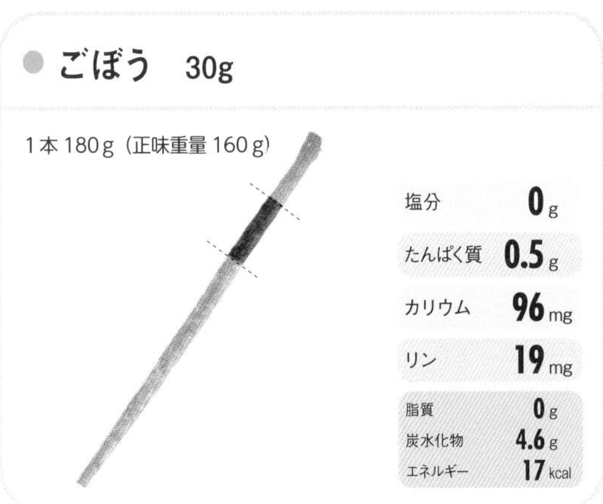

塩分	0g
たんぱく質	0.5g
カリウム	96mg
リン	19mg
脂質	0g
炭水化物	4.6g
エネルギー	17kcal

● れんこん 30g

1節200g（正味重量160g）

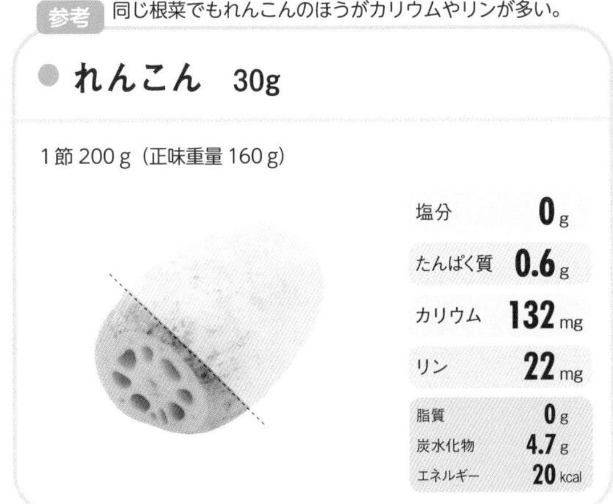

塩分	0g
たんぱく質	0.6g
カリウム	132mg
リン	22mg
脂質	0g
炭水化物	4.7g
エネルギー	20kcal

ゆでごぼうのごまドレッシング

ごぼうとにんじんのゆで加減はお好みで。

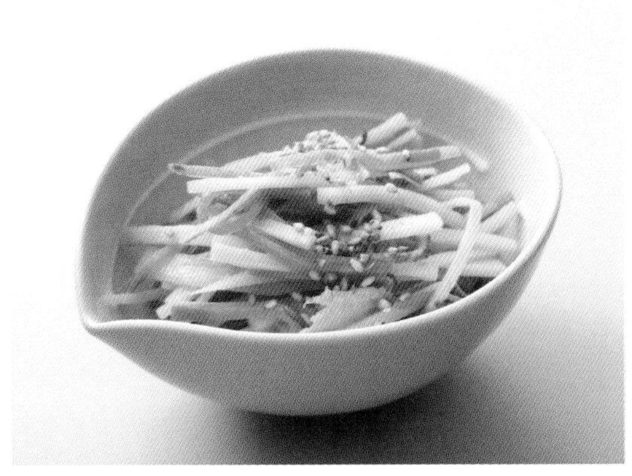

塩分	たんぱく質	カリウム	リン	脂質	炭水化物	エネルギー
0.1g	1.1g	137mg	36mg	1.5g	6.4g	41kcal

●材料（1人分）

ごぼう……………30g
にんじん……………10g
ごまドレッシング（39ページ）
…………………小さじ1
いり白ごま………ミニスプーン1

●作り方

❶ごぼうはたわしでこすって皮をこそげ除き、せん切りにする。酢水にさらしてアクを除き、ざるにあげて水けをきる。
❷にんじんはせん切りにする。
❸なべに湯を沸かして①と②をゆでる。ざるにあげて湯をきり、さめるまでおく。
❹ボールに③を入れ、ごまドレッシングを加えてあえて器に盛り、ごまをふる。

揚げごぼう

油で揚げたごぼうのおいしさはやみつきになりそう。

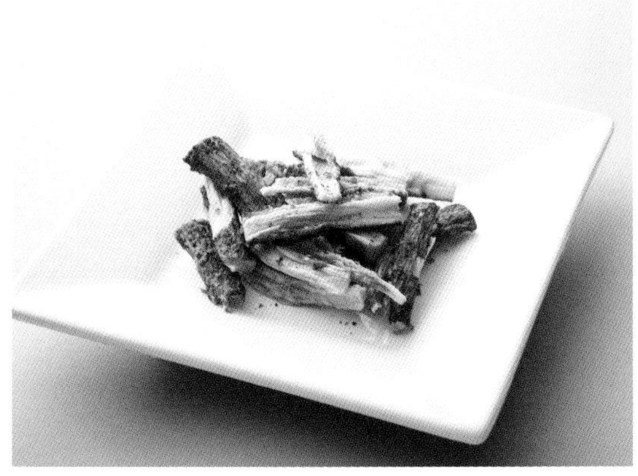

塩分	たんぱく質	カリウム	リン	脂質 / 炭水化物 / エネルギー
0g	0.6g	113mg	24mg	脂質 2.5g 炭水化物 12.3g エネルギー 73kcal

●材料（1人分）

ごぼう………………30g
かたくり粉……… 大さじ1
揚げ油
七味とうがらし…… 少量

●作り方

❶ごぼうはたわしでこすって皮をこそげ除き、3cm長さに切って縦半分に切る（太ければ縦4つ割りにする）。酢水にさらしてアクを除き、ざるにあげて水けをきる。
❷キッチンペーパーで水けをふきとり、かたくり粉をまぶしつける。
❸揚げ油を170℃に熱し、②を揚げる。
❹器に盛り、七味とうがらしをふる。

ごぼうの豆板醤みそあえ

豆板醤みそのピリ辛味が刺激的。

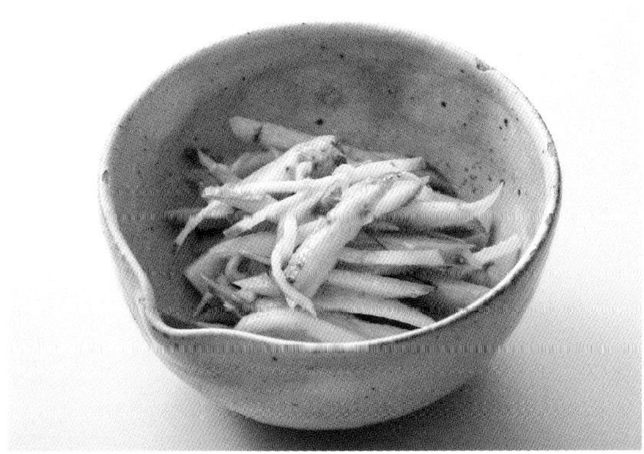

塩分	たんぱく質	カリウム	リン	脂質 / 炭水化物 / エネルギー
0.4g	0.9g	128mg	26mg	脂質 0.1g 炭水化物 6.1g エネルギー 28kcal

●材料（1人分）

ごぼう………………30g
きゅうり……………10g
豆板醤みそ（31ページ）
…………………… 小さじ1

●作り方

❶ごぼうはたわしでこすって皮をこそげ除き、細い乱切りにする。酢水にさらしてアクを除き、ざるにあげて水けをきる。
❷なべに湯を沸かし、①をゆでる。ざるにあげて湯をきり、さめるまでおく。
❸きゅうりはせん切りにする。
❹ボールに②と③を入れ、豆板醤みそを加えてあえる。

きゅうり・なす・レタス

よく使う野菜ですが、栄養価はあまり高くありません。低エネルギーで食感や香りが豊かなので、手軽にさまざまな料理に使えます。なすは焼きなす、煮物、揚げなすなどにして、冷凍保存も可能です。

● きゅうり　50g

1本100g

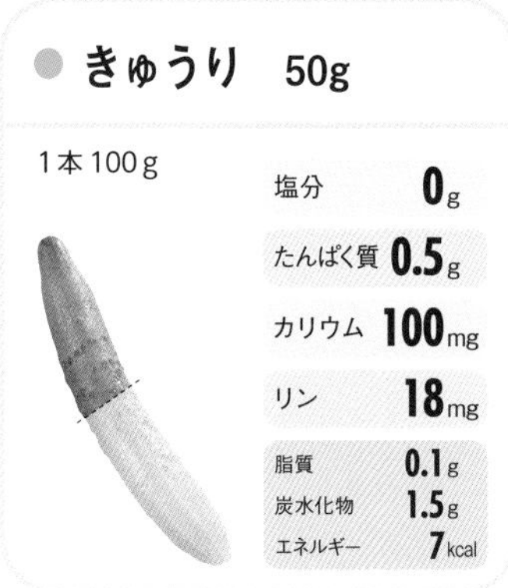

項目	値
塩分	0g
たんぱく質	0.5g
カリウム	100mg
リン	18mg
脂質	0.1g
炭水化物	1.5g
エネルギー	7kcal

● なす　50g

1本80g
(正味重量70g)

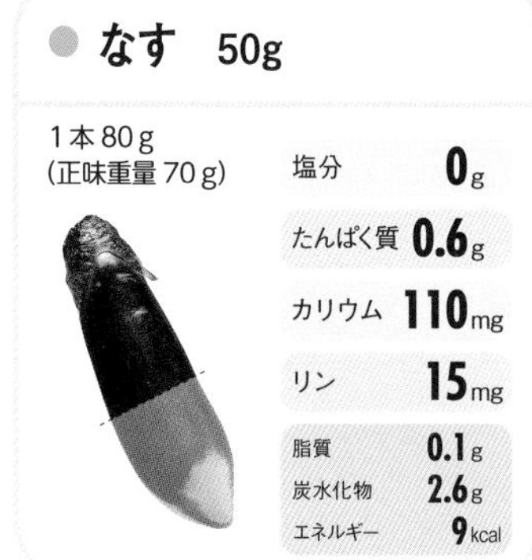

項目	値
塩分	0g
たんぱく質	0.6g
カリウム	110mg
リン	15mg
脂質	0.1g
炭水化物	2.6g
エネルギー	9kcal

● レタス　30g

外葉1枚40g

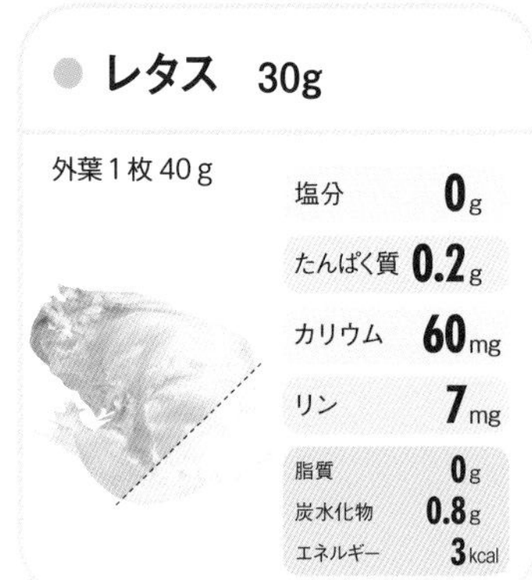

項目	値
塩分	0g
たんぱく質	0.2g
カリウム	60mg
リン	7mg
脂質	0g
炭水化物	0.8g
エネルギー	3kcal

たたききゅうり

たたいて割った切り口に味がからみやすい。

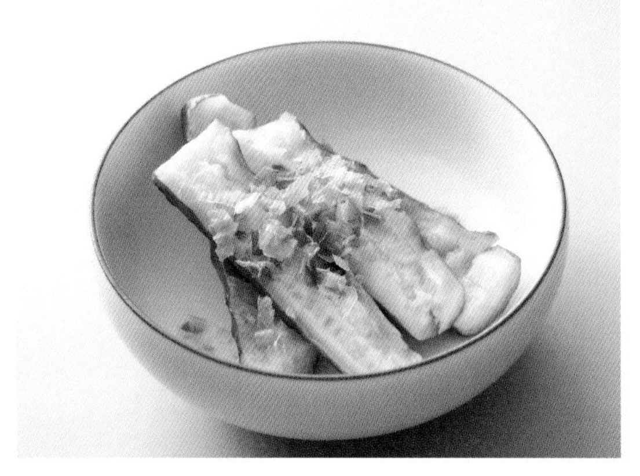

塩分	たんぱく質	カリウム	リン	脂質	炭水化物	エネルギー
0.1g	0.7g	102mg	19mg	0.1g	1.5g	8kcal

●材料（1人分）

きゅうり……………50g
塩…………… 少量(0.1g)
削りガツオ……… 小さじ1

●作り方

❶きゅうりは縦半分に切り、切り口を下にしてまな板に置き、包丁の柄でたたく。長ければ食べやすい長さに切る。

❷器に盛り、塩をふって削りガツオをかける。

きゅうりのヨーグルトみそかけ

塩分を控えたヨーグルトみそは生野菜によく合います。

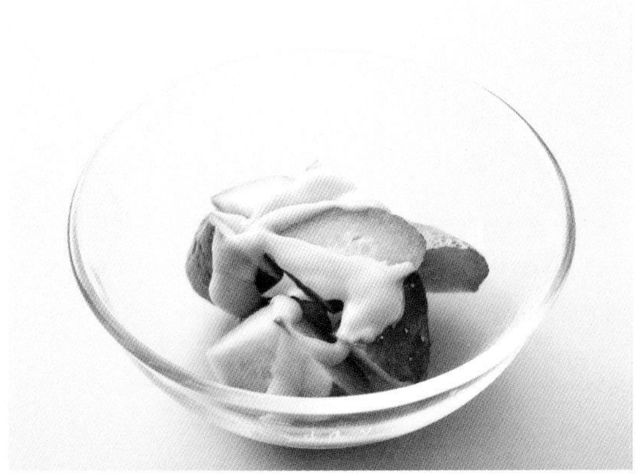

塩分	たんぱく質	カリウム	リン	脂質	炭水化物	エネルギー
0.1g	0.8g	114mg	24mg	0.2g	2.7g	15kcal

●材料（1人分）
きゅうり……………50g
ヨーグルトみそ（31ページ）
…………………小さじ1

●作り方
❶きゅうりは一口大の乱切りにする。
❷器に盛り、ヨーグルトみそをかける。

レタスのすりごま塩

風味づけはごま油とすりごま塩だけのシンプル料理。

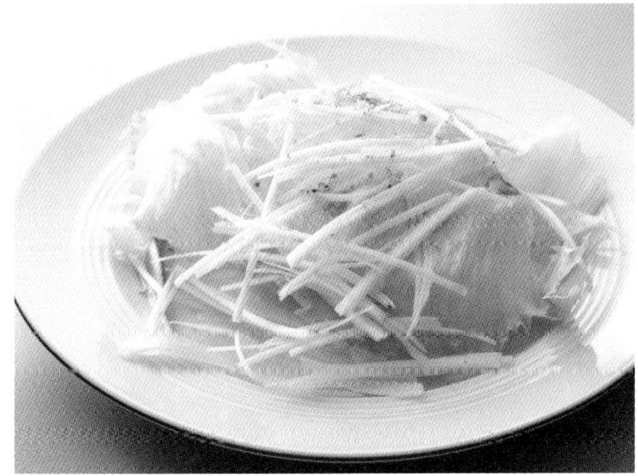

塩分	たんぱく質	カリウム	リン	脂質	炭水化物	エネルギー
0.2g	0.3g	71mg	9mg	2.1g	1.3g	25kcal

●材料（1人分）
レタス………………30g
ねぎ…………………5g
ごま油…………小さじ1/2
すりごま塩（35ページ）
……………ミニスプーン1/2

●作り方
❶レタスは食べやすい大きさにちぎる。
❷ねぎは縦に端から細く切って白髪ねぎにする。
❸器に①を盛り、②を散らす。ごま油をかけ、すりごま塩をふる。

焼きなすのイタリアンドレッシング

焼きなすがドレッシングをまとっておしゃれに変身。

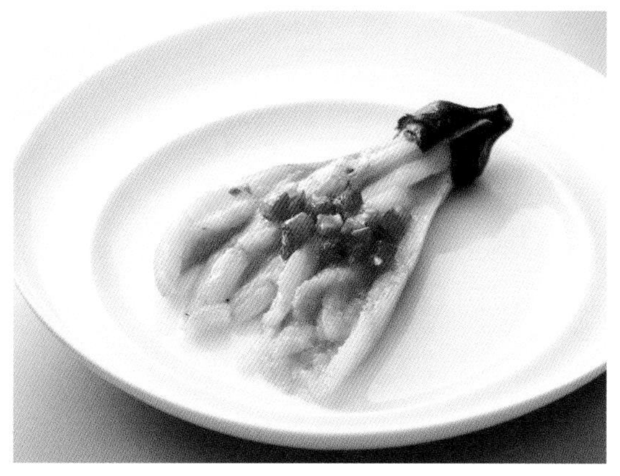

塩分	たんぱく質	カリウム	リン	脂質	炭水化物	エネルギー
0.1g	0.6g	120mg	16mg	1.0g	2.8g	21kcal

●材料（1人分）
なす…………………50g
イタリアンドレッシング
（38㌻）………… 小さじ1

●作り方
❶熱した焼き網になすをのせ、アルミ箔をかぶせて強火で焼く。途中、ころがしながら全体を焼く。
❷なすの皮が焦げて中まで火が通ったら、水にさっとくぐらせて手早く皮をむく。
❸へたをつけたまま、身の部分を縦に裂いて器に盛り、イタリアンドレッシングをかける。

なすのフライパン焼き　ごまみそかけ

なすと油は相性抜群。焼いたなすとごまみそも相性抜群。

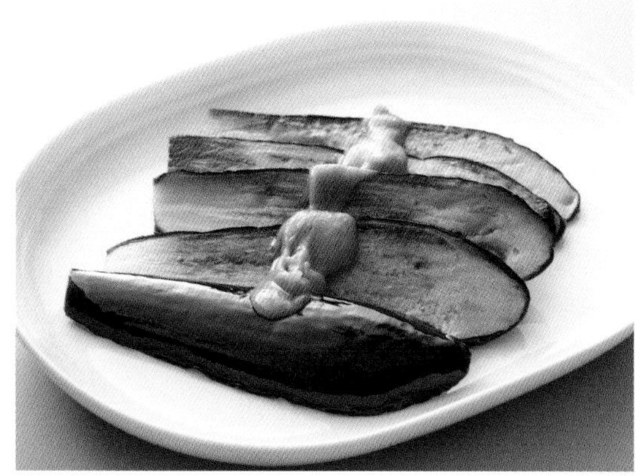

塩分	たんぱく質	カリウム	リン	脂質	炭水化物	エネルギー
0.2g	1.1g	126mg	28mg	5.0g	4.6g	67kcal

●材料（1人分）
なす…………………50g
サラダ油 ………… 小さじ1
ごまみそ（31㌻）… 小さじ1

●作り方
❶なすはへたを切り落とし、縦に7㎜厚さに切る。水にさらしてアクを除き、水けをふきとる。
❷フライパンにサラダ油を熱し、①を両面焼く。
❸器に盛り、ごまみそをかける。

第4章

簡単にできて エネルギー補給

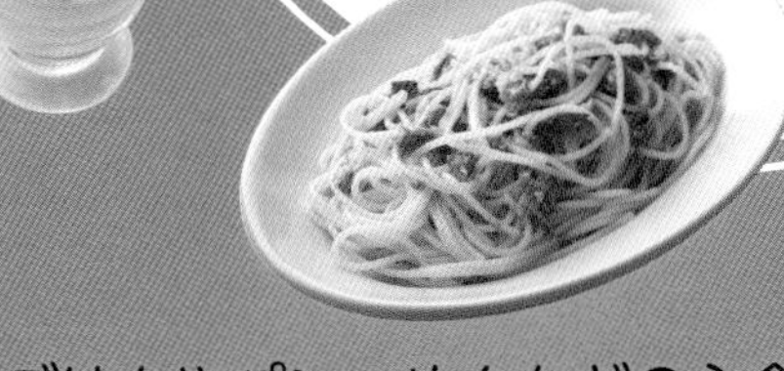

ごはんやパン、めんなどの主食は一度に食べる量が多いので、たんぱく質源になります。
ただしエネルギーは確保したいので、たんぱく質制限がきびしい場合は「たんぱく質調整食品」を利用するのもよいでしょう。
また、おやつを「食生活の楽しみ」としてだけでなく、エネルギーを確保するものの一つと考え、おすすめのレシピをご紹介します。

ごはん

医師や管理栄養士の指導のもと、エネルギーは減らさずにたんぱく質量を調整したごはんを利用しても。調整量はさまざまです。113ページからの料理は 1/25 に減らしたものを使いましたが、ほかのごはんに変更OKです。

● たんぱく質調整 1/35 ごはん　180g

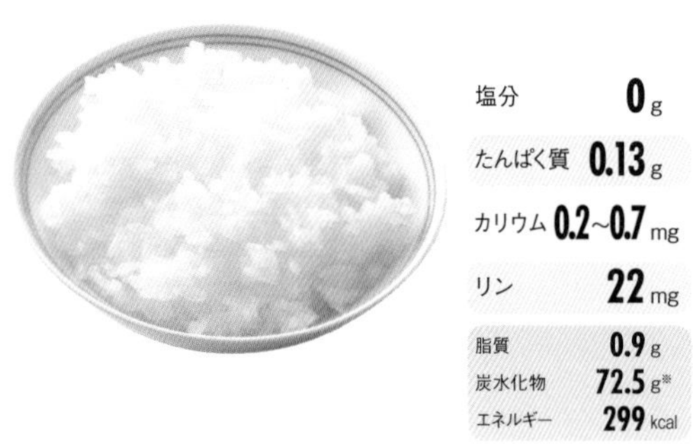

塩分	0 g
たんぱく質	0.13 g
カリウム	0.2~0.7 mg
リン	22 mg
脂質	0.9 g
炭水化物	72.5 g※
エネルギー	299 kcal

※ 72.5 ～ 74.7g。

● たんぱく質調整 1/25 ごはん　180g

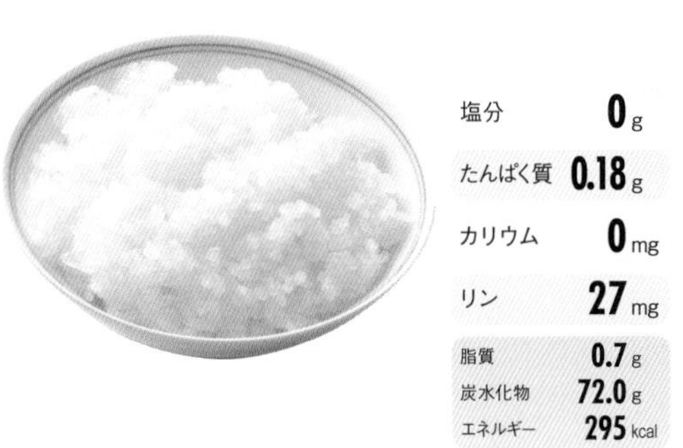

塩分	0 g
たんぱく質	0.18 g
カリウム	0 mg
リン	27 mg
脂質	0.7 g
炭水化物	72.0 g
エネルギー	295 kcal

● たんぱく質調整 1/5 ごはん　180g

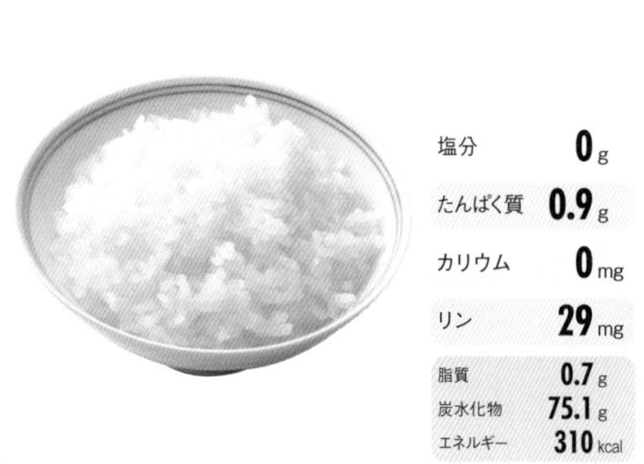

塩分	0 g
たんぱく質	0.9 g
カリウム	0 mg
リン	29 mg
脂質	0.7 g
炭水化物	75.1 g
エネルギー	310 kcal

参考

● 精白米ごはん　180g

塩分	0 g
たんぱく質	4.5 g
カリウム	52 mg
リン	61 mg
脂質	0.5 g
炭水化物	66.8 g
エネルギー	302 kcal

・たんぱく質調整ごはんの栄養成分値は商品によって異なるので、栄養表示の確認を。入手先については 130ﾍﾟ参照。

なべ照り焼き丼

たんぱく質調整ごはんなら丼物もOK。

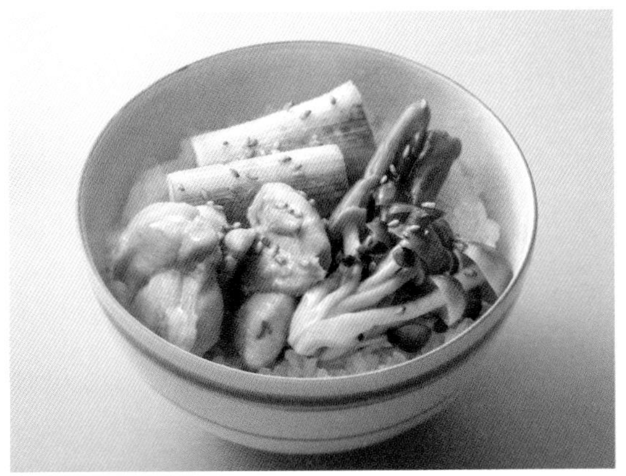

塩分	たんぱく質	カリウム	リン	脂質	炭水化物	エネルギー
0.4g	6.8g	256mg	122mg	10.2g	79.7g	442kcal

●材料（1人分）

たんぱく質調整1/25 ごはん（112㌘）····180g
鶏もも肉 ··············30g
ねぎ ····················20g
しめじ類 ··············20g
ししとうがらし ······10g
サラダ油 ·········· 小さじ1
a ゆずしょうゆ（29㌘）··········· 大さじ1/2
a みりん ····· 大さじ1/2
いり白ごま ············2g

●作り方

❶鶏肉は一口大に切る。ねぎは3㎝長さに切り、しめじは石づきを除いてほぐす。
❷フライパンにサラダ油を熱し、鶏肉を焼いて色がかわったら、ねぎとしめじ、ししとうを入れて焼く。
❸鶏肉の中まで火が通ったら、aを加えてからめる。
❹丼に温めたごはんを盛り、④をのせる。ごまをふる。

山かけ丼

小ぶりの丼に盛りつけると、もの足りなさを感じません。

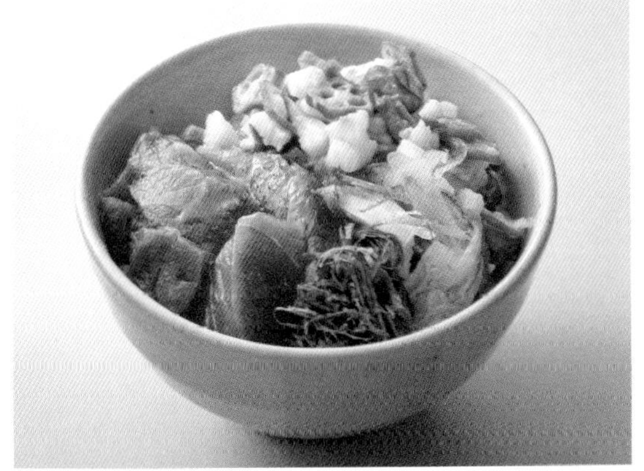

塩分	たんぱく質	カリウム	リン	脂質	炭水化物	エネルギー
0.9g	10.0g	383mg	143mg	1.4g	79.4g	370kcal

●材料（1人分）

たんぱく質調整1/25 ごはん（112㌘）····180g
マグロ（刺し身さく）··30g
長芋 ····················30g
オクラ ·················2本
酢 ··················· 小さじ1
青じそ ·················2枚
みょうが ·············1個
わさびじょうゆ（29㌘）···················· 大さじ1

●作り方

❶マグロは食べやすい大きさに切る。
❷長芋は皮をむき、包丁の背でたたいて食べやすい大きさに砕く。
❸オクラは熱湯でさっとゆで、冷水にとってさまし、水けをきる。薄い小口切りにして②と酢を混ぜる。
❹青じそとみょうがはせん切りにする。
❺丼に温めたごはんを盛り、①と③をのせる。わさびじょうゆをかけ、④を添える。

香味チャーハン

具材はどれもみじん切りにし、ぱらりと仕上げます。

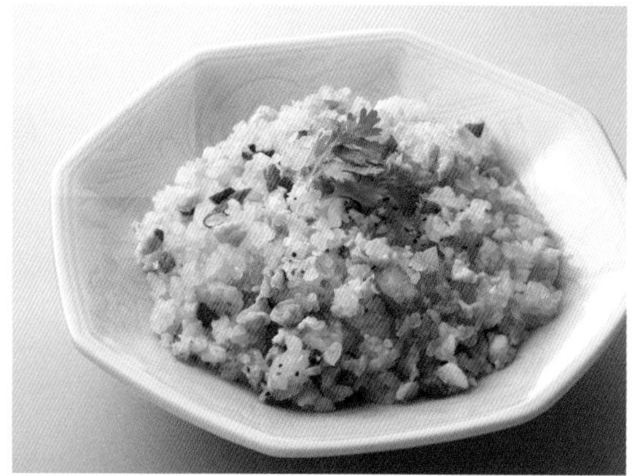

塩分	たんぱく質	カリウム	リン	脂質	炭水化物	エネルギー
1.0g	7.5g	182mg	143mg	14.0g	75.7g	461kcal

●材料（1人分）

たんぱく質調整1/25 ごはん(112ページ)……180g	卵……1個
生しいたけ……10g	サラダ油……小さじ1 1/2
赤ピーマン……10g	しょうゆ……小さじ1
ねぎ……15g	こしょう……少量
しょうが……5g	ごま油……小さじ1/2
	香菜……あれば適量

●作り方

❶しいたけは石づきを除いてみじん切りにし、赤ピーマンもみじん切りにする。
❷ねぎとしょうがはみじん切りにする。
❸フライパンにサラダ油小さじ1を熱し、卵を割りほぐして入れる。手早く混ぜていり卵を作り、いったんとり出す。
❹あいたフライパンに残りのサラダ油を熱して②をいため、香りが立ったら①を加えていためる。
❺続いて温めたごはんを加えていためる。全体がぱらりとなったら、しょうゆとこしょうを加える。
❻③を加え混ぜ、香りづけにごま油をまわし入れて仕上げる。
❼器に盛り、好みで香菜を添える。

野菜カレー

小麦粉もたんぱく質調整のものを使うと安心です。

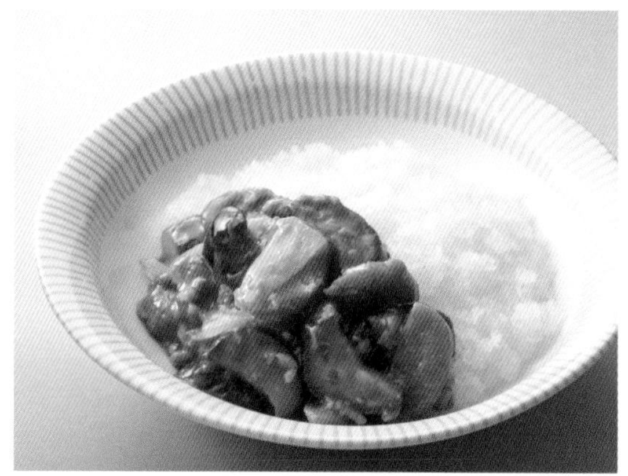

塩分	たんぱく質	カリウム	リン	脂質	炭水化物	エネルギー
0.5g	5.5g	406mg	99mg	8.6g	85.6g	441kcal

●材料（1人分）

たんぱく質調整1/25 ごはん(112ページ)……180g	カレー粉……小さじ1
玉ねぎ……30g	たんぱく質調整小麦粉(122ページ)……小さじ1
なす……40g	a 水……1カップ
にんじん……20g	a ロリエ……1/2枚
豚ひき肉……20g	a 精進だし(42ページ)……2/3カップ
にんにく……5g	トマトケチャップ…小さじ1
しょうが……5g	塩……少量(0.2g)
サラダ油……小さじ1	

●作り方

❶玉ねぎはくし形切りにし、なすとにんじんは半月切りにする。
❷にんにくとしょうがはみじん切りにする。
❸なべにサラダ油を熱して②をいため、香りが立ったらひき肉を加えていためる。
❹肉の色がかわったら①を加えていため、油がまわったら、カレー粉、小麦粉をふり入れていためる。
❺aを加えて煮て、野菜が煮えたらケチャップと塩を加えて調味する。
❻器に温めたごはんを盛り、⑤をかける。

食パン

ごはんと異なり、パン自体に塩分を含むので要注意。減塩とエネルギー確保、さらにたんぱく質量をおさえるために、たんぱく質調整食パンを使うのがおすすめ。ステージG1・2ならば、パンの量を守っておかずを減塩に。

● たんぱく質調整食パン　1枚　約100g

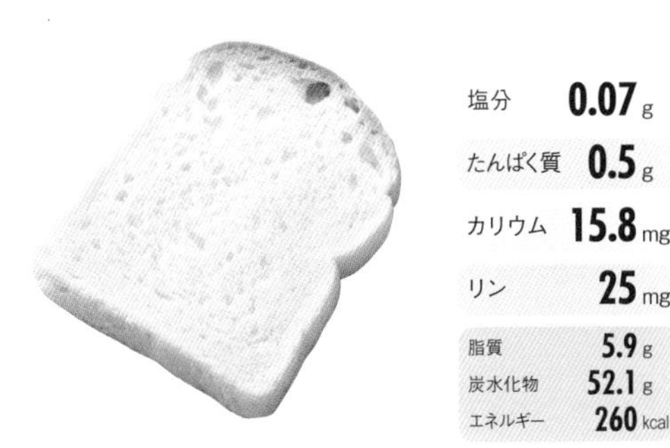

塩分	0.07 g
たんぱく質	0.5 g
カリウム	15.8 mg
リン	25 mg
脂質	5.9 g
炭水化物	52.1 g
エネルギー	260 kcal

・栄養成分値は商品によって異なるので、栄養表示の確認を。

参考

● 食パン　4枚切り1枚　90g

塩分	1.1 g
たんぱく質	8.0 g
カリウム	77 mg
リン	60 mg
脂質	3.7 g
炭水化物	41.8 g
エネルギー	223 kcal

スクランブルエッグのオープンサンド

オープンサンドなら食パン1枚でもボリューム満点。

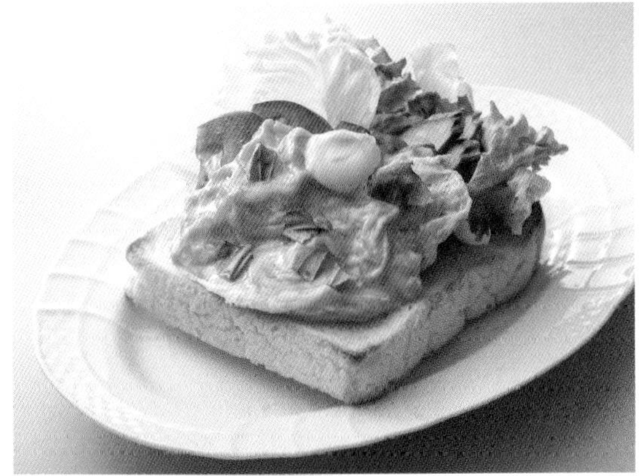

塩分	たんぱく質	カリウム	リン	脂質	炭水化物	エネルギー
0.4 g	7.3 g	226 mg	134 mg	18.0 g	54.4 g	408 kcal

●材料（1人分）

たんぱく質調整食パン ……………1枚(100g)
卵 ……………………1個
塩 …………… 少量(0.1g)
オリーブ油………小さじ1
トマト………………20g
きゅうり ……………10g
レタス ………………10g
サニーレタス………10g
マヨネーズ ……… 小さじ1
バジル ………………1枚

●作り方

❶トマトは1㎝厚さに切り、きゅうりは斜め薄切りにする。レタス2種は食べやすい大きさにちぎる。
❷ボールに卵を割りほぐし、塩を加え混ぜる。
❸熱したフライパンにオリーブ油を入れ、②の卵液を流し入れる。周囲がかたまり始めたらスプーンなどで大きくすくい混ぜて半熟状に仕上げる。
❹食パンをトーストし、①と③をのせる。マヨネーズをかけ、ちぎったバジルを散らす。

・たんぱく質調整食品の入手先については130㌻参照。

中華めん

小麦粉にかん水や卵などを加えて作るので、たんぱく質やミネラル（セレン、モリブデンなど）がほかのめんよりも多くなります。外食はスープの量が多く、塩分のとりすぎに要注意。あんかけやつけめんにして減塩を。

● たんぱく質調整中華めん　1玉　100g

塩分	0.1 g
たんぱく質	0.2 g
カリウム	6 mg
リン	20 mg
脂質	0.2 g
炭水化物	70.0 g
エネルギー	283 kcal

・栄養成分値は商品によって異なるので、栄養表示の確認を。

参考

● 中華めん　生・1玉　110g

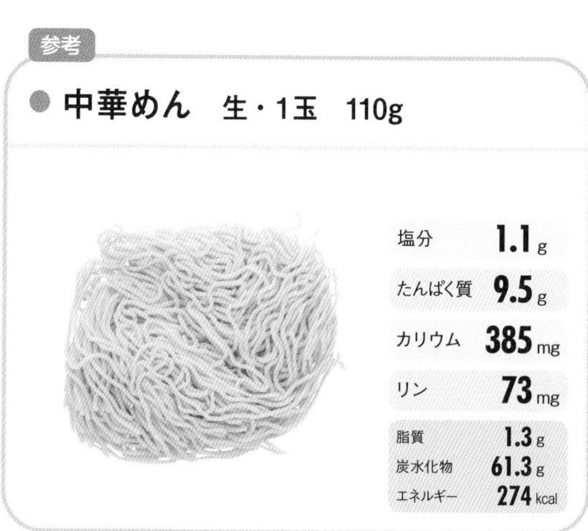

塩分	1.1 g
たんぱく質	9.5 g
カリウム	385 mg
リン	73 mg
脂質	1.3 g
炭水化物	61.3 g
エネルギー	274 kcal

みそ風味ラーメン

ピリ辛みそ味でめりはりをつけます。

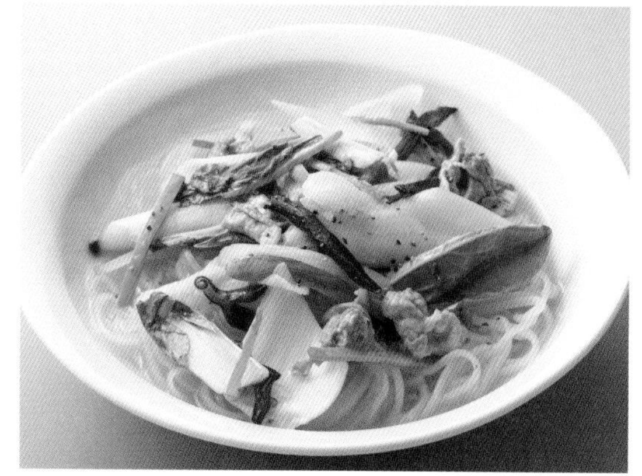

塩分	たんぱく質	カリウム	リン	脂質	炭水化物	エネルギー
1.8 g	5.8 g	803 mg	93 mg	6.8 g	74.8 g	386 kcal

●材料（1人分）

たんぱく質調整中華めん……100g
豚もも薄切り肉……20g
青梗菜……50g
ねぎ……10g
にんじん……5g
生きくらげ……5g
おろしにんにく……ミニスプーン1
ごま油……小さじ1
a 精進だし（42ページ）……2/3カップ
　豆板醤みそ（31ページ）……大さじ1 1/2
こしょう……少量

●作り方

❶豚肉は食べやすい大きさに切る。
❷青梗菜は3cm幅に切り、ねぎは斜め薄切りにする。にんじんときくらげはせん切りにする。
❸なべにごま油とにんにくを入れて火にかけ、香りが立ったら①を加えていためる。
❹肉の色がかわったら②を加えていため、油がまわったら混ぜ合わせたaとこしょうを加えて煮る。
❺別のなべに湯を沸かし、ラーメンを袋の表示に従ってゆで、ざるにあげて湯をきる。
❻丼に⑤を入れ、④をかける。

・たんぱく質調整食品の入手先については130ページ参照。

うどん

１人分のうどんには８～９gのたんぱく質が含まれています。量を乾めんで50gぐらい（約半分）に控えるか、たんぱく質を調整したうどんを使うのがおすすめです。たんぱく質調整うどんはエネルギーも確保できます。

● たんぱく質調整うどん　乾・1束　80g

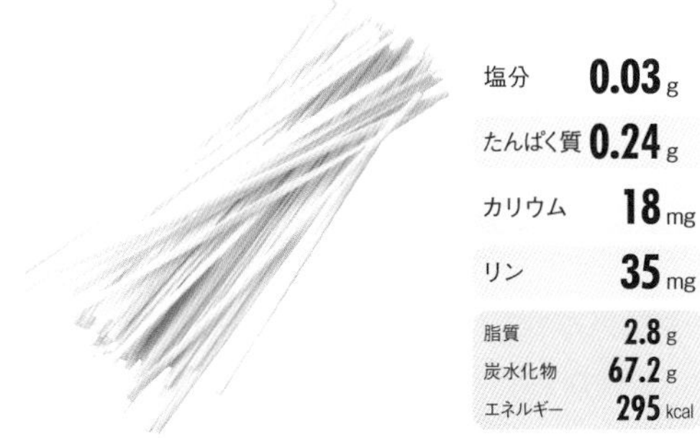

塩分	0.03 g
たんぱく質	0.24 g
カリウム	18 mg
リン	35 mg
脂質	2.8 g
炭水化物	67.2 g
エネルギー	295 kcal

・栄養成分値は商品によって異なるので、栄養表示の確認を。

参考

● うどん　乾・1束　100g

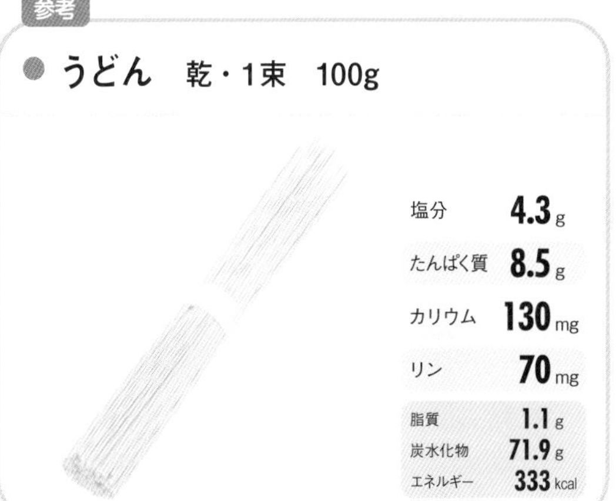

塩分	4.3 g
たんぱく質	8.5 g
カリウム	130 mg
リン	70 mg
脂質	1.1 g
炭水化物	71.9 g
エネルギー	333 kcal

温泉卵おろしあえうどん

おろしドレッシングと温泉卵をからめて食べるあえめん。

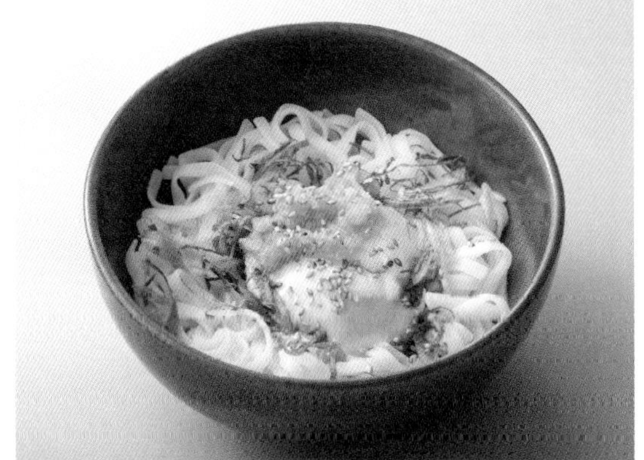

塩分	たんぱく質	カリウム	リン	脂質	炭水化物	エネルギー
0.6g	7.4g	215mg	149mg	9.1g	70.4g	396kcal

●材料（１人分）

たんぱく質調整うどん
…………………乾80g
温泉卵（市販品）……1個
青じそ ……………… 2枚
みょうが ……………1個
おろしドレッシング（38ページ）
……………… 大さじ2 1/2
いり白ごま……………2g

●作り方

❶青じそとみょうがはせん切りにする。
❷なべにたっぷりの湯を沸かし、うどんを袋の表示に従ってゆでる。水にとって洗い、ざるにあげて水けをきる。
❸丼に②を盛って①を散らし、真ん中に温泉卵をのせる。おろしドレッシングをかけ、ごまをふる。

・たんぱく質調整食品の入手先については130ページ参照。

そば

そばはうどんなどよりもたんぱく質の含有量が多く、乾めんを１人分の半分以下の40gにしても5.6gのたんぱく質を含みます。たんぱく質を調整したそばを使うのがおすすめです。

● たんぱく質調整そば　乾・1束　100g

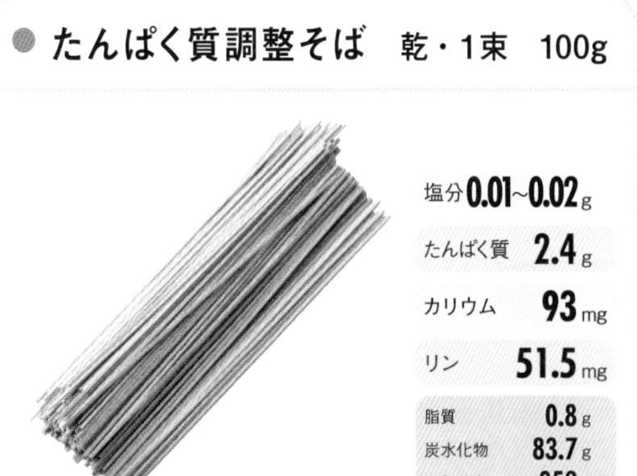

・栄養成分値は商品によって異なるので、栄養表示の確認を。

参考

● そば　乾・1束　100g

塩分 2.2 g
たんぱく質 14.0 g
カリウム 260 mg
リン 230 mg
脂質 2.3 g
炭水化物 66.7 g
エネルギー 344 kcal

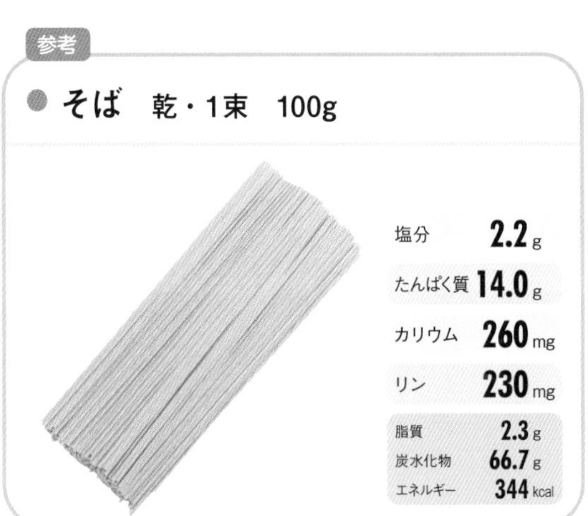

けんちん風つけめん

具だくさんのつけづゆで。好みで七味とうがらしをふって。

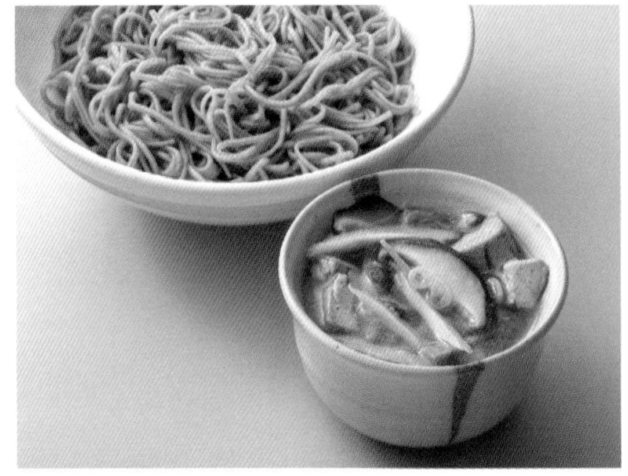

塩分	たんぱく質	カリウム	リン	脂質	炭水化物	エネルギー
0.5g	5.5g	303mg	111mg	7.1g	91.4g	454kcal

●材料（１人分）

たんぱく質調整そば ……………… 乾100g
厚揚げ ……………… 20g
ごぼう ……………… 20g
にんじん ……………… 10g
生しいたけ ………… 10g
サラダ油 ………… 小さじ1
a
- 精進だし（42ページ） …………… 2/3カップ
- みりん ……… 小さじ1
- しょうゆ … 小さじ1/2

●作り方

❶ごぼうはたわしでこすって皮をこそげ除き、笹がきにする。酢水にさらしてアクを除き、ざるにあげて水けをきる。
❷厚揚げは食べやすい大きさに切る。にんじんはせん切りにし、しいたけは薄切りにする。
❸なべにサラダ油を熱して①と②をさっといため、aを加えて煮る。
❹別のなべにたっぷりの湯を沸かし、そばを袋の表示に従ってゆでる。水にとって洗い、ざるにあげて水けをきる。
❺器に④を盛る。別器に③のつけづゆを入れる。

・たんぱく質調整食品の入手先については130ページ参照。

スパゲティ

1人分を半分（乾 50g）に減らしても、たんぱく質は6gほどに。スパゲティを減らした分、野菜などでボリュームを出す方法もありますが、塩分も高くなります。たんぱく質を調整したものを使い、減塩を心がけましょう。

● たんぱく質調整スパゲティ　乾　100g

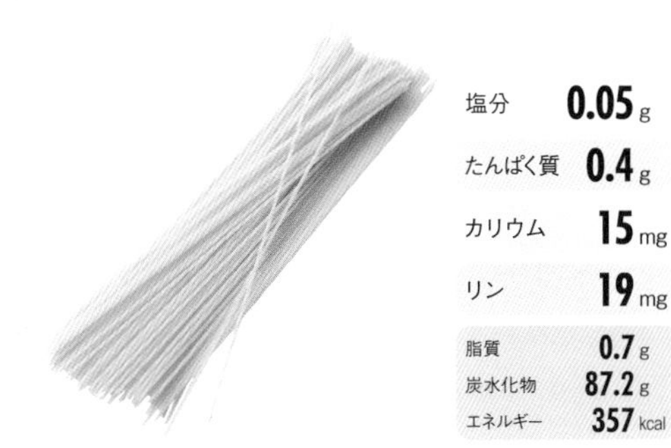

塩分	0.05 g
たんぱく質	0.4 g
カリウム	15 mg
リン	19 mg
脂質	0.7 g
炭水化物	87.2 g
エネルギー	357 kcal

・栄養成分値は商品によって異なるので、栄養表示の確認を。

参考

● スパゲティ　乾　100g

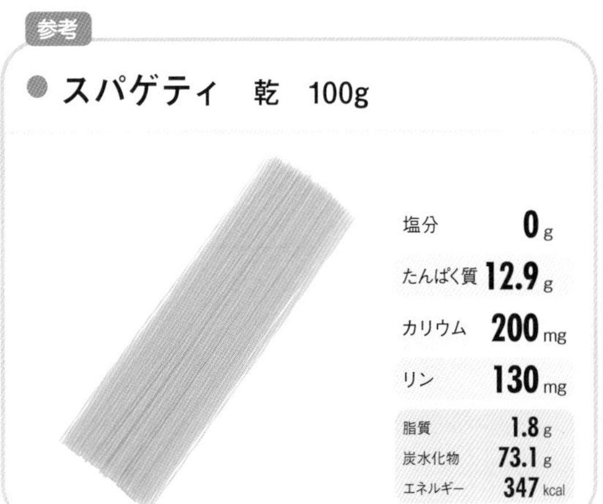

塩分	0 g
たんぱく質	12.9 g
カリウム	200 mg
リン	130 mg
脂質	1.8 g
炭水化物	73.1 g
エネルギー	347 kcal

ツナとトマトの冷製パスタ

イタリアンドレッシングであえる冷たいパスタ。

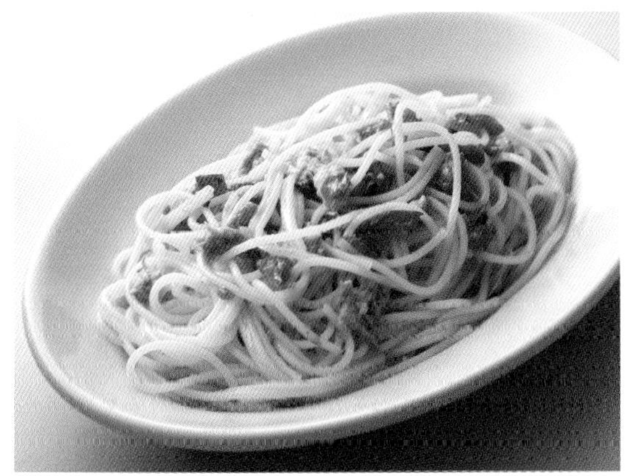

●材料（1人分）

たんぱく質調整スパゲティ
　……………… 乾 100g
ツナ油漬け缶詰め…30g
トマト………………20g
イタリアンドレッシング
　（38ページ）……………40g

●作り方

❶ツナは缶汁をきる。トマトはみじん切りにする。
❷なべにたっぷりの湯を沸かし、スパゲティをゆでる。水にとってさまし、ざるにあげて水けをきる。
❸ボールに①と②を入れ、イタリアンドレッシングを加えてあえる。

塩分	たんぱく質	カリウム	リン	脂質	炭水化物	エネルギー
1.0 g	6.5 g	177 mg	114 mg	13.8 g	89.9 g	511 kcal

・たんぱく質調整食品の入手先については 130ページ参照。

くずきり・はるさめ・米粉めん

くずやじゃが芋から作るくずきり、緑豆が原料のはるさめなどはたんぱく質の含有量が非常に少ないので、減塩だけに気をつければ安心して食べられます。ただし、米粉を使っためんはたんぱく質量に注意しましょう。

● くずきり　乾　30g

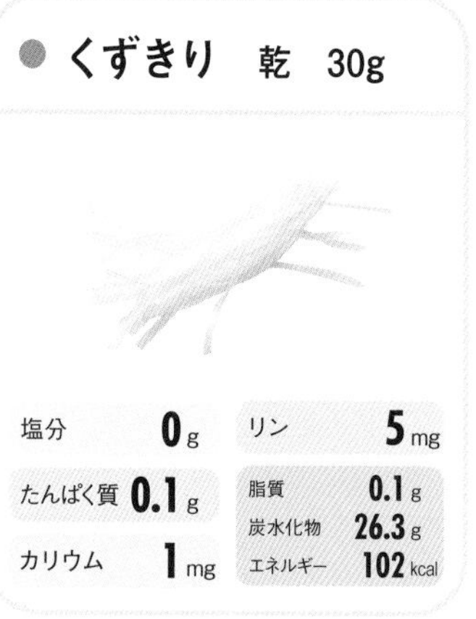

塩分	0g	リン	5mg
たんぱく質	0.1g	脂質	0.1g
		炭水化物	26.3g
カリウム	1mg	エネルギー	102kcal

● はるさめ　乾　30g

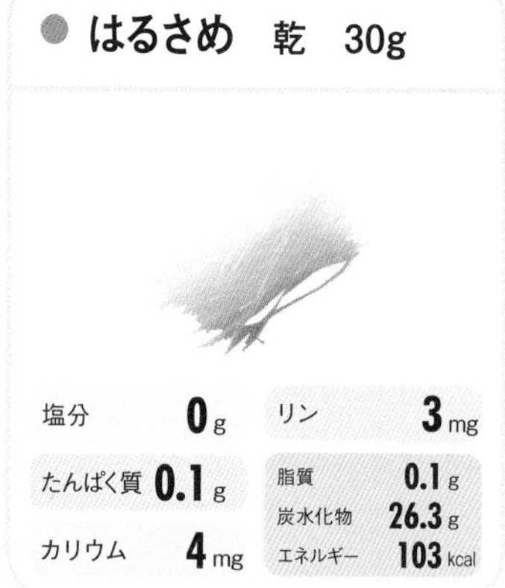

塩分	0g	リン	3mg
たんぱく質	0.1g	脂質	0.1g
		炭水化物	26.3g
カリウム	4mg	エネルギー	103kcal

● 米粉めん　乾・1玉　50g

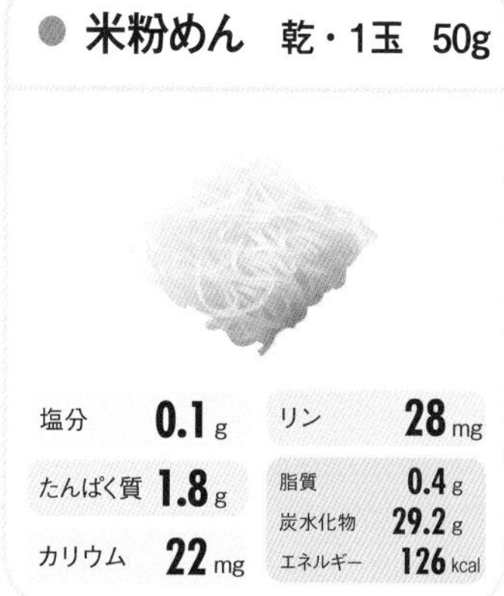

塩分	0.1g	リン	28mg
たんぱく質	1.8g	脂質	0.4g
		炭水化物	29.2g
カリウム	22mg	エネルギー	126kcal

くずきりの卵とじ

くずきりを卵でとじたのど越しのよい一品。

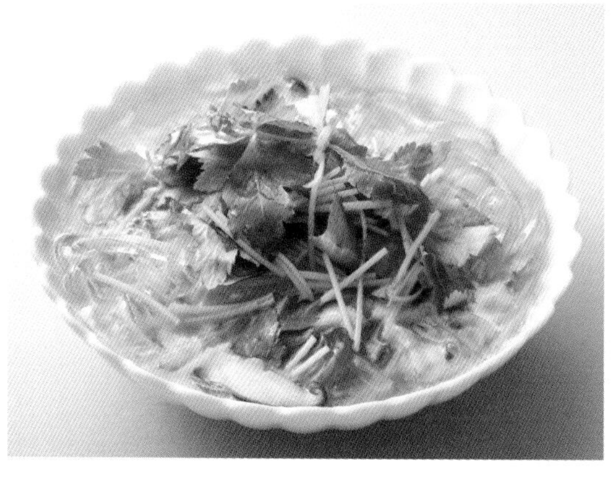

塩分	たんぱく質	カリウム	リン	脂質	炭水化物	エネルギー
0.9g	7.0g	198mg	120mg	5.3g	35.5g	225kcal

●材料（1人分）

くずきり……………乾30g
生しいたけ……………15g
a ｜精進だし（42ページ）……………1/3カップ
　｜みりん……大さじ1/2
　｜しょうゆ…小さじ1/2
　｜塩………ミニスプーン1/4
｜かたくり粉…大さじ1/2
｜水………………大さじ1
卵……………………50g
糸三つ葉……………10g

●作り方

❶なべに湯を沸かし、くずきりを2分ゆでる。水にとり、ざるにあげて水けをきる。
❷しいたけは石づきを除いて薄切りにする。
❸三つ葉は3㎝長さに切る。
❹なべにaを入れて火にかけ、煮立ったら①と②を入れる。再び煮立ったら水どきかたくり粉を加えてとろみをつける。
❺割りほぐした卵をまわし入れ、火を弱めてふたをする。卵が半熟状になったら③を散らして仕上げる。

はるさめのチャプチェ

はるさめにおいしい調味液を吸い込ませます。

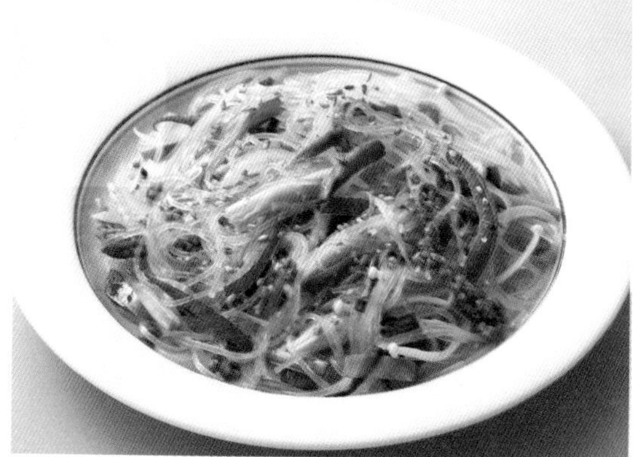

塩分	たんぱく質	カリウム	リン	脂質	炭水化物	エネルギー
0.8g	5.5g	283mg	79mg	11.6g	35.7g	279kcal

●材料（1人分）

はるさめ……………乾30g
牛ひき肉……………20g
えのきたけ…………20g
にら…………………20g
玉ねぎ………………15g
赤ピーマン…………10g
ごま油…………大さじ1/2

a
酒…………大さじ1/2
みりん……大さじ1/2
しょうゆ…小さじ1/2
オイスターソース…………小さじ1/2
おろしにんにく……………1/4かけ

いり白ごま………小さじ1

●作り方

❶はるさめは袋の表示に従ってゆで、湯をきって食べやすい長さに切る。
❷えのきたけは根元を切り除いてほぐし、玉ねぎと赤ピーマンは細切りにする。
❸にらは3㎝長さに切る。
❹フライパンにごま油を熱し、牛ひき肉をいためる。肉の色がかわったら②を加えていため、①を加えてさらにいためる。
❺野菜に火が通ったら③を加えていためる。
❻aを混ぜ合わせて加え、全体に味がまわったらごまをふり混ぜる。

フォーの冷やし中華

中華めんをベトナムの米粉めんフォーにかえて。

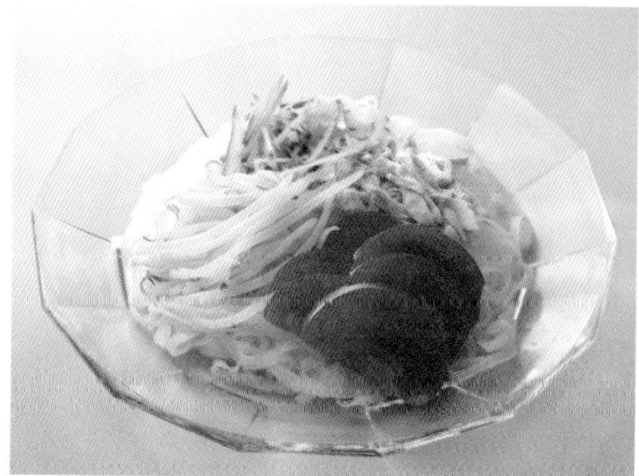

塩分	たんぱく質	カリウム	リン	脂質	炭水化物	エネルギー
0.3g	8.4g	326mg	123mg	4.5g	47.9g	268kcal

●材料（1人分）

フォー…………乾50g
鶏ささ身…………30g
もやし……………40g
きゅうり…………20g
トマト……………50g

a
からしじょうゆ（29ページ）……小さじ1
酢…………大さじ1
ごま油………小さじ1

●作り方

❶鶏ささ身は熱湯でゆで、食べやすくほぐす。
❷もやしは根を除き、熱湯でさっとゆでる。水にとってさまし、ざるにあげて水けをきる。
❸きゅうりはせん切りにする。トマトは縦半分に切り、切り口を下にして置き、薄切りにする。
❹なべに湯を沸かし、フォーを袋の表示に従ってゆでる。水にとってさまし、ざるにあげて水けをきる。
❺器に④を盛り、①～③を彩りよくのせる。aを混ぜ合わせてかける。

小麦粉・ホットケーキミックス

揚げ物などに使う小麦粉は、かたくり粉などたんぱく質が少ない粉で代用できますが、低たんぱく質小麦粉もおすすめです。低たんぱく質のホットケーキミックスは水があれば作れるので、朝食や昼食、間食に便利です。

● たんぱく質調整小麦粉　1カップ　110g

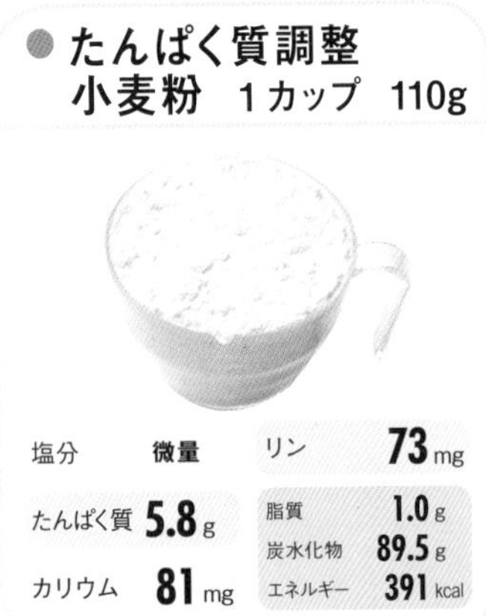

塩分	微量	リン	73mg
たんぱく質	5.8g	脂質	1.0g
		炭水化物	89.5g
カリウム	81mg	エネルギー	391kcal

● たんぱく質調整ホットケーキミックス　1カップ　120g

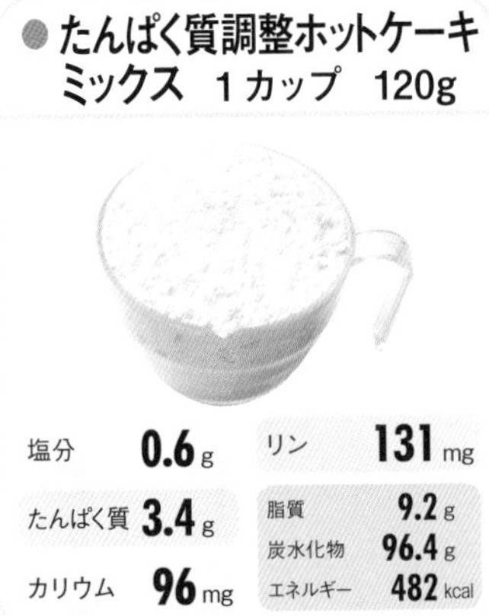

塩分	0.6g	リン	131mg
たんぱく質	3.4g	脂質	9.2g
		炭水化物	96.4g
カリウム	96mg	エネルギー	482kcal

参考

● 小麦粉　1カップ　100g

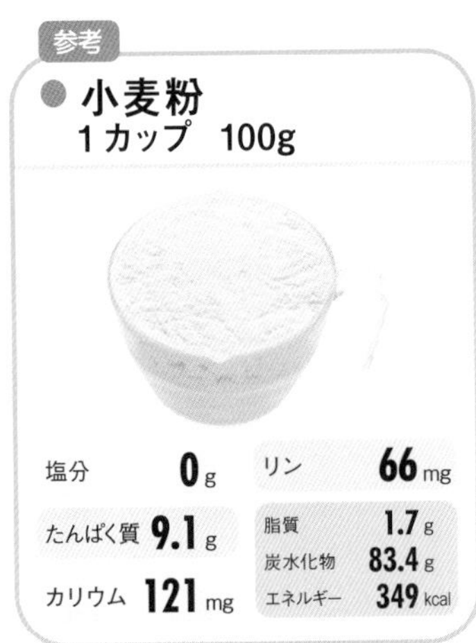

塩分	0g	リン	66mg
たんぱく質	9.1g	脂質	1.7g
		炭水化物	83.4g
カリウム	121mg	エネルギー	349kcal

・栄養成分値は商品によって異なるので、栄養表示の確認を。

キャベツのお好み焼き

具はキャベツとねぎだけ。豆板醤みそで食べるかわり種。

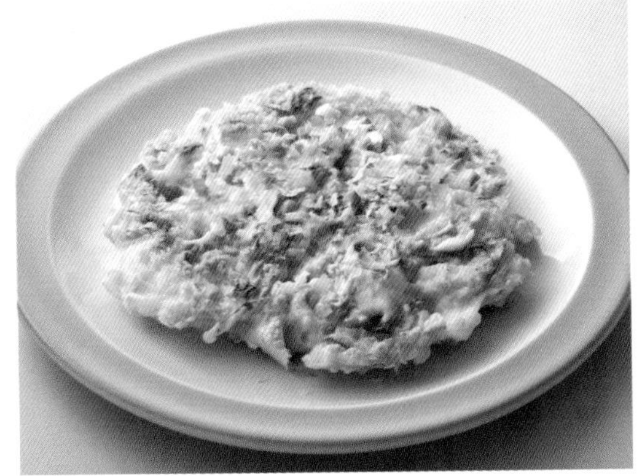

塩分	たんぱく質	カリウム	リン	脂質	炭水化物	エネルギー
0.6g	12.5g	321mg	176mg	13.5g	63.6g	428kcal

●材料（1人分）

キャベツ……………70g
ねぎ…………………20g
卵……………………1個
a ｜たんぱく質調整小麦粉……………70g
　｜精進だし（42ﾍﾟｰｼﾞ）または水……大さじ1～2
サラダ油………大さじ1/2
豆板醤みそ（31ﾍﾟｰｼﾞ）…………………小さじ1
マヨネーズ……小さじ1/2
削りガツオ………大さじ1

●作り方

❶キャベツは1㎝角に切り、ねぎは小口切りにする。
❷ボールに卵を割りほぐし、aを加えてよく混ぜる。キャベツとねぎを加えて混ぜる。
❸フライパンにサラダ油を熱して②を流し入れ、丸く形を整える。両面を色よく焼いて中まで火を通す。
❹器に盛り、豆板醤みそとマヨネーズを塗り、削りガツオをふる。

・たんぱく質調整食品の入手先については130ﾍﾟｰｼﾞ参照。

ホットケーキ

ふくらみも食感も普通のホットケーキミックスと同じです。

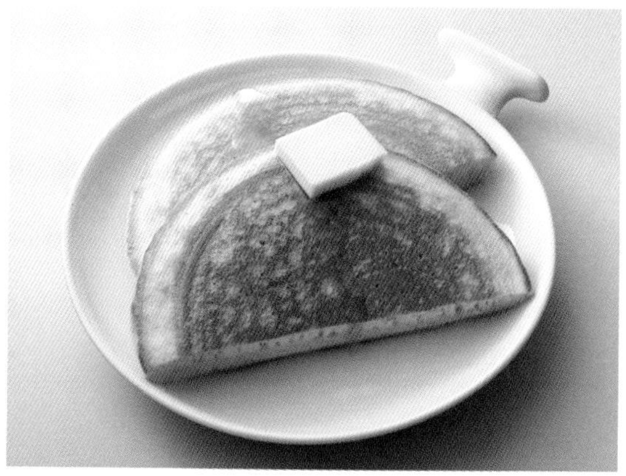

塩分	たんぱく質	カリウム	リン		
0.7g	9.4g	177mg	206mg	脂質	15.7g
				炭水化物	74.2g
				エネルギー	478kcal

●材料（1人分）

たんぱく質調整ホットケーキミックス…80g
卵……………………1個
牛乳……………… 大さじ2
バター……… 小さじ1(4g)
はちみつ……… 大さじ1/2

●作り方

❶ボールに卵を割りほぐし、牛乳を加えて混ぜる。ホットケーキミックスを加え、むらなく混ぜる。
❷フッ素樹脂加工のフライパンに①を流し入れ、両面がこんがりきつね色になるように焼く。
❸半分に切って器に盛り、バターをのせてはちみつをかける。

蒸しパン

ふっくら蒸しパンに仕上げるには強火で蒸すのがコツ。

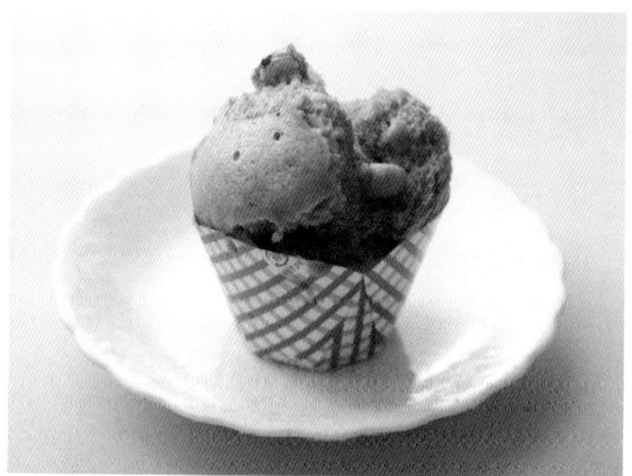

1個分

塩分	たんぱく質	カリウム	リン		
0.2g	2.9g	86mg	76mg	脂質	5.4g
				炭水化物	25.2g
				エネルギー	160kcal

●材料（5個分）

a ｜たんぱく質調整小麦粉…………100g
　｜ベーキングパウダー……………小さじ1
卵……………………1個
牛乳………………1/4カップ
三温糖………………40g
サラダ油………… 大さじ1
くるみ（いり、無塩）…10g

●作り方

❶aは合わせてふるう。
❷ボールに卵を割りほぐし、牛乳、三温糖、サラダ油を加えて混ぜる。①を加え、むらなく混ぜる。
❸紙のマフィンカップに均等に流し入れ、くるみを散らす。蒸気の上がった蒸し器に入れ、強火で10〜12分蒸す。

・残った蒸しパンは、ラップに包んで冷凍保存ができる。食べるときはラップに包んだまま、電子レンジ（600W）で2〜3分加熱する。

おやつのじょうずなとり方

楽しい時間を演出するおやつ。たんぱく質やカリウムのとりすぎに注意し、1日3食で足りないエネルギーを確保するものと考えましょう。

市販の軽食やお菓子（134～137ページ）は、エネルギー、たんぱく質、カリウムなどをしっかりチェックしたうえで選ぶようにしてください。

卵、小麦粉、バターなどを多く使ったものはたんぱく質が多くなります。また、和風の甘じょっぱいものは塩分が高め。市販の果物ジュースや野菜ジュースにはカリウムが多いものがあるので要注意です。

くずきり　黒みつきな粉かけ

口さみしいときに、つるんと食べられて満足感もアップ。

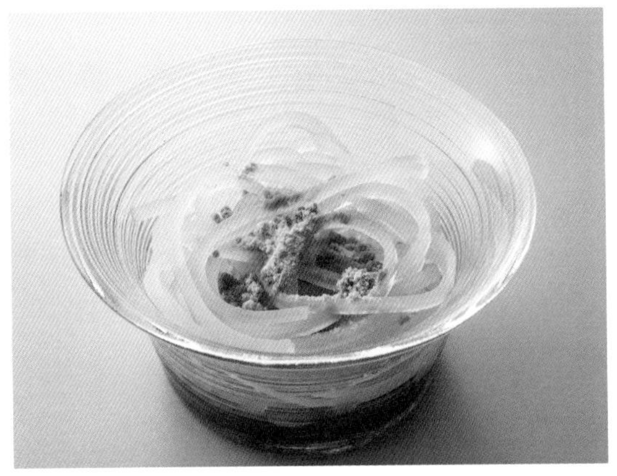

●材料（１人分）
くずきり ……… 乾15g
黒みつ ………… 大さじ1
きな粉 ………… 小さじ1

●作り方
❶くずきりは熱湯で２分ゆでる。水にとってさまし、ざるにあげて水けをきる。
❷器に①を入れて黒みつをかけ、きな粉をふる。

塩分	たんぱく質	カリウム	リン	脂質	炭水化物	エネルギー
0g	1.0g	171mg	19mg	0.5g	24.3g	104kcal

いちごミルクタピオカ

タピオカは、キャッサバという芋が原料のでんぷんです。

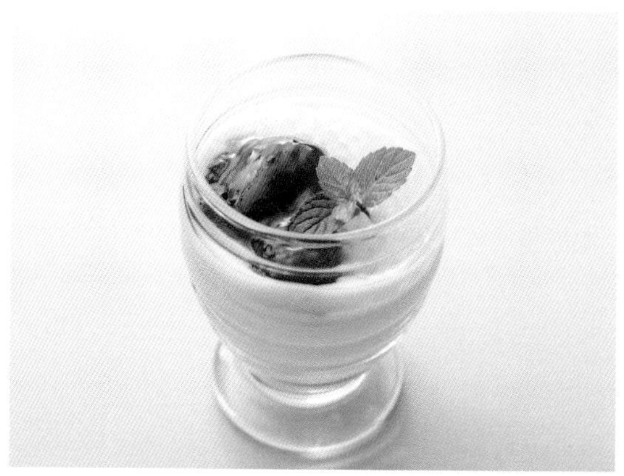

●材料（1人分）
タピオカ……………乾15g
牛乳…………………1/4カップ
いちごジャム……大さじ1
ミントの葉……あれば適量

●作り方
❶タピオカはたっぷりの水に20分ほどつけてもどす。
❷なべに湯を沸かして①を入れ、半透明になるまでゆでる。やわらかくなったら水にとって洗い、ざるにあげて水けをきる。
❸器に②を入れ、牛乳を注ぎ入れる。いちごジャムをのせてミントを飾る。

塩分	たんぱく質	カリウム	リン	脂質	炭水化物	エネルギー
0.1g	1.7g	91mg	50mg	2.0g	28.9g	141kcal

みたらし団子

たんぱく質調整ごはんで作る、一口サイズの愛らしいお団子。

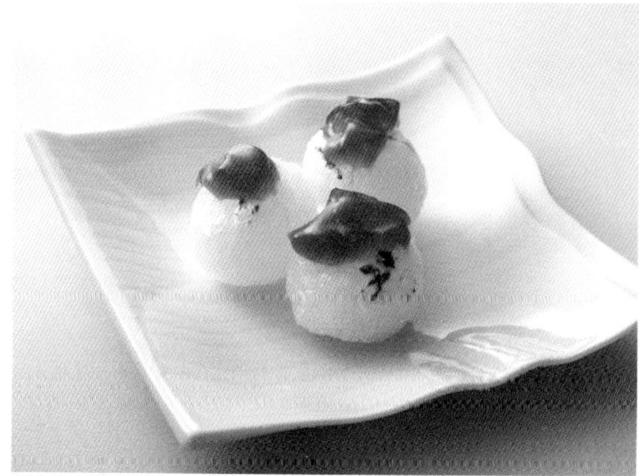

●材料（1人分）
たんぱく質調整1/25
　ごはん（112ページ）……100g
砂糖……………小さじ1/2
湯………………………大さじ1
a｜だしじょうゆ（28ページ）
　｜……………大さじ½
　｜砂糖………小さじ1/2
　｜かたくり粉…小さじ1/2

●作り方
❶ごはんを温め、砂糖と湯を加えてよく練り混ぜる。3等分にし、団子状に丸める。
❷焼き網を熱して①をのせ、軽く焦げ目をつける。
❸小なべにaを入れて火にかけ、よく混ぜてとろりとなるまで加熱する（みたらしだれ）。
❹器に団子を盛り、みたらしだれをかける。

塩分	たんぱく質	カリウム	リン	脂質	炭水化物	エネルギー
0.9g	0.6g	32mg	25mg	0.4g	44.8g	185kcal

里芋アイス

里芋とバナナのねっとり感が濃厚な冷たいデザート。

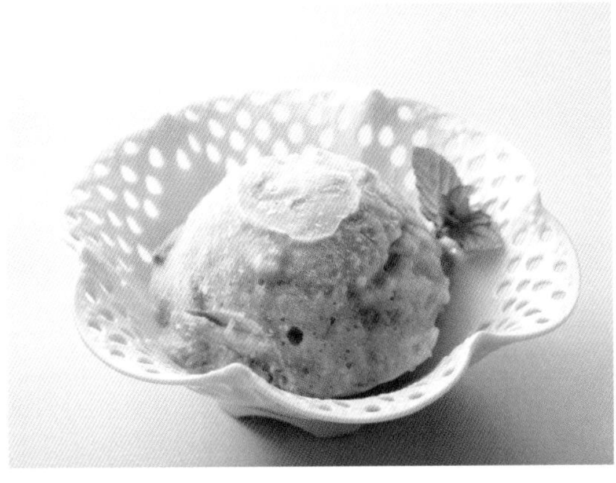

●材料（1人分）

里芋 ………………… 50g
バナナ ……………… 20g
砂糖 …………… 大さじ1/2
バニラエッセンス … 少量

●作り方

❶里芋は皮をむいてラップに包み、電子レンジ（600W）で3分加熱してやわらかくする。
❷ボールに①を入れ、熱いうちによくつぶす。
❸バナナをよくつぶして加え、砂糖、バニラエッセンスを加えて混ぜる。
❹容器に③を入れ、冷凍庫で冷やしかためる。
・カリウム制限がある人は量を控えめに。小分けにしてください。

塩分	たんぱく質	カリウム	リン	脂質	炭水化物	エネルギー
0g	1.0g	392mg	33mg	0.1g	15.5g	63kcal

ごまおはぎ

香ばしいすりごまをまぶした、ほんのり甘いおはぎ。

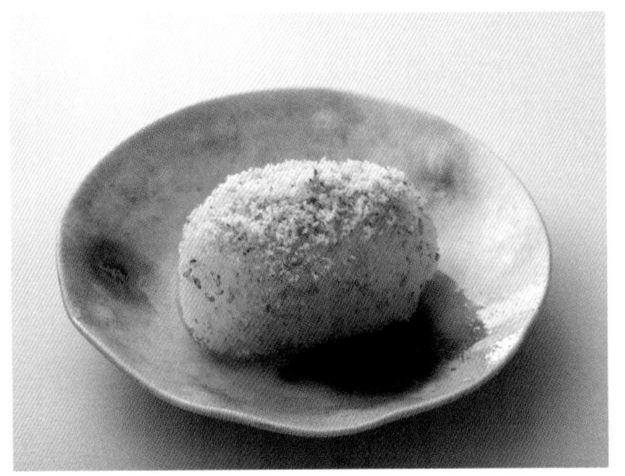

●材料（1人分）

たんぱく質調整1/25
　ごはん（P112）…… 80g
砂糖 …………… 小さじ1/2
湯 ………………… 大さじ1
a｜すり白ごま … 小さじ1
　｜砂糖 ………… 小さじ1

●作り方

❶ごはんを温め、砂糖と湯を加えてよく練り混ぜる。俵形に丸める。
❷aを混ぜ合わせ、①にまぶしつける。

塩分	たんぱく質	カリウム	リン	脂質	炭水化物	エネルギー
0g	0.7g	12mg	29mg	1.9g	37.0g	166kcal

かぼちゃの抹茶茶きん

色のコントラストが楽しい一口大の茶きん絞り。

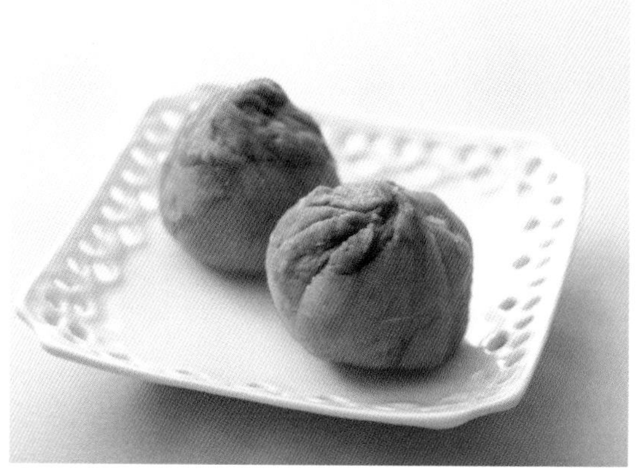

塩分	たんぱく質	カリウム	リン	脂質	炭水化物	エネルギー
0g	1.1g	234mg	23mg	0.2g	16.0g	67kcal

●材料（1人分）

かぼちゃ……………50g
はちみつ………… 小さじ1
｜抹茶（粉）……… ミニスプーン1
｜水………………… 少量

●作り方

❶かぼちゃは皮を除いてラップに包み、電子レンジ(600W)で2分30秒加熱してやわらかくする。
❷ボールに①を入れて熱いうちにつぶし、はちみつを加えて混ぜる。
❸②の1/3量に、少量の水でといた抹茶を加え混ぜる。
❹ラップを広げ、残りの②の半量と③の半量を重ねてのせ、キュッと絞って形を整える。同様にもう1個作る。

ぶどうかんてん

サイダーのシュワシュワが口の中で弾けます。

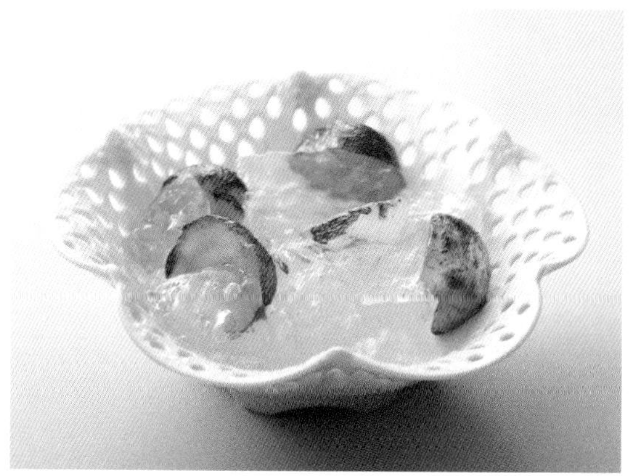

塩分	たんぱく質	カリウム	リン	脂質	炭水化物	エネルギー
0g	0.1g	39mg	5mg	0g	15.1g	57kcal

●材料（1人分）

粉かんてん…………1g
水…………………1/4カップ
砂糖………… 大さじ1/2
サイダー…………1/4カップ
ぶどう（巨峰など）…30g

●作り方

❶小なべに粉かんてんと水を入れて混ぜ、火にかける。煮立ったら火を弱めて2～3分煮て、かんてんがとけたら砂糖を加え、砂糖がとけたら火を消す。
❷あら熱がとれたらサイダーを加え混ぜる。容器に流し入れ、冷蔵庫で冷やしかためる。
❸ぶどうは皮をむいて半分に切り、種があったら除く。
❹②をスプーンですくって器に盛り、ぶどうをのせる。

あずき白玉の牛乳かけ

あずき白玉に牛乳をかけてこくをプラス。

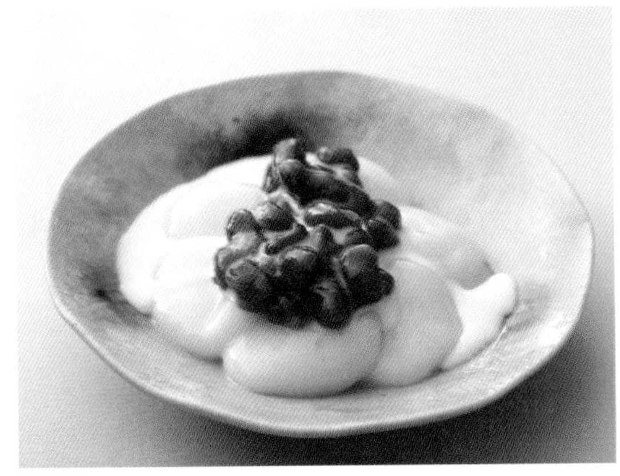

塩分	たんぱく質	カリウム	リン	脂質	炭水化物	エネルギー
0.1g	2.0g	40mg	27mg	0.4g	22.1g	102kcal

●材料（１人分）

白玉粉……………15g
水……… 大さじ2/3～1
ゆであずき(市販品)‥20g
牛乳……………… 小さじ1

●作り方

❶ボールに白玉粉を入れ、スプーンの背などでつぶして細かくする。水を少量ずつ加え混ぜ、耳たぶくらいのやわらかさになったらひとまとめにし、ぬれぶきんをかけて10分ほど休ませる。
❷①を６等分して丸め、中央を指の腹で押して少しくぼませる。なべに湯を沸かしてゆで、浮き上がってきたらさらに２～３分ゆでてざるにあげ、水をかけてさます。
❸②を器に盛ってゆであずきをのせ、牛乳をかける。

マシュマロヨーグルト　キウイのせ

一晩おくことで、マシュマロがヨーグルトにとけ出します。

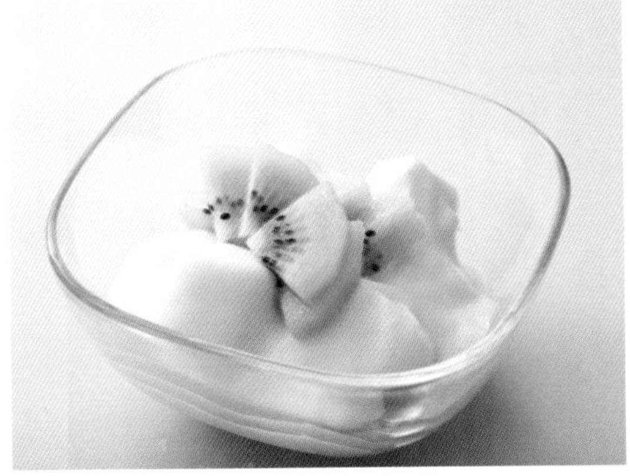

塩分	たんぱく質	カリウム	リン	脂質	炭水化物	エネルギー
0.1g	2.5g	172mg	60mg	1.5g	22.4g	112kcal

●材料（１人分）

マシュマロ…………20g
プレーンヨーグルト
……………………50g
キウイフルーツ………30g

●作り方

❶容器にマシュマロとヨーグルトを入れて混ぜる。冷蔵庫に入れて一晩おく。
❷キウイは皮をむいて輪切りにし、４等分に切る。
❸器に①を盛り、②をのせる。

白玉の揚げごま団子

ごまの風味がたまりません。揚げたてあつあつをどうぞ。

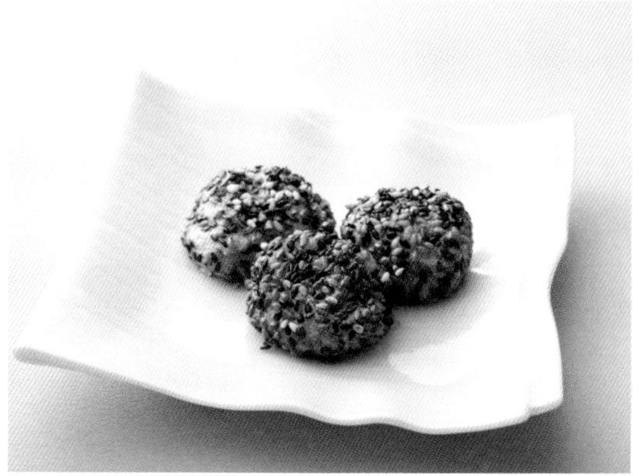

塩分	たんぱく質	カリウム	リン	脂質	炭水化物	エネルギー
0g	2.0g	25mg	39mg	4.7g	13.3g	103kcal

●材料（1人分）

白玉粉………………25g
砂糖…………… 大さじ1/2
水………… 大さじ2/3～1
いり白ごま……… 大さじ1
いり黒ごま……… 大さじ1
揚げ油

●作り方

❶ボールに白玉粉を入れ、スプーンの背などでつぶして細かくし、砂糖を加え混ぜる。水を少量ずつ加え混ぜ、耳たぶくらいのやわらかさになったらひとまとめにし、ぬれぶきんをかけて10分ほど休ませる。
❷白ごまと黒ごまは混ぜ合わせておく。
❸①を3等分して丸め、②のごまをまぶす。熱した揚げ油で2～3分揚げる。

くずきり　はちみつレモン

レモン風味のシロップがさわやかさを引き立てます。

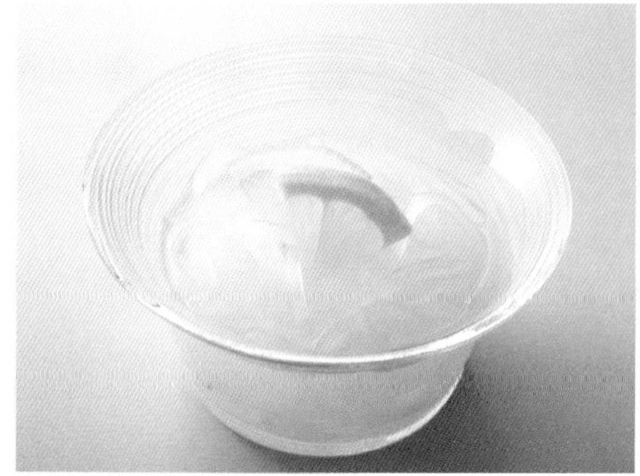

塩分	たんぱく質	カリウム	リン	脂質	炭水化物	エネルギー
0g	0.1g	7mg	4mg	0g	22.0g	86kcal

●材料（1人分）

くずきり……… 乾15g
a｜はちみつ… 大さじ1/2
　｜レモン果汁… 小さじ1
　｜水……………1/4カップ
レモンのいちょう切り
　……………………2枚

●作り方

❶なべに湯を沸かし、くずきりを2分ゆでる。水にとってさまし、ざるにあげて水けをきる。
❷aは混ぜ合わせる。
❸器に①を盛って②をかけ、レモンをのせる。

本書で用いた 減塩調味料&たんぱく質調整食品ガイド

塩分やカリウムを控えた調味料、たんぱく質を調整したごはんなど、腎臓病の食事作りに便利な食材が多種類あります。

ここでは、本書で用いた「減塩調味料」と「たんぱく質調整食品」をご紹介します。これら以外のものもさまざまあるので、栄養表示を確認したり、主治医や管理栄養士に相談したりして、じょうずに活用してください。

・Ⓐ、Ⓑ、Ⓒは、商品のとり扱い先を示す（囲み参照）。
・減塩しょうゆ（28ページ）と減塩みそ（30ページ）の栄養成分値は「日本食品標準成分表2020年版（八訂）」（文部科学省）による。

減塩調味料

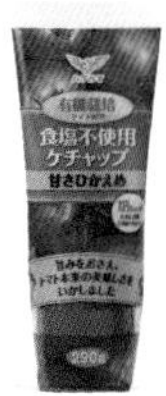

●食塩不使用トマトケチャップ（32ページ）

有機栽培トマト使用 食塩不使用 ケチャップ

ハグルマ（株） Ⓐ

食塩、塩化カリウム不使用。甘味も控え、トマト本来の味が楽しめる。

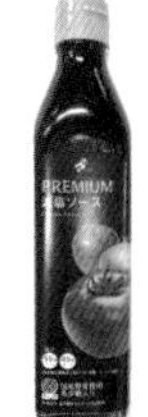

●減塩ソース（33ページ）

PREMIUM 減塩ソース

（株）ライフプロモート Ⓒ

塩分55%カット、リン45%カット。国産野菜のみ使用。希少糖によるこくとうま味。食品添加物不使用。

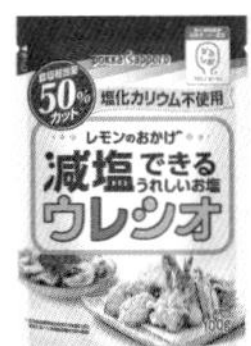

●減塩しお（34ページ）

レモンのおかげ　減塩できる うれしいお塩　ウレシオ

ポッカサッポロフード&ビバレッジ（株） Ⓒ

食塩と比べて食塩相当量を50%低減した調味塩。塩化カリウム不使用。

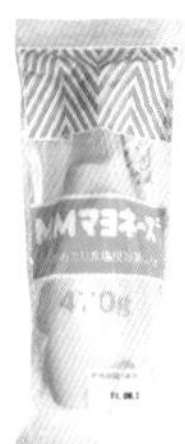

●食塩不使用マヨネーズ（36ページ）

MMマヨネーズ

旭食品（株） Ⓑ

食塩不使用。甘味と酸味のバランスがよい、まろやかなマヨネーズ。

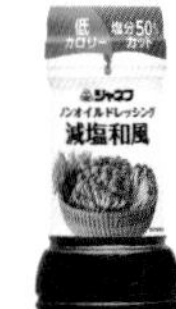

●減塩和風ドレッシング（38ページ）

ジャネフ ノンオイルドレッシング 減塩和風

キユーピー（株） Ⓒ

低エネルギー、塩分50%カット（食品成分表2015「和風ドレッシングタイプ調味料」対比）。大根とゆずのさわやかな香りが特徴。ほかに、減塩ごま、減塩フレンチ、減塩サウザンがある。

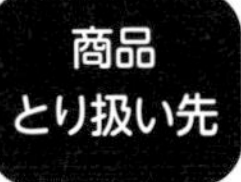

Ⓐ（株）ヘルシーネットワーク
0120-680-357
お客様相談窓口
受付：月～金曜日9～17時（祝日は休業）

Ⓑ旭食品（株）
☎03-3882-2684
たんぱく質調整食品のとり扱いもあり。

Ⓒ一般のスーパーなどで入手できる

たんぱく質調整食品

●たんぱく質調整ごはん（112ページ）
特別な酵素処理により、たんぱく質量を1/5、1/25、1/35などに調整したごはん。商品によってたんぱく質量は異なるので、主治医や管理栄養士のアドバイスを受けることがおすすめ。

ゆめごはん1/35トレー
キッセイ薬品工業（株） Ⓐ

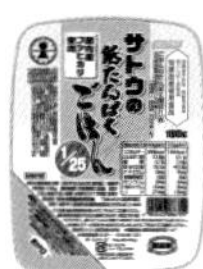

サトウの低たんぱくごはん1/25

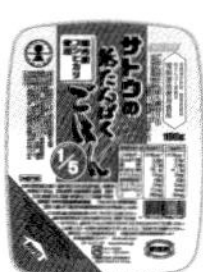

サトウの低たんぱくごはん1/5
ともに、ハウス食品（株） Ⓐ

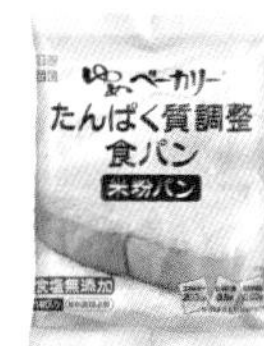

●たんぱく質調整食パン（115ページ）
ゆめベーカリー たんぱく質調整食パン
キッセイ薬品工業（株） Ⓐ
たんぱく質を調整した米粉を使い、食塩は加えずに作った食パン。

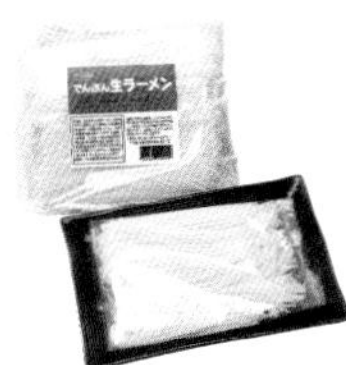

●たんぱく質調整中華めん（116ページ）
でんぷん生ラーメン
（有）オトコーポレーション Ⓐ
小麦粉のかわりにでんぷんを使い、たんぱく質量を調整。スープはついていないので、減塩スープを手作りして。

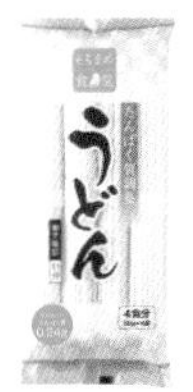

●たんぱく質調整うどん（117ページ）
そらまめ食堂 たんぱく質調整うどん
（株）ヘルシーネットワーク Ⓐ
普通のうどんに比べて、たんぱく質の量は約1/28（食品成分表2015「干しうどん」対比）。食塩不使用なのも利点。

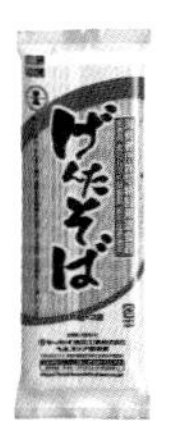

●たんぱく質調整そば（118ページ）
げんたそば
キッセイ薬品工業（株） Ⓐ
消費者庁許可特別用途食品。カリウム、リン、塩分も控えられている。

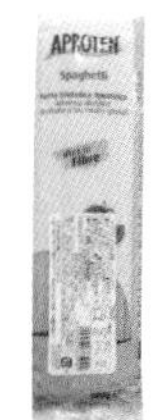

●たんぱく質調整スパゲティ（119ページ）
アプロテンシリーズ スパゲティタイプ
ハインツ日本（株） Ⓐ
たんぱく質が通常のスパゲティの約1/20（食品成分表2015「マカロニ・スパゲッティ」対比）。塩分やカリウム、リンも調整されている。

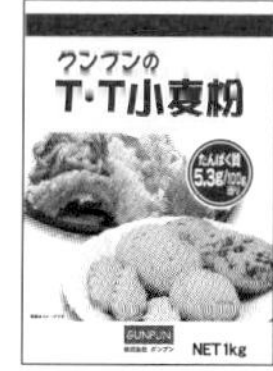

●たんぱく質調整小麦粉（122ページ）
グンプンのT.T小麦粉
（株）グンプン Ⓐ
天ぷらやお好み焼き、洋菓子など幅広く使える、たんぱく質量を調整した小麦粉。

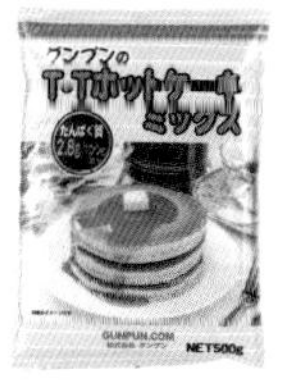

●たんぱく質調整
ホットケーキミックス（122ページ）
グンプンのT.Tホットケーキミックス
（株）グンプン Ⓐ
水を加えて焼くだけ。簡単にたんぱく質量を調整したホットケーキができ上がる。リンやカリウムも控えめ。

総菜

主菜になる総菜はたんぱく質が多く、塩分も高くなっています。
食べる量を控えるのも肝要です。

サケの西京焼き

1パック100gあたり

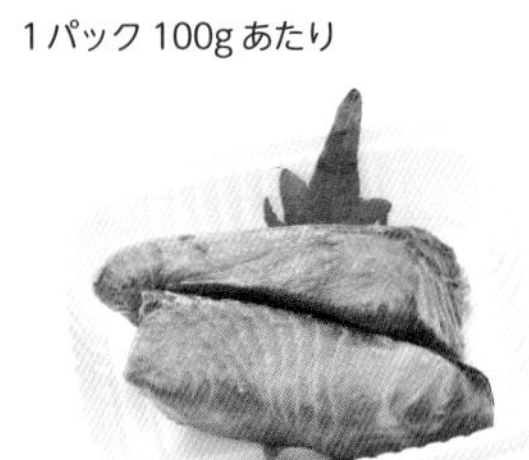

項目	値
塩分	1.4 g
たんぱく質	27.1 g
カリウム	436 mg
リン	293 mg
脂質	5.0 g
炭水化物	2.2 g
エネルギー	171 kcal

麻婆豆腐

1パック150gあたり

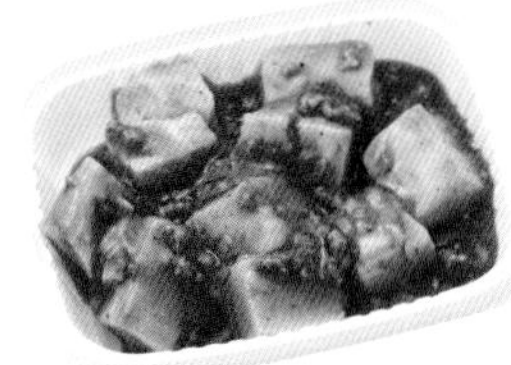

項目	値
塩分	1.9 g
たんぱく質	11.6 g
カリウム	402 mg
リン	167 mg
脂質	14.6 g
炭水化物	8.9 g
エネルギー	223 kcal

青椒肉絲

1パック150gあたり

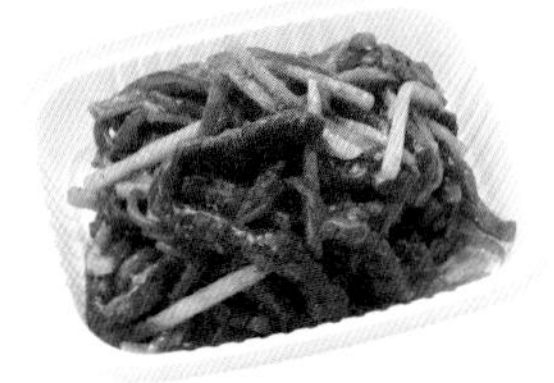

項目	値
塩分	1.7 g
たんぱく質	13.6 g
カリウム	433 mg
リン	145 mg
脂質	15.3 g
炭水化物	8.3 g
エネルギー	232 kcal

鶏肉のから揚げ

1パック100gあたり

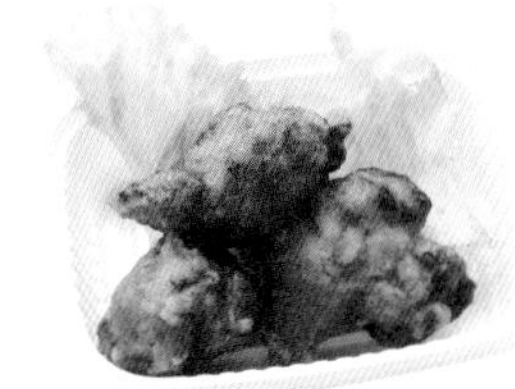

項目	値
塩分	1.5 g
たんぱく質	17.4 g
カリウム	345 mg
リン	189 mg
脂質	16.6 g
炭水化物	6.4 g
エネルギー	259 kcal

エビチリ

1パック150gあたり

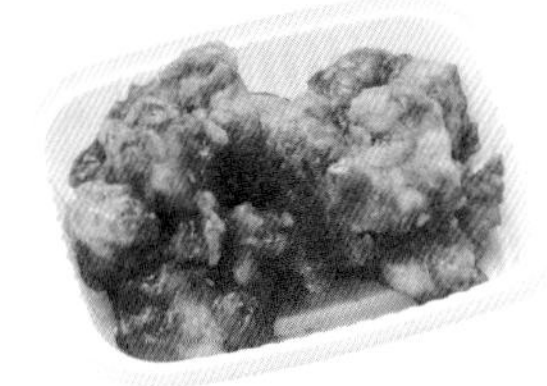

項目	値
塩分	1.9 g
たんぱく質	19.2 g
カリウム	341 mg
リン	230 mg
脂質	16.5 g
炭水化物	9.8 g
エネルギー	276 kcal

ギョーザ

5個150gあたり

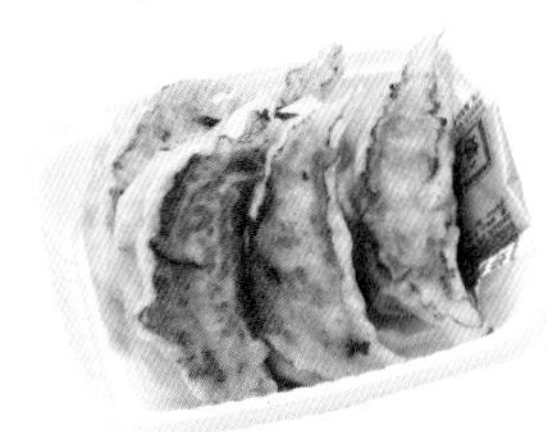

項目	値
塩分	2.6 g
たんぱく質	11.6 g
カリウム	399 mg
リン	118 mg
脂質	16.4 g
炭水化物	28.8 g
エネルギー	323 kcal

あと一品というときに便利な副菜。気をつけたいのは塩分とカリウム量。
下ゆでしてから調理したものかもポイントに。

肉じゃが

1パック100gあたり

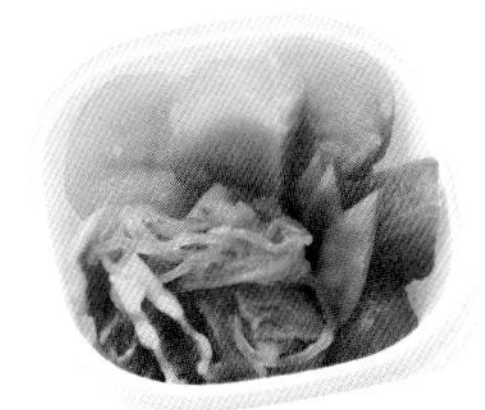

項目	量
塩分	1.4g
たんぱく質	5.7g
カリウム	566mg
リン	101mg
脂質	8.2g
炭水化物	25.9g
エネルギー	206kcal

切り干し大根煮

1パック100gあたり

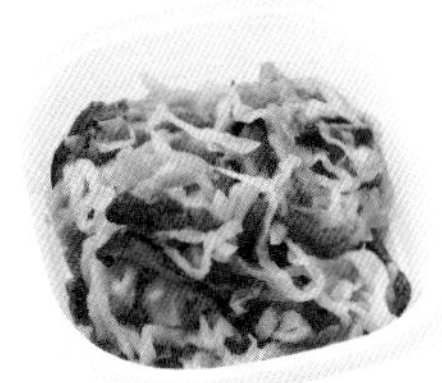

項目	量
塩分	1.3g
たんぱく質	2.2g
カリウム	530mg
リン	47mg
脂質	0.2g
炭水化物	15.2g
エネルギー	74kcal

きんぴらごぼう

1パック100gあたり

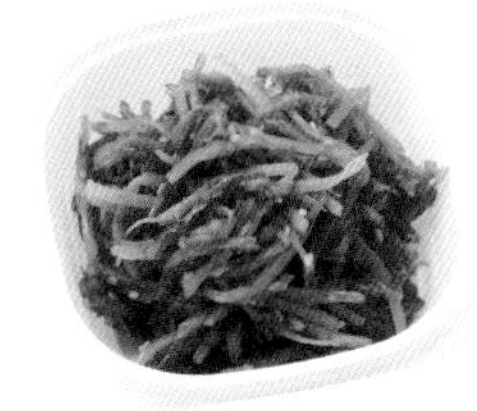

項目	量
塩分	1.4g
たんぱく質	1.9g
カリウム	254mg
リン	55mg
脂質	4.6g
炭水化物	11.4g
エネルギー	99kcal

ほうれん草のごまあえ

1パック85gあたり

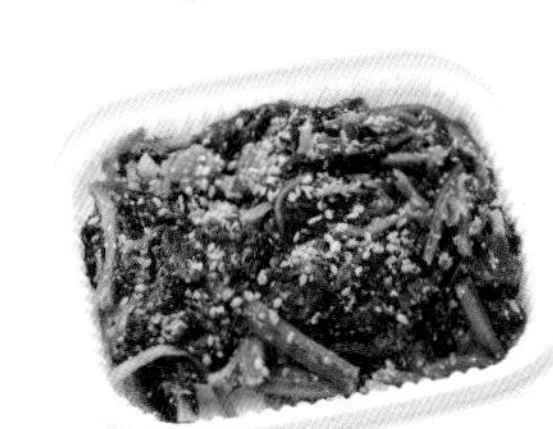

項目	量
塩分	1.0g
たんぱく質	3.9g
カリウム	635mg
リン	95mg
脂質	4.7g
炭水化物	8.4g
エネルギー	83kcal

はるさめサラダ

1パック100gあたり

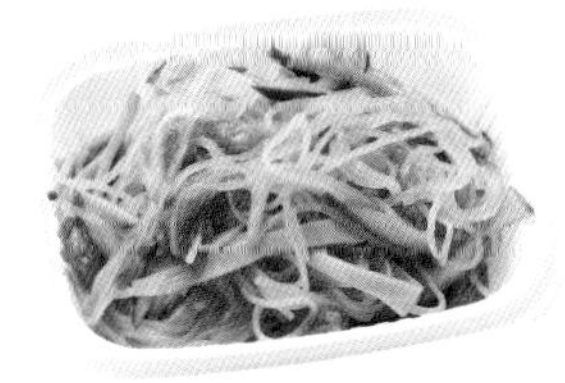

項目	量
塩分	1.2g
たんぱく質	2.4g
カリウム	116mg
リン	53mg
脂質	5.5g
炭水化物	11.3g
エネルギー	105kcal

ポテトサラダ

1パック100gあたり

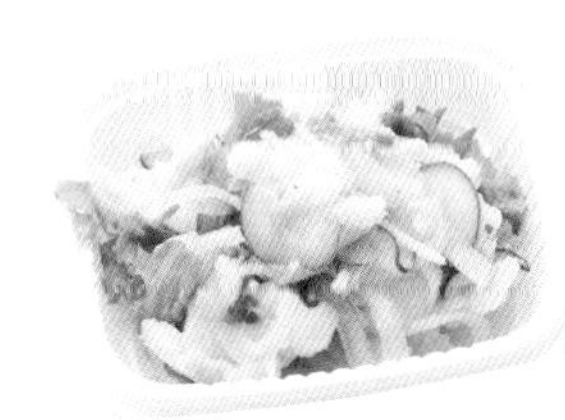

項目	量
塩分	0.9g
たんぱく質	1.4g
カリウム	313mg
リン	38mg
脂質	10.4g
炭水化物	12.4g
エネルギー	149kcal

出典：『毎日の食事のカロリーガイド』（女子栄養大学出版部）

軽食

すし飯は塩分が高く、ホワイトソースを使ったグラタンはたんぱく質が多いなどの傾向があります。

おかかおにぎり

1個100gあたり

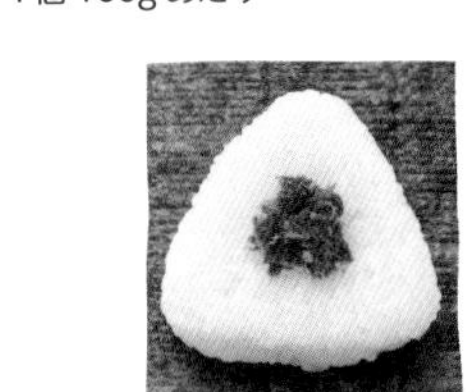

項目	値
塩分	1.2 g
たんぱく質	4.5 g
カリウム	97 mg
リン	60 mg
脂質	0.4 g
炭水化物	37.2 g
エネルギー	175 kcal

助六セット

1パック260gあたり。しょうゆとガリ含む

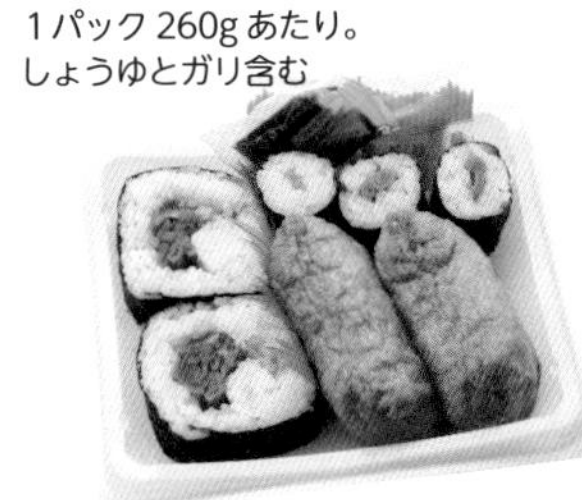

項目	値
塩分	4.6 g
たんぱく質	12.0 g
カリウム	222 mg
リン	180 mg
脂質	8.4 g
炭水化物	73.0 g
エネルギー	422 kcal

エビグラタン

1食320 gあたり。ゆでマカロニ120g

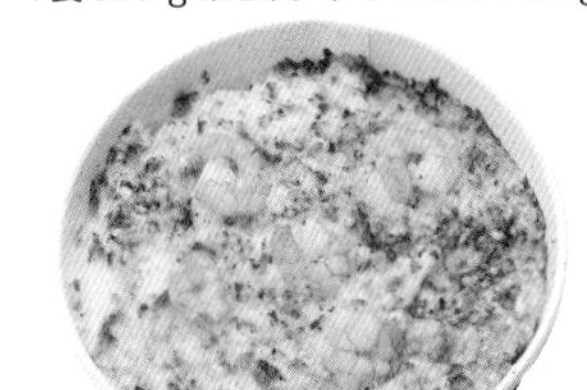

項目	値
塩分	3.9 g
たんぱく質	23.9 g
カリウム	298 mg
リン	253 mg
脂質	21.6 g
炭水化物	52.9 g
エネルギー	516 kcal

ミートソーススパゲティ

1食380gあたり。ゆでめん210g

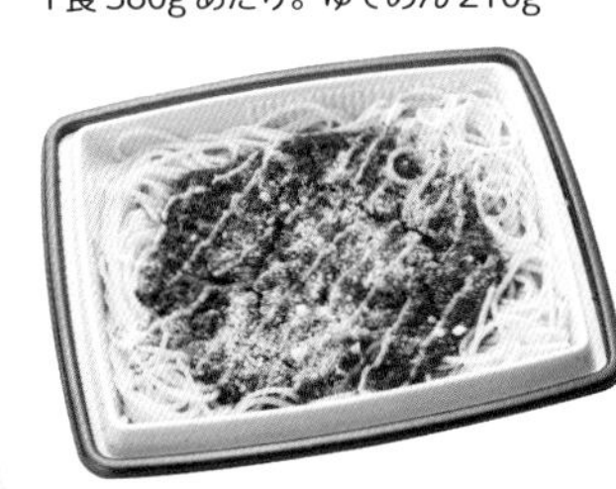

項目	値
塩分	5.2 g
たんぱく質	19.9 g
カリウム	329 mg
リン	218 mg
脂質	19.7 g
炭水化物	75.7 g
エネルギー	579 kcal

ざるそば

1食270 gあたり。ゆでめん200g

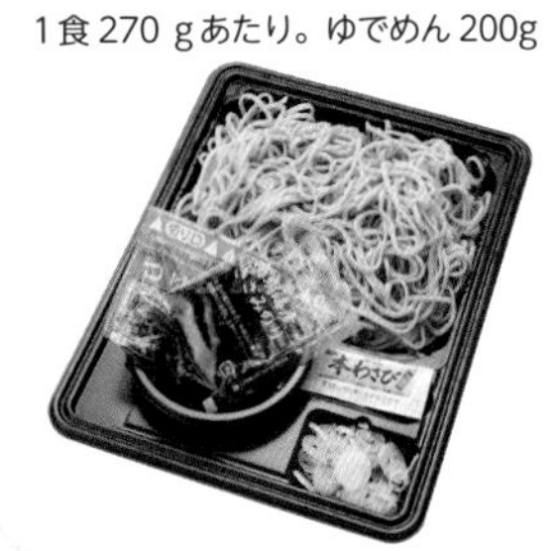

項目	値
塩分	2.5 g
たんぱく質	11.2 g
カリウム	184 mg
リン	198 mg
脂質	2.0 g
炭水化物	65.4 g
エネルギー	330 kcal

肉まん

1個100gあたり

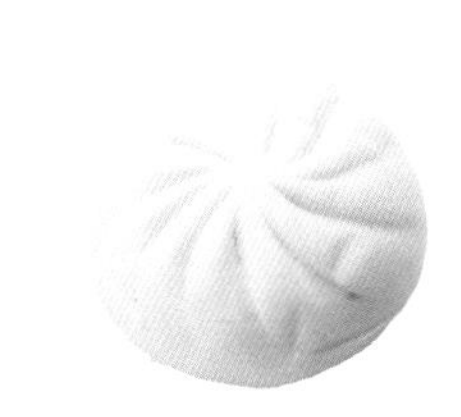

項目	値
塩分	1.2 g
たんぱく質	10.0 g
カリウム	310 mg
リン	87 mg
脂質	5.1 g
炭水化物	43.5 g
エネルギー	260 kcal

ソース味の濃いものは塩分も高くなっています。
アメリカンドッグはケチャップやマスタードをかけずに食べたい。

焼きそばパン

1個100gあたり。パン50g

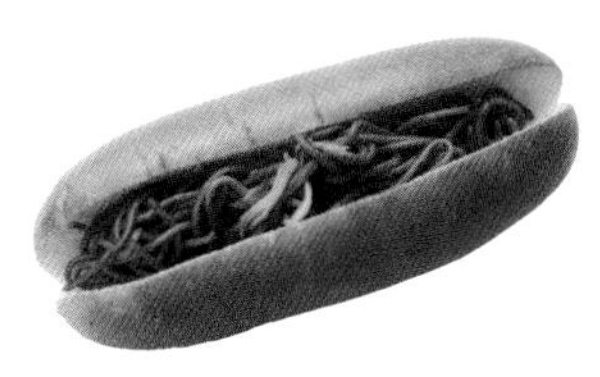

塩分	2.0 g
たんぱく質	7.1 g
カリウム	113 mg
リン	92 mg
脂質	3.4 g
炭水化物	47.7 g
エネルギー	255 kcal

アメリカンドッグ

1本100gあたり

塩分	0.7 g
たんぱく質	7.2 g
カリウム	139 mg
リン	107 mg
脂質	15.7 g
炭水化物	33.9 g
エネルギー	312 kcal

ポテトサンドイッチ

1パック135gあたり。パン35g

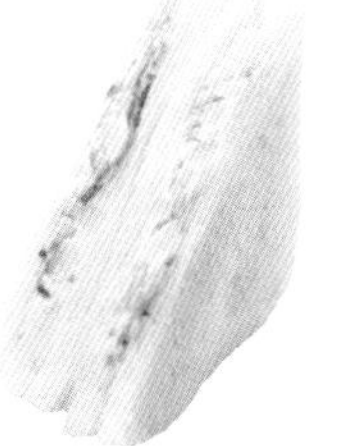

塩分	1.5 g
たんぱく質	5.3 g
カリウム	280 mg
リン	71 mg
脂質	13.1 g
炭水化物	26.9 g
エネルギー	246 kcal

卵サンドイッチ

1パック110gあたり。パン35g

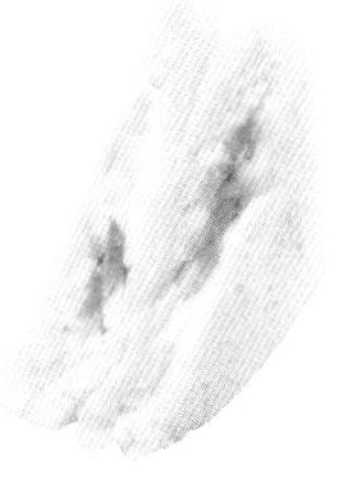

塩分	1.3 g
たんぱく質	10.5 g
カリウム	108 mg
リン	131 mg
脂質	18.2 g
炭水化物	17.6 g
エネルギー	281 kcal

カツサンドイッチ

1パック135gあたり。パン40g

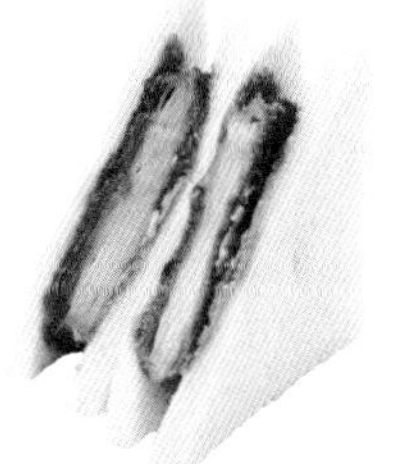

塩分	2.6 g
たんぱく質	15.6 g
カリウム	322 mg
リン	154 mg
脂質	14.6 g
炭水化物	36.7 g
エネルギー	348 kcal

カレーパン

1個105gあたり。パン55g

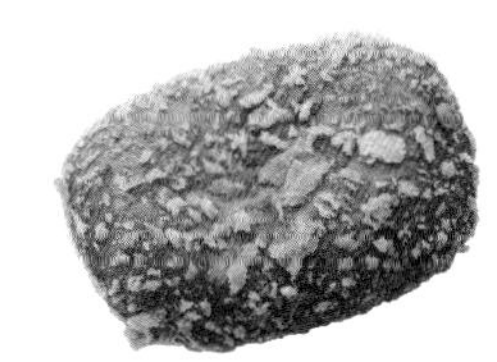

塩分	1.7 g
たんぱく質	6.8 g
カリウム	108 mg
リン	59 mg
脂質	17.3 g
炭水化物	36.3 g
エネルギー	330 kcal

出典：『毎日の食事のカロリーガイド』（女子栄養大学出版部）

お菓子

クリームやバター、卵などを使ったものは
たんぱく質が多くなっています。あずきもたんぱく質源に。

チーズケーキ

1個90gあたり

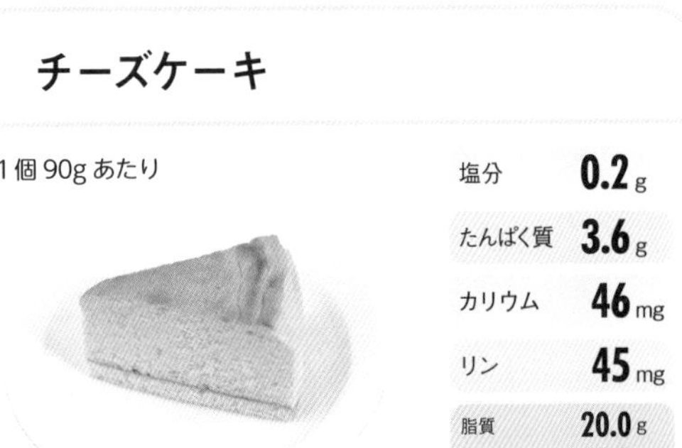

項目	値
塩分	0.2g
たんぱく質	3.6g
カリウム	46mg
リン	45mg
脂質	20.0g
炭水化物	15.1g
エネルギー	258kcal

ショートケーキ

1個175gあたり

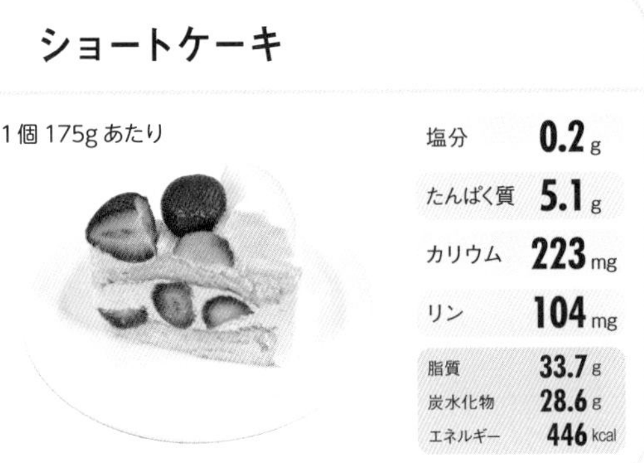

項目	値
塩分	0.2g
たんぱく質	5.1g
カリウム	223mg
リン	104mg
脂質	33.7g
炭水化物	28.6g
エネルギー	446kcal

チョコレートケーキ

1個135gあたり

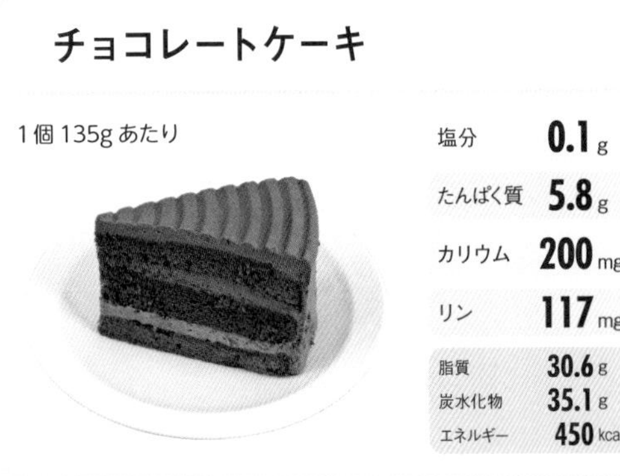

項目	値
塩分	0.1g
たんぱく質	5.8g
カリウム	200mg
リン	117mg
脂質	30.6g
炭水化物	35.1g
エネルギー	450kcal

シュークリーム

1個100gあたり

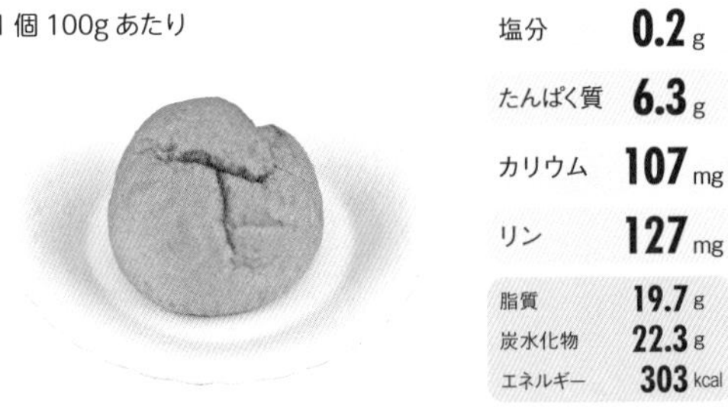

項目	値
塩分	0.2g
たんぱく質	6.3g
カリウム	107mg
リン	127mg
脂質	19.7g
炭水化物	22.3g
エネルギー	303kcal

白玉あんみつ

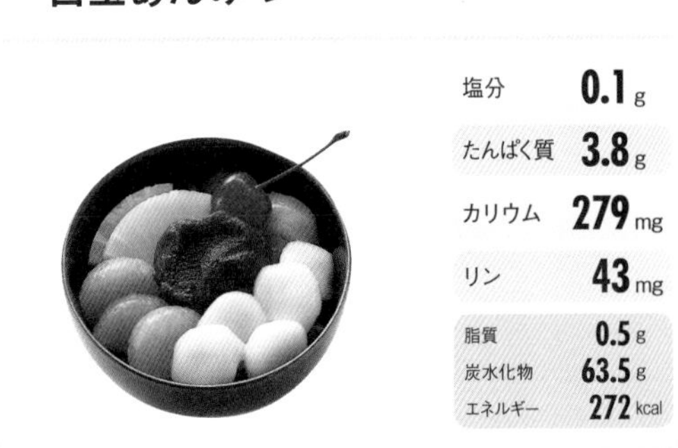

項目	値
塩分	0.1g
たんぱく質	3.8g
カリウム	279mg
リン	43mg
脂質	0.5g
炭水化物	63.5g
エネルギー	272kcal

ぜんざい

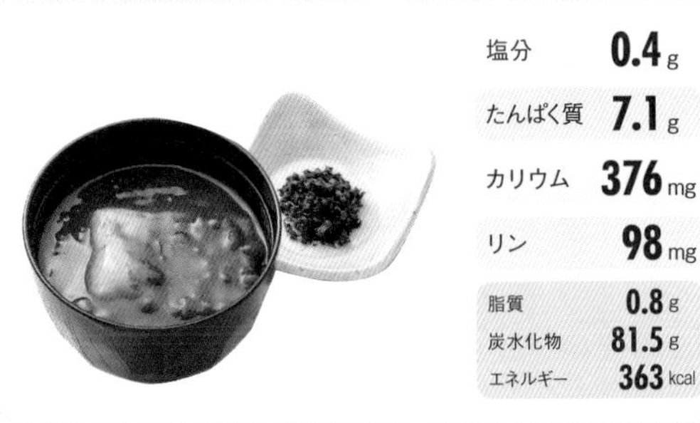

項目	値
塩分	0.4g
たんぱく質	7.1g
カリウム	376mg
リン	98mg
脂質	0.8g
炭水化物	81.5g
エネルギー	363kcal

栄養表示を見て、洋風のお菓子はたんぱく質に注意。
和風のお菓子は塩分に注意。食べる量にも要注意です。

パウンドケーキ

1個40gあたり

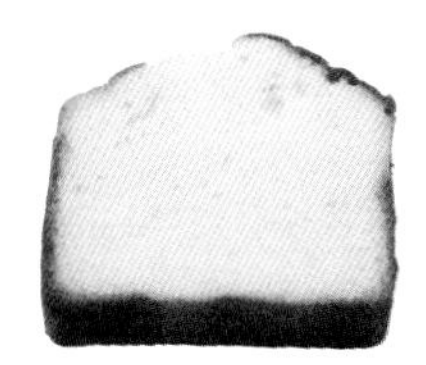

塩分	0.1 g
たんぱく質	2.6 g
カリウム	58 mg
リン	50 mg
脂質	10.8 g
炭水化物	18.2 g
エネルギー	182 kcal

ロールケーキ

1個80gあたり

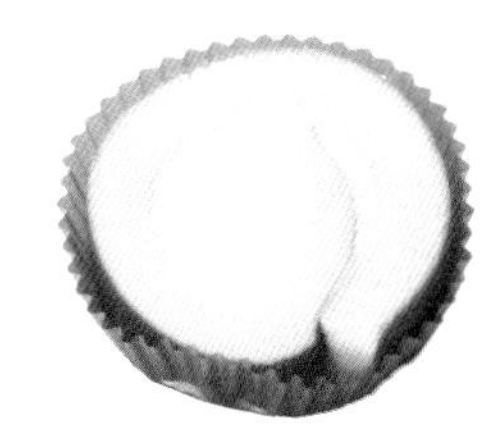

塩分	0.2 g
たんぱく質	4.9 g
カリウム	78 mg
リン	74 mg
脂質	16.3 g
炭水化物	20.4 g
エネルギー	252 kcal

プリン

1個125gあたり

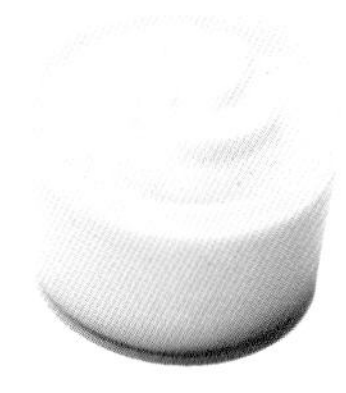

塩分	0.1 g
たんぱく質	5.1 g
カリウム	116 mg
リン	123 mg
脂質	13.4 g
炭水化物	16.2 g
エネルギー	208 kcal

どら焼き

1個80gあたり

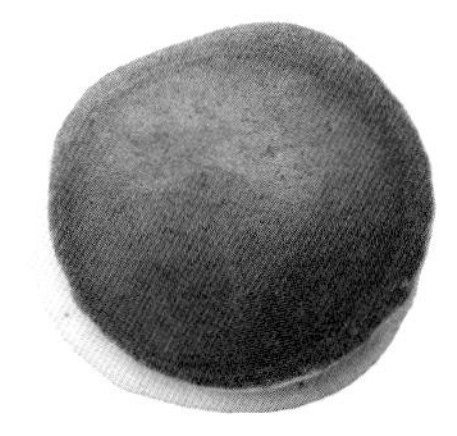

塩分	0.2 g
たんぱく質	3.9 g
カリウム	157 mg
リン	79 mg
脂質	1.2 g
炭水化物	47.2 g
エネルギー	218 kcal

みたらし団子

1パック180gあたり

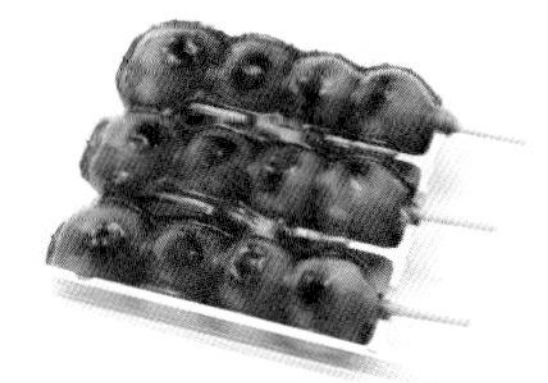

塩分	1.1 g
たんぱく質	5.6 g
カリウム	106 mg
リン	94 mg
脂質	0.7 g
炭水化物	81.4 g
エネルギー	355 kcal

わらびもち

1パック130gあたり。黒みつ15g含む

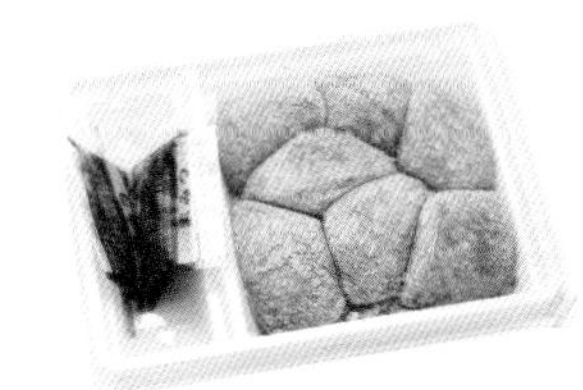

塩分	微量
たんぱく質	2.9 g
カリウム	408 mg
リン	54 mg
脂質	1.8 g
炭水化物	65.1 g
エネルギー	279 kcal

出典：『毎日の食事のカロリーガイド』（女子栄養大学出版部）

栄養成分値一覧

- 食材は「日本食品標準成分表 2020 年版（八訂）」（文部科学省）に基づいて算出しています。料理は栄養計算ソフト「栄養計算 Pro」で算出しました。
- 料理については、1 人分あたりの成分値です。
- 塩分は「食塩相当量」のことです。また、ビタミンAは「レチノール活性当量」、ビタミンEは「α - トコフェロール」の数値です。
- 数値の「Tr」は微量を示します。「－」は参考となる資料がなく、含まれるかどうか不明またはデータの算出ができなかったもの。市販品については、データが示されていないものです。
- 「減塩調味料」および「たんぱく質調整食品」については、商品の栄養表示に従って最小表示の位をかえています。また、「糖質」「食物繊維」の栄養表示がある商品は、両方を合算して「炭水化物」としています。
- 数値の多少の相違は計算上の端数処理によるものです。

ページ	料理名	塩分 g	たんぱく質 g	カリウム mg	リン mg	エネルギー kcal	脂質 g	コレステロール mg	炭水化物 g	食物繊維総量 g	ナトリウム mg	カルシウム mg	鉄 mg	ビタミンA µg	ビタミンE mg	ビタミンB1 mg	ビタミンB2 mg	ビタミンC mg
献立																		
献立　朝食																		
13	トマトとブロッコリーのスクランブルエッグ	**0.3**	**8.2**	**314**	**139**	153	11.4	210	4.6	2.3	119	44	1.4	125	2.4	0.11	0.31	56
13	トースト　ヨーグルトマヨネーズかけ	**0.1**	**0.7**	**22**	**29**	271	6.9	2	52.3	1.8	39	9	0	2	0.1	0	0.01	0
13	レモンティー	**0**	**0.2**	**12**	**3**	17	0	0	4.1	0	2	2	0	0	0	0	0.02	0
	小計	**0.4**	**9.1**	**348**	**171**	441	18.3	212	61.0	4.1	160	55	1.4	127	2.5	0.11	0.34	56
献立　昼食 / 間食																		
15	つけそば	**0.6**	**1.9**	**59**	**35**	245	0.4	0	57.6	0	236	15	0.1	0	0	0	0.01	0
15	小エビのかき揚げ　抹茶塩添え	**0.6**	**8.9**	**170**	**99**	150	8.7	64	8.2	0.7	224	36	0.7	21	1.9	0.03	0.03	3
15	かぼちゃのレンジ蒸し　はちみつシナモンかけ	**0**	**1.0**	**228**	**22**	67	0.2	0	16.1	1.8	1	11	0.3	165	2.5	0.04	0.05	22
	小計	**1.2**	**11.8**	**457**	**156**	462	9.3	64	81.9	2.5	461	62	1.1	186	4.4	0.07	0.09	25
14	くずきり　黒みつきな粉かけ	**0**	**1.0**	**171**	**19**	104	0.5	0	24.3	0.5	4	36	0.9	0	0	0.01	0.01	0
献立　夕食																		
17	ねぎサンドカツ	**0.3**	**9.5**	**232**	**98**	163	10.4	27	7.1	1.1	120	19	0.5	4	1.0	0.39	0.10	11
17	ほうれん草とかぼちゃのくるみみそあえ	**0.3**	**2.1**	**469**	**41**	43	1.4	0	6.5	2.3	133	37	1.4	282	1.3	0.08	0.13	22
17	にんじんと切り干し大根の煮物	**0.2**	**0.8**	**282**	**21**	49	0.1	0	10.3	1.9	90	34	0.2	216	0.1	0.04	0.03	3
17	たんぱく質調整 1/25 ごはん	**0**	**0.2**	**0**	**27**	295	0.7	0	72.0	0	0	11	0	0	0	0	0	0
	小計	**0.8**	**12.6**	**983**	**187**	550	12.6	27	95.9	5.3	343	101	2.1	502	2.4	0.51	0.26	36
減塩 / 減塩調味料を使った料理																		
しょうゆ																		
28	しょうゆ（濃い口）小さじ 1 (6g)	**0.9**	**0.5**	**23**	**10**	5	0	0	0.6	0	342	2	0.1	0	―	0	0.01	0
28	減塩しょうゆ（市販品）小さじ 1 (6g)	**0.5**	**0.5**	**16**	**10**	4	Tr	0	0.5	0	198	2	0.1	―	―	0	0.01	0
28	だしじょうゆ　小さじ 1	**0.2**	**0.1**	**6**	**2**	1	0	0	0.1	0	74	0	0	0	0	0	0	0
28	レモンじょうゆ　小さじ 1	**0.2**	**0.1**	**6**	**2**	1	0	0	0.2	0	60	0	0	0	0	0	0	0
28	ポン酢しょうゆ　小さじ 1	**0.2**	**0.1**	**7**	**2**	1	0	0	0.2	0	62	0	0	0	0	0	0	0
29	ゆずしょうゆ　小さじ 1	**0.2**	**0.1**	**6**	**2**	1	0	0	0.1	0	65	0	0	0	0	0	0	0
29	わさびじょうゆ　小さじ 1	**0.2**	**0.1**	**8**	**3**	2	0	0	0.3	0	97	1	0	0	0	0	0	0
29	からしじょうゆ　小さじ 1	**0.2**	**0.1**	**8**	**3**	2	0	0	0.2	0	96	1	0	0	0	0	0	0
29	エリンギの香り焼き	**0.3**	**1.4**	**144**	**41**	35	2.2	0	3.1	1.4	110	1	0.1	0	0.1	0.04	0.09	0
みそ																		
30	赤色辛みそ　小さじ 1 (6g)	**0.8**	**0.8**	**26**	**12**	11	0.3	0	1.3	0.2	306	8	0.3	0	0	0	0.01	0
30	甘みそ（西京みそ、関西白みそ）小さじ 1 (6g)	**0.4**	**0.6**	**20**	**8**	12	0.2	0	2.3	0.3	144	5	0.2	0	0	0	0.01	0
30	減塩みそ（市販品）　小さじ 1 (6g)	**0.6**	**0.7**	**29**	**10**	11	0.4	0	1.5	0.3	252	4	0.1	0	0	0	0	0
30	酢みそ　小さじ 1	**0.2**	**0.3**	**13**	**5**	11	0.1	0	2.2	0.2	85	3	0.1	0	0	0	0	0
30	ゆずみそ　小さじ 1	**0.2**	**0.4**	**14**	**5**	13	0.1	0	2.4	0.2	90	3	0.1	0	0	0	0	0
30	くるみみそ　小さじ 1	**0.3**	**0.7**	**25**	**10**	27	1.1	0	3.7	0.4	120	5	0.2	0	0	0.01	0.01	0
31	ごまみそ　小さじ 1	**0.2**	**0.6**	**16**	**13**	19	1.0	0	2.1	0.4	60	22	0.3	0	0	0.01	0.01	0
31	ヨーグルトみそ　小さじ 1	**0.1**	**0.3**	**14**	**6**	8	0.2	0	1.2	0.1	54	6	0.1	1	0	0	0.01	0
31	豆板醤みそ　小さじ 1	**0.4**	**0.3**	**12**	**4**	7	0.1	0	1.1	0.2	138	3	0.1	1	0	0	0	0
31	しめじとこんにゃくのみそ煮	**0.1**	**1.5**	**163**	**38**	46	2.4	0	6.3	2.9	57	35	0.5	5	0	0.05	0.06	1

ページ	料理名	塩分 g	たんぱく質 g	カリウム mg	リン mg	エネルギー kcal	脂質 g	コレステロール mg	炭水化物 g	食物繊維総量 g	ナトリウム mg	カルシウム mg	鉄 mg	ビタミンA µg	ビタミンE mg	ビタミンB1 mg	ビタミンB2 mg	ビタミンC mg
トマトケチャップ																		
32	トマトケチャップ　小さじ1(6g)	**0.2**	**0.1**	**23**	**2**	6	Tr	0	1.7	0.1	72	1	0	3	0.1	0	0	0
32	食塩不使用ケチャップ(市販品)　小さじ1(6g)	**0**	**0.1**	**35**	**3**	6	Tr	—	1.4	0.1	1	—	—	—	—	—	—	—
32	卵のフライパン焼き　トマトソース	**0.2**	**6.5**	**157**	**98**	103	7.2	210	2.3	0.4	74	45	1.1	96	0.8	0.04	0.23	6
ソース																		
33	中濃ソース　小さじ1(7g)	**0.4**	**0.1**	**15**	**1**	9	0	0	2.2	0.1	161	4	0.1	0	0	0	0	0
33	減塩ソース(市販品)　小さじ1(7g)	**0.2**	**0**	**13**	**0.6**	10	0	—	2.5	—	—	—	—	—	—	—	—	—
33	チキンカツ	**0.4**	**8.6**	**256**	**93**	133	6.3	35	9.8	0.7	170	10	0.4	26	1.0	0.08	0.09	11
塩																		
34	精製塩　ミニスプーン1(1.2g)	**1.2**	**0**	**0**	**0**	0	0	0	0	0	468	0	0	0	—	0	0	0
34	並塩(あら塩)　ミニスプーン1(1.0g)	**1.0**	**0**	**2**	**0**	0	0	0	0	0	380	1	Tr	0	—	0	0	0
34	減塩しお(市販品)　ミニスプーン1(1.2g)	**0.5**	**0**	**0.4**	**0.1**	3	0	—	0.6	—	—	—	—	—	—	—	—	—
34	ハーブ塩　ミニスプーン1	**0.5**	**0**	**1**	**0**	0	0	0	0.1	0	180	1	0.1	0	0	0	0	0
34	青のり塩　ミニスプーン1	**0.5**	**0**	**3**	**0**	0	0	0	0	0	191	1	0.1	2	0	0	0	0
35	すりごま塩　ミニスプーン1	**0.5**	**0.1**	**1**	**2**	2	0.2	0	0.1	0	187	4	0	0	0	0	0	0
35	抹茶塩　ミニスプーン1	**0.5**	**0.1**	**9**	**1**	1	0	0	0.1	0.1	187	1	0.1	8	0.1	0	0	0
35	かぼちゃと玉ねぎの素揚げ	**0.1**	**1.5**	**300**	**38**	138	8.2	1	14.7	2.6	37	18	0.4	165	3.5	0.05	0.05	26
マヨネーズ																		
36	マヨネーズ　小さじ1(4g)	**0.1**	**0.1**	**1**	**3**	27	3.0	6	Tr	0	31	1	0	2	0.4	0	0	0
36	食塩不使用マヨネーズ(市販品)　小さじ1(4g)	**0.04**	**0.07**	**—**	**Tr**	29	3.1	—	0.3	—	2.1	—	—	—	—	—	—	—
36	ヨーグルトマヨネーズ　小さじ1	**Tr**	**0.2**	**6**	**4**	11	1.0	2	0.2	0	14	4	0	2	0.1	0	0.01	0
36	オリーブオイルマヨネーズ　小さじ1	**Tr**	**0**	**1**	**1**	34	3.7	2	0	0	12	0	0	1	0.3	0	0	0
37	ごま油マヨネーズ　小さじ1	**Tr**	**0.1**	**1**	**2**	24	2.5	3	0.1	0	18	1	0	1	0.2	0	0	0
37	にんにくマヨネーズ　小さじ1	**0.1**	**0.3**	**19**	**7**	16	1.3	3	0.9	0.2	32	4	0	2	0.2	0.01	0.01	1
37	ブロッコリーのマヨネーズパン粉焼き	**0.1**	**2.5**	**182**	**46**	67	5.1	0	4.0	2.3	41	19	0.5	34	1.2	0.07	0.10	60
ドレッシング																		
38	和風ドレッシング　小さじ1(5g)	**0.2**	**0.1**	**4**	**2**	9	0.7	0	0.5	0	70	0	0	0	0.1	0	0	0
38	減塩和風ドレッシング(市販品)　小さじ1(5g)	**0.15**	**0.1**	**—**	**—**	1	0	—	0.1	0	—	—	—	—	—	—	—	—
38	イタリアンドレッシング　小さじ1	**0.1**	**0**	**10**	**1**	10	1.0	0	0.3	0.1	38	1	0	3	0.1	0	0	1
38	おろしドレッシング　小さじ1	**0.1**	**0.1**	**15**	**2**	2	0	0	0.4	0.1	31	2	0	0	0	0	0	1
39	ねぎ香菜ドレッシング　小さじ1	**0.1**	**0.1**	**5**	**1**	7	0.5	0	0.3	0	24	1	0	0	0	0	0	0
39	ごまドレッシング　小さじ1	**0.1**	**0.4**	**9**	**12**	14	1.1	0	0.7	0.3	27	25	0.2	0	0	0.01	0.01	0
39	かぶのドレッシングかけ	**0.3**	**0.5**	**140**	**14**	12	0.1	0	2.5	0.8	105	12	0.2	0	0	0.02	0.02	10
汁物																		
42	精進だし　2リットル	**0.5**	**0**	**780**	**0**	0	0	0	0	0	180	0	0	0	0	0	0	0
43	豆腐のうすくずみそ汁	**0.4**	**2.2**	**121**	**35**	41	1.1	0	5.6	0.6	157	27	0.5	10	0.1	0.04	0.03	2
44	大根と油揚げのみそ汁	**0.4**	**2.0**	**158**	**33**	43	1.9	0	4.4	1.1	160	31	0.4	36	0.1	0.02	0.02	5
45	はるさめ入りコーンスープ	**0.3**	**1.2**	**105**	**21**	68	1.3	0	13.3	1.9	115	2	0.2	3	0.1	0.02	0.03	1
おかず																		
46	れんこんのレモンじょうゆかけ	**0.1**	**0.6**	**135**	**23**	20	0	0	4.8	0.6	40	6	0.2	0	0.2	0.03	0	15
47	ゆでなすのねぎ香菜ドレッシング	**0.1**	**0.9**	**165**	**23**	29	1.2	1	4.1	1.6	48	14	0.2	6	0.2	0.04	0.04	3
48	ふろふき大根	**0.3**	**0.9**	**244**	**23**	31	0.2	0	6.5	1.6	109	27	0.3	0	0	0.02	0.01	12
49	厚揚げ田楽　ごまみそかけ	**0.2**	**8.4**	**202**	**128**	131	8.9	0	4.4	1.4	82	205	2.2	7	0.7	0.07	0.04	8
50	ごぼうのオリーブ油いため　ガーリック風味	**0.1**	**0.8**	**135**	**27**	83	6.1	0	6.5	2.4	46	19	0.3	1	0.7	0.02	0.02	1
51	きゅうりのごま油マヨネーズ	**Tr**	**0.6**	**101**	**20**	31	2.5	3	1.6	0.6	19	14	0.2	15	0.3	0.02	0.02	7

適量のたんぱく質食材で満足おかず

ページ	料理名	塩分 g	たんぱく質 g	カリウム mg	リン mg	エネルギー kcal	脂質 g	コレステロール mg	炭水化物 g	食物繊維総量 g	ナトリウム mg	カルシウム mg	鉄 mg	ビタミンA µg	ビタミンE mg	ビタミンB1 mg	ビタミンB2 mg	ビタミンC mg
鶏胸肉・鶏もも肉																		
56	鶏胸肉(皮つき)　40g	**Tr**	**8.5**	**136**	**80**	53	2.4	29	0	0	17	2	0.1	7	0.1	0.04	0.04	1
56	鶏もも肉(皮つき)　40g	**0.1**	**6.6**	**116**	**68**	76	5.7	36	0	0	25	2	0.2	16	0.3	0.04	0.06	1
56	鶏胸肉と野菜のカラフルから揚げ	**0.3**	**9.0**	**234**	**97**	130	5.6	29	9.8	0.6	132	13	0.5	30	0.9	0.06	0.06	16

ページ	料理名	塩分	たんぱく質	カリウム	リン	エネルギー	脂質	コレステロール	炭水化物	食物繊維総量	ナトリウム	カルシウム	鉄	ビタミンA	ビタミンE	ビタミンB_1	ビタミンB_2	ビタミンC
		g	g	mg	mg	kcal	g	mg	g	g	mg	mg	mg	µg	mg	mg	mg	mg
57	鶏もも肉のかりかり焼き	0.2	6.8	164	73	121	9.7	36	0.4	0.3	66	21	0.4	37	0.7	0.05	0.08	7
57	鶏もも肉と野菜のレンジ蒸し	0.2	7.5	263	90	108	5.8	36	5.2	1.3	92	27	0.4	90	0.4	0.07	0.08	20
豚もも肉・豚ロース肉																		
58	豚もも肉（薄切り） 40g	Tr	8.2	140	80	68	4.1	27	0.1	0	19	2	0.3	2	0.1	0.36	0.08	0
58	豚ロース肉（脂身つき・薄切り） 40g	Tr	7.7	124	72	99	7.7	24	0.1	0	17	2	0.1	2	0.1	0.28	0.06	0
58	ねぎサンドカツ	0.3	9.5	232	98	163	10.4	27	7.1	1.1	120	19	0.5	4	1.0	0.39	0.10	11
59	豚もも肉と野菜のしょうが風味いため	0.2	9.6	330	106	145	8.2	27	7.2	2.1	95	25	0.7	61	1.0	0.40	0.14	10
59	豚もも肉とトマトのハーブ塩いため	0.5	9.1	345	110	153	10.2	27	6.1	1.2	201	13	0.6	39	1.3	0.41	0.10	14
牛もも肉・牛肩ロース肉																		
60	牛もも肉（薄切り） 40g	Tr	7.8	132	72	78	5.3	28	0.2	0	20	2	0.6	1	0.2	0.03	0.08	0
60	牛肩ロース肉（脂身つき・薄切り） 40g	Tr	6.5	104	56	118	10.6	28	0.1	0	20	2	0.4	3	0.2	0.02	0.07	0
60	牛肉の豆板醤みそいため	0.4	8.8	276	97	169	11.5	28	6.8	1.5	158	14	0.9	27	2.1	0.06	0.12	52
61	ビーフストロガノフ風	0.2	8.7	284	102	170	11.4	28	7.5	1.1	82	16	0.8	9	0.9	0.06	0.12	5
61	冷やしゃぶ ポン酢しょうゆ添え	0.2	9.0	350	108	104	5.4	28	4.9	2.0	84	34	0.9	49	1.1	0.09	0.12	14
ひき肉																		
62	鶏ひき肉（もも肉） 40g	0.1	7.0	100	44	68	4.8	32	0	0	22	3	0.3	15	0.4	0.04	0.07	0
62	豚ひき肉 40g	0.1	7.1	116	48	84	6.9	30	0	0	23	2	0.4	4	0.2	0.28	0.09	0
62	牛ひき肉 40g	0.1	6.8	104	40	100	8.4	26	0.1	0	26	2	1.0	5	0.2	0.03	0.08	0
62	合いびき肉（牛70%、豚30%） 40g	0.1	6.9	108	42	95	8.0	27	0.1	0	25	2	0.8	4	0.2	0.10	0.08	Tr
63	ごぼう入り鶏肉団子	0.3	7.5	181	56	127	8.4	32	4.8	1.1	118	10	0.5	24	1.1	0.05	0.08	8
63	鶏ひき肉とはるさめのエスニックいため	0.2	7.9	300	72	187	11.0	32	13.8	1.6	85	18	0.6	66	1.6	0.08	0.10	12
64	和風ハンバーグ	0.4	8.8	302	84	188	12.2	30	10.5	1.6	154	23	0.9	24	1.0	0.32	0.12	11
64	豆乳麻婆豆腐	0.5	12.0	286	129	204	13.8	30	6.4	0.8	191	56	1.4	10	0.9	0.33	0.12	2
65	ミートボールのトマト煮	0.5	8.7	431	96	185	12.7	26	9.2	2.2	194	30	1.5	30	1.4	0.10	0.17	23
65	牛ひき肉のしぐれ煮	0.4	7.8	273	71	198	12.5	26	11.2	2.2	158	23	1.3	41	0.9	0.06	0.10	3
マグロ・ブリ																		
66	マグロ（赤身） 40g	Tr	9.9	172	108	61	3.0	21	0.1	0	11	1	0.3	336	0.6	0.06	0.02	1
66	ブリ 40g	Tr	8.6	152	52	89	7.0	29	0.1	0	13	2	0.5	20	0.8	0.09	0.14	1
66	マグロの山かけ	0.3	12.0	393	135	81	0.7	20	6.6	1.9	119	35	0.8	47	0.7	0.10	0.06	6
67	ブリのなべ照り焼き	0.5	9.6	320	68	192	13.2	29	6.5	0.6	185	9	0.7	24	1.7	0.13	0.16	7
67	ブリの中国風刺し身	0.2	9.2	306	74	127	8.2	29	3.2	0.8	62	15	0.7	44	1.2	0.13	0.17	10
白身魚（タイ・タラ・カジキ）																		
68	タイ 40g	0.1	8.4	180	94	64	3.8	28	Tr	0	21	5	0.1	4	1.0	0.13	0.03	1
68	タラ 40g	0.1	7.0	140	92	29	0.1	23	Tr	0	44	13	0.1	4	0.3	0.04	0.04	Tr
68	カジキ 40g	0.1	7.7	176	104	56	3.0	29	0	0	28	1	0.2	24	1.8	0.02	0.04	0
68	タイのカルパッチョ	0.2	8.8	298	115	83	4.1	24	2.0	0.5	85	11	0.2	8	1.2	0.14	0.04	8
69	タラの山かけ蒸し	0.3	8.4	344	119	61	0.3	23	5.9	1.4	110	18	0.3	4	0.4	0.10	0.10	2
69	カジキのにんにくマヨネーズ	0.4	10.1	402	159	133	7.1	37	7.4	2.4	175	31	0.7	193	3.1	0.10	0.13	39
青背魚（アジ・イワシ・サンマ・サバ）																		
70	アジ 40g	0.1	7.9	144	92	45	1.8	27	0	0	52	26	0.2	3	0.2	0.05	0.05	Tr
70	イワシ 40g	0.1	7.7	108	92	62	3.7	27	0.1	0	32	30	0.8	3	1.0	0.01	0.16	0
70	サンマ 40g	0.2	7.2	80	72	115	10.2	27	0	0	56	11	0.6	6	0.7	0	0.11	0
70	サバ 40g	0.1	8.2	132	88	84	6.7	24	0.1	0	44	2	0.5	15	0.5	0.08	0.12	0
71	アジのパン粉焼き	0.5	9.2	205	107	123	6.3	27	6.6	0.6	187	49	0.6	23	0.9	0.07	0.07	6
71	薬味たっぷり アジのたたき	0.3	8.7	238	104	67	2.0	27	3.5	1.0	137	47	0.6	35	0.5	0.07	0.08	5
72	サンマのカレームニエル	0.2	8.2	291	92	209	13.6	26	11.5	0.9	91	15	0.8	7	1.2	0.05	0.12	18
72	サンマの黒酢煮	0.6	7.5	111	80	144	9.5	26	4.7	0.2	224	13	0.6	8	0.7	0.01	0.12	1
73	イワシのかば焼き	0.6	9.0	321	124	97	3.7	27	6.3	2.0	228	161	2.5	168	2.9	0.06	0.24	27
73	サバのゆずみそ田楽	0.3	9.0	212	102	179	12.9	25	4.3	0.9	134	11	0.7	17	1.4	0.10	0.14	2
サケ																		
74	サケ（シロサケ） 40g	0.1	8.9	140	96	50	1.6	24	0	0	26	6	0.2	4	0.5	0.06	0.08	0

ページ	料理名	塩分	たんぱく質	カリウム	リン	エネルギー	脂質	コレステロール	炭水化物	食物繊維総量	ナトリウム	カルシウム	鉄	ビタミンA	ビタミンE	ビタミンB1	ビタミンB2	ビタミンC
		g	g	mg	mg	kcal	g	mg	g	g	mg	mg	mg	µg	mg	mg	mg	mg
74	タイセイヨウサケ　40g	**Tr**	**8.0**	**148**	**96**	87	6.6	29	0	0	17	4	0.1	6	1.5	0.09	0.04	1
74	サケのホイル焼き	**0.2**	**9.6**	**215**	**113**	79	1.7	24	3.1	0.9	86	14	0.3	6	0.5	0.08	0.11	4
75	サケと野菜のごまみそいため	**0.2**	**10.5**	**315**	**143**	128	6.8	24	6.8	2.0	88	36	0.7	11	1.2	0.12	0.13	18
75	サケのムニエル　ヨーグルトマヨネーズ	**0.2**	**9.7**	**255**	**113**	120	6.8	26	4.3	0.6	83	32	0.5	43	1.3	0.09	0.12	13
エビ・イカ																		
76	むきエビ　40g	**0.1**	**7.8**	**108**	**88**	33	0.2	64	0.3	0	56	27	0.6	0	0.7	0.01	0.01	0
76	ブラックタイガー　40g	**0.2**	**7.4**	**92**	**84**	31	0.1	60	0.1	0	60	27	0.1	0	0.6	0.03	0.01	Tr
76	イカ（スルメイカ）　40g	**0.2**	**7.2**	**120**	**100**	30	0.3	100	0	0	84	4	0	5	0.8	0.03	0.02	0
76	小エビのかき揚げ　抹茶塩添え	**0.6**	**8.9**	**170**	**99**	150	8.7	64	8.2	0.7	224	36	0.7	21	1.9	0.03	0.03	3
77	ブラックタイガーのオリーブオイルマヨネーズいため	**0.2**	**8.2**	**184**	**107**	103	5.7	63	3.3	0.8	79	36	0.3	8	1.4	0.07	0.05	5
77	イカのリング揚げ	**0.5**	**7.6**	**211**	**115**	110	4.4	100	9.1	0.5	200	13	0.2	47	1.5	0.05	0.04	2
豆腐（絹ごし・もめん）																		
78	絹ごし豆腐　100g	**Tr**	**5.3**	**150**	**68**	56	3.5	0	2.0	0.9	11	75	1.2	0	0.1	0.11	0.04	0
78	もめん豆腐　100g	**Tr**	**7.0**	**110**	**88**	73	4.9	0	1.5	1.1	9	93	1.5	0	0.2	0.09	0.04	0
78	具だくさん冷ややっこ	**0.2**	**5.8**	**296**	**104**	73	3.1	0	6.0	1.9	90	82	1.1	28	0.5	0.14	0.07	10
79	豆腐ステーキ　おろしドレッシング	**0.3**	**7.5**	**261**	**134**	134	8.4	0	7.7	1.9	105	90	1.1	4	0.8	0.11	0.10	6
79	いり豆腐	**0.5**	**7.9**	**316**	**137**	141	10.3	0	4.4	1.9	184	101	1.2	94	1.5	0.11	0.10	7
厚揚げ・油揚げ																		
80	厚揚げ　70g	**0**	**7.5**	**84**	**105**	100	7.9	Tr	0.6	0.5	2	168	1.8	0	0.6	0.05	0.02	Tr
80	油揚げ　20g	**0**	**4.7**	**17**	**70**	75	6.9	Tr	0.1	0.3	1	62	0.6	0	0.3	0.01	0.01	0
80	厚揚げの網焼き　ゆずしょうゆかけ	**0.2**	**7.8**	**130**	**111**	109	7.9	0	1.4	0.9	67	170	1.9	5	0.7	0.06	0.03	7
81	厚揚げ　なめこあんかけ	**0.5**	**8.5**	**208**	**135**	133	8.0	0	7.1	1.7	177	176	2.2	10	0.6	0.08	0.08	2
81	油揚げのねぎえのきロール	**0.2**	**5.9**	**174**	**110**	130	11.0	0	3.3	1.8	63	78	1.1	29	0.7	0.10	0.08	7
卵																		
82	卵　50g	**0.2**	**6.1**	**65**	**85**	71	5.1	185	0.2	0	70	23	0.8	105	0.7	0.03	0.18	0
82	うずらの卵　50g	**0.2**	**6.3**	**75**	**110**	79	6.6	235	0.2	0	65	30	1.6	175	0.5	0.07	0.36	0
82	ごぼうと三つ葉の卵とじ	**0.5**	**7.0**	**252**	**118**	114	5.2	210	8.3	2.1	195	46	1.2	138	0.8	0.05	0.25	3
83	のり入り卵焼き	**0.3**	**7.0**	**240**	**109**	143	9.3	210	6.3	1.3	124	51	1.2	117	1.2	0.05	0.25	12
83	トマトとブロッコリーのスクランブルエッグ	**0.3**	**8.2**	**314**	**139**	153	11.4	210	4.6	2.3	119	44	1.4	125	2.4	0.11	0.31	56
84	卵の甘酢あんかけ	**0.5**	**6.5**	**211**	**106**	135	9.2	210	5.6	0.6	185	76	1.5	160	1.4	0.05	0.25	12
84	もやしとにらの卵いため	**0.4**	**7.2**	**195**	**106**	141	11.3	210	2.0	1.1	149	39	1.1	133	1.8	0.06	0.26	7
抗酸化ビタミンがとれる野菜料理																		
にんじん																		
90	にんじん　30g	**0**	**0.2**	**90**	**8**	11	0.1	0	2.8	0.8	8	8	0.1	216	0.1	0.02	0.02	2
90	きんときにんじん　30g	**0**	**0.5**	**162**	**19**	12	0.1	0	2.9	1.2	3	11	0.1	123	0.2	0.02	0.02	2
90	にんじんと切り干し大根の煮物	**0.2**	**0.8**	**282**	**21**	49	0.1	0	10.3	1.9	90	34	0.2	216	0.1	0.04	0.03	3
91	キャロットサラダ	**0.1**	**1.0**	**241**	**28**	41	2.0	4	5.1	1.7	58	34	0.7	269	0.7	0.06	0.06	8
91	にんじんのステーキ風	**0.4**	**0.9**	**190**	**27**	69	4.2	0	7.0	1.4	151	15	0.3	217	0.8	0.04	0.02	11
ブロッコリー																		
92	ブロッコリー　70g	**0**	**3.8**	**322**	**77**	26	0.4	0	4.6	3.6	5	35	0.9	53	2.1	0.11	0.16	98
92	カリフラワー　70g	**0**	**2.1**	**287**	**48**	20	0.1	0	3.6	2.0	6	17	0.4	1	0.1	0.04	0.08	57
92	ブロッコリーの素揚げ	**0.1**	**3.5**	**255**	**71**	60	4.2	1	3.7	3.1	29	40	0.7	49	2.1	0.10	0.15	84
93	ブロッコリーのヨーグルトマヨネーズかけ	**0.1**	**3.2**	**271**	**67**	35	1.4	2	4.2	3.2	29	31	0.7	84	1.8	0.10	0.15	84
93	ブロッコリーのにんにくいため	**0.2**	**3.6**	**321**	**82**	65	4.4	0	4.7	3.6	93	27	0.8	48	2.0	0.11	0.19	84
青菜（青梗菜・小松菜・ほうれん草）																		
94	青梗菜　60g	**0**	**0.4**	**156**	**16**	5	0.1	0	1.2	0.7	19	60	0.7	102	0.4	0.02	0.04	14
94	小松菜　60g	**0**	**0.9**	**300**	**27**	8	0.1	0	1.4	1.1	9	102	1.7	156	0.5	0.05	0.08	23
94	ほうれん草　60g	**0**	**1.3**	**414**	**28**	11	0.2	0	1.9	1.7	10	29	1.2	210	1.3	0.07	0.12	21
94	菜の花　60g	**0**	**2.6**	**234**	**52**	20	0.1	0	3.5	2.5	10	96	1.7	108	1.7	0.09	0.16	78
95	青梗菜のにんにくいため	**0.2**	**0.5**	**170**	**20**	46	4.1	0	2.0	0.9	97	61	0.7	102	0.7	0.02	0.04	15

ページ	料理名	塩分 g	たんぱく質 g	カリウム mg	リン mg	エネルギー kcal	脂質 g	コレステロール mg	炭水化物 g	食物繊維総量 g	ナトリウム mg	カルシウム mg	鉄 mg	ビタミンA µg	ビタミンE mg	ビタミンB_1 mg	ビタミンB_2 mg	ビタミンC mg
95	青梗菜のクリーム煮	0.3	0.9	191	31	28	0.6	2	4.0	0.7	106	77	0.7	108	0.4	0.02	0.06	15
96	小松菜のからしあえ	0.1	1.2	338	39	11	0.2	0	2.3	1.5	57	102	1.8	156	0.5	0.08	0.10	23
96	小松菜のごま油マヨネーズ	0.1	1.2	311	33	34	2.6	3	2.0	1.3	28	104	1.7	157	0.8	0.06	0.09	25
97	ほうれん草とかぼちゃのくるみみそあえ	0.3	2.1	469	41	43	1.4	0	6.5	2.3	133	37	1.4	282	1.3	0.08	0.13	22
97	ほうれん草とのりのゆずしょうゆあえ	0.1	1.8	454	40	15	0.3	0	2.7	2.2	44	31	1.3	219	1.3	0.08	0.15	22
キャベツ																		
98	キャベツ　70g	0	0.9	140	19	15	0.1	0	3.6	1.3	4	30	0.2	3	0.1	0.02	0.02	29
98	芽キャベツ　70g	0	4.0	427	51	36	0.1	0	6.9	3.9	4	26	0.7	41	0.4	0.13	0.16	112
98	キャベツのレモンじょうゆあえ	0.2	1.0	146	21	17	0.1	0	3.8	1.3	63	30	0.2	3	0.1	0.03	0.02	29
99	コールスロー風サラダ	0.1	1.1	163	24	71	5.7	3	4.6	1.5	23	33	0.2	41	0.6	0.03	0.03	30
99	キャベツの蒸し煮	0.5	1.2	171	26	32	0.2	0	5.8	1.6	215	36	0.3	3	0.1	0.03	0.02	30
かぼちゃ																		
100	かぼちゃ（西洋）　50g	0	1.0	225	22	39	0.2	0	10.3	1.8	1	8	0.3	165	2.5	0.04	0.05	22
100	かぼちゃ（日本）　50g	0	0.8	200	21	21	0.1	0	5.5	1.4	1	10	0.3	30	0.9	0.04	0.03	8
100	かぼちゃのレンジ蒸し　はちみつシナモンかけ	0	1.0	228	22	67	0.2	0	16.1	1.8	1	11	0.3	165	2.5	0.04	0.05	22
101	揚げかぼちゃ　抹茶塩添え	0.2	1.0	229	22	69	2.7	0	10.4	1.8	94	8	0.3	169	2.8	0.04	0.05	22
101	かぼちゃとブロッコリーのヨーグルトマヨネーズサラダ	0.1	2.4	339	52	66	1.3	2	12.0	3.1	21	23	0.6	187	3.3	0.08	0.11	58
トマト・ミニトマト																		
102	トマト　100g	0	0.7	210	26	20	0.1	0	4.7	1.0	3	7	0.2	45	0.9	0.05	0.02	15
102	ミニトマト　100g	0	1.1	290	29	30	0.1	0	7.2	1.4	4	12	0.4	80	0.9	0.07	0.05	32
102	トマトのごまドレッシングかけ	0.1	1.2	226	39	34	1.2	0	5.5	1.4	30	35	0.4	57	1.0	0.06	0.03	15
103	トマトのねぎ香菜ドレッシングかけ	0.1	0.8	215	27	26	0.6	0	5.0	1.0	27	8	0.2	45	0.9	0.05	0.02	15
103	ミニトマトときゅうりのピクルス	0	0.8	186	22	27	0.1	0	6.0	0.9	3	12	0.3	46	0.5	0.04	0.03	19
もやし																		
104	もやし（ブラックマッペ）　70g	0	1.5	46	22	12	0	0	2.0	1.1	6	11	0.3	0	0	0.02	0.04	7
104	もやし（緑豆）　70g	0	1.2	48	18	11	0.1	0	1.8	0.9	1	7	0.1	Tr	0.1	0.03	0.04	6
104	もやし（大豆）　70g	0	2.6	112	36	20	1.1	Tr	1.6	1.6	2	16	0.4	0	0.4	0.06	0.05	4
104	もやしのカレー風味サラダ	0.1	1.8	126	35	37	1.5	0	4.6	2.4	42	29	1.3	4	0.4	0.05	0.05	6
105	もやしの酢みそあえ	0.2	1.6	81	26	23	0.2	0	4.4	1.2	86	12	0.3	3	0.1	0.03	0.04	7
105	もやしとにらのオイスターソースいため	0.3	1.6	107	25	57	4.1	0	3.0	1.2	137	13	0.2	29	0.8	0.03	0.05	8
ごぼう																		
106	ごぼう　30g	0	0.5	96	19	17	0	0	4.6	1.7	5	14	0.2	Tr	0.2	0.02	0.01	1
106	れんこん　30g	0	0.6	132	22	20	0	0	4.7	0.6	7	6	0.2	Tr	0.2	0.03	0	14
106	ゆでごぼうのごまドレッシング	0.1	1.1	137	36	41	1.5	0	6.4	2.3	35	48	0.5	72	0.2	0.03	0.02	2
107	揚げごぼう	0	0.6	113	24	73	2.5	0	12.3	1.7	6	15	0.3	4	0.5	0.02	0.02	1
107	ごぼうの豆板醤みそあえ	0.4	0.9	128	26	28	0.1	0	6.1	2.0	143	19	0.4	4	0.2	0.02	0.02	2
きゅうり・なす・レタス																		
108	きゅうり　50g	0	0.5	100	18	7	0.1	0	1.5	0.6	1	13	0.2	14	0.2	0.02	0.02	7
108	なす　50g	0	0.6	110	15	9	0.1	1	2.6	1.1	Tr	9	0.2	4	0.2	0.03	0.03	2
108	レタス　30g	0	0.2	60	7	3	0	0	0.8	0.3	1	6	0.1	6	0.1	0.02	0.01	2
108	たたききゅうり	0.1	0.7	102	19	8	0.1	0	1.5	0.6	40	13	0.2	14	0.2	0.02	0.02	7
109	きゅうりのヨーグルトみそかけ	0.1	0.8	114	24	15	0.2	0	2.7	0.7	54	19	0.2	15	0.2	0.02	0.02	7
109	レタスのすりごま塩	0.2	0.3	71	9	25	2.1	0	1.3	0.5	94	9	0.1	6	0.1	0.02	0.01	2
110	焼きなすのイタリアンドレッシング	0.1	0.6	120	16	21	1.0	1	2.8	1.2	38	10	0.2	7	0.3	0.03	0.03	3
110	なすのフライパン焼き　ごまみそかけ	0.2	1.1	126	28	67	5.0	1	4.6	1.5	60	31	0.4	4	0.7	0.03	0.03	2
簡単にできてエネルギー補給																		
ごはん																		
112	たんぱく質調整 1/35 ごはん	0	0.13	0.2～0.7	22	299	0.9	—	72.5～74.7	0～2.2	0	9	—	—	—	—	—	—
112	たんぱく質調整 1/25 ごはん	0	0.18	0	27	295	0.7	—	72.0	0.7	0	10	0.2	—	—	—	—	—
112	たんぱく質調整 1/5 ごはん	0	0.9	0	29	310	0.7	—	75.1	0.9	0	11	0.2	—	—	—	—	—

ページ	料理名	塩分 g	たんぱく質 g	カリウム mg	リン mg	エネルギー kcal	脂質 g	コレステロール mg	炭水化物 g	食物繊維総量 g	ナトリウム mg	カルシウム mg	鉄 mg	ビタミンA µg	ビタミンE mg	ビタミンB1 mg	ビタミンB2 mg	ビタミンC mg
112	精白米ごはん	0	4.5	52	61	302	0.5	0	66.8	0.5	2	5	0.2	0	Tr	0.04	0.02	0
113	なべ照り焼き丼	0.4	6.8	256	122	442	10.2	27	79.7	1.9	138	46	0.6	18	0.9	0.09	0.10	9
113	山かけ丼	0.9	10.0	383	143	370	1.4	15	79.4	2.0	368	50	0.8	51	0.7	0.10	0.07	6
114	香味チャーハン	1.0	7.5	182	143	461	14.0	210	75.7	1.1	412	45	1.2	85	1.7	0.06	0.27	19
114	野菜カレー	0.5	5.5	406	99	441	8.6	16	85.6	3.2	187	45	1.1	153	1.1	0.21	0.09	7
食パン																		
115	たんぱく質調整食パン　1枚　約100g	0.07	0.5	15.8	25	260	5.9	—	52.1	1.8	26.3	5.2	—	—	—	—	—	—
115	食パン　4枚切り1枚　90g	1.1	8.0	77	60	223	3.7	0	41.8	3.8	423	20	0.5	0	0.4	0.06	0.04	0
115	スクランブルエッグのオープンサンド	0.4	7.3	226	134	408	18.0	216	54.4	2.6	172	56	1.3	135	1.7	0.06	0.25	7
中華めん																		
116	たんぱく質調整中華めん　100g	0.1	0.2	6	20	283	0.2	—	70.0	—	27	—	—	—	—	—	—	—
116	中華めん　生　110g	1.1	9.5	385	73	274	1.3	0	61.3	2.3	451	23	0.6	0	0.2	0.02	0.02	0
116	みそ風味ラーメン	1.8	5.8	803	93	386	6.8	14	74.8	1.8	715	65	1.1	126	0.6	0.21	0.10	14
うどん																		
117	たんぱく質調整うどん　乾　80g	0.03	0.24	18	35	295	2.8	—	67.2	—	10.6	15	0.4	—	—	—	—	—
117	うどん　乾　100g	4.3	8.5	130	70	333	1.1	0	71.9	2.4	1700	17	0.6	0	0.3	0.08	0.02	0
117	温泉卵おろしあえうどん	0.6	7.4	215	149	396	9.1	210	70.4	1.2	229	81	1.3	88	0.6	0.06	0.24	4
そば																		
118	たんぱく質調整そば　乾　100g	0.01～0.02	2.4	93	51.5	352	0.8	—	83.7	—	2～7	13	—	—	—	—	—	—
118	そば　乾　100g	2.2	14.0	260	230	344	2.3	0	66.7	3.7	850	24	2.6	0	0.3	0.37	0.08	0
118	けんちん風つけめん	0.5	5.5	303	111	454	7.1	0	91.4	2.0	190	74	0.8	72	0.8	0.05	0.05	1
スパゲティ																		
119	たんぱく質調整スパゲティ　乾　100g	0.05	0.4	15	19	357	0.7	—	87.2	12.8	18	—	—	—	—	—	—	—
119	スパゲティ　乾　100g	0	12.9	200	130	347	1.8	0	73.1	5.4	1	18	1.4	1	0.3	0.19	0.06	0
119	ツナとトマトの冷製パスタ	1.0	6.5	177	114	511	13.8	11	89.9	0.6	386	6	0.7	26	3.4	0.04	0.05	7
くずきり・はるさめ・米粉めん																		
120	くずきり　乾　30g	0	0.1	1	5	102	0.1	0	26.3	0.3	1	6	0.4	0	—	0	0	0
120	はるさめ　乾　30g	0	0.1	4	3	103	0.1	0	26.3	1.2	4	6	0.2	0	0	0	0	0
120	米粉めん　乾　50g	0.1	1.8	22	28	126	0.4	0	29.2	0.5	24	3	0.1	0	Tr	0.02	Tr	0
120	くずきりの卵とじ	0.9	7.0	198	120	225	5.3	210	35.5	1.1	366	38	1.5	102	0.6	0.06	0.26	1
121	はるさめのチャプチェ	0.8	5.5	283	79	279	11.6	13	35.7	3.1	324	46	1.3	61	0.7	0.09	0.11	5
121	フォーの冷やし中華	0.3	8.4	326	123	268	4.5	20	47.9	2.1	125	18	0.4	30	0.6	0.08	0.07	14
小麦粉・ホットケーキミックス																		
122	たんぱく質調整小麦粉　1カップ110g	Tr	5.8	81	73	391	1.0	—	89.5	—	4	17	—	—	—	—	—	—
122	たんぱく質調整ホットケーキミックス　1カップ120g	0.6	3.4	96	131	482	9.2	—	96.4	—	242	57	—	—	—	—	—	—
122	小麦粉　1カップ100g	0	9.1	121	66	349	1.7	0	83.4	2.8	Tr	22	0.6	0	0.3	0.12	0.03	0
122	キャベツのお好み焼き	0.6	12.5	321	176	428	13.5	216	63.6	2.0	239	78	1.4	82	1.6	0.08	0.26	32
123	ホットケーキ	0.7	9.4	177	206	478	15.7	222	74.2	0	270	98	1.0	107	0.6	0.04	0.26	0
123	蒸しパン	0.2	2.9	86	76	160	5.4	43	25.2	0.2	74	41	0.2	19	0.4	0.02	0.06	0
手作りおやつ																		
124	くずきり　黒みつきな粉かけ	0	1.0	171	19	104	0.5	0	24.3	0.5	4	36	0.9	0	0	0.01	0.01	0
125	いちごミルクタピオカ	0.1	1.7	91	50	141	2.0	6	28.9	0.3	23	60	0.1	19	0.1	0.02	0.08	2
125	みたらし団子	0.9	0.6	32	25	185	0.4	0	44.8	0	344	8	0.1	0	0	0	0.01	0
126	里芋アイス	0	1.0	392	33	63	0.1	0	15.5	1.4	0	6	0.3	1	0.4	0.05	0.02	6
126	ごまおはぎ	0	0.7	12	29	166	1.9	0	37.0	0.4	0	41	0.3	0	0	0.01	0.01	0
127	かぼちゃの抹茶茶きん	0	1.1	234	23	67	0.2	0	16.0	1.9	1	9	0.4	172	2.5	0.04	0.05	22
127	ぶどうかんてん	0	0.1	39	5	57	0	0	15.1	0.9	4	4	0.1	1	0	0.01	0	1
128	あずき白玉の牛乳かけ	0.1	2.0	40	27	102	0.4	1	22.1	0.8	20	9	0.4	2	0	0.01	0.02	0
128	マシュマロヨーグルト　キウイのせ	0.1	2.5	172	60	112	1.5	6	22.4	0.8	26	70	0.1	18	0.4	0.02	0.08	21
129	白玉の揚げごま団子	0	2.0	25	39	103	4.7	0	13.3	0.8	0	73	0.7	0	0.2	0.03	0.02	0
129	くずきり　はちみつレモン	0	0.1	7	4	86	0	0	22.0	0.1	1	3	0.3	0	0	0	0	3

著者プロフィール

竹内冨貴子 たけうちふきこ

カロニック・ダイエット・スタジオ主宰、管理栄養士。女子栄養大学栄養学部卒業。ダイエットクリエーターとしてテレビや雑誌、新聞などで幅広く活躍する一方、株式会社なとりの社外取締役なども務める。著書に『糖尿病　毎日のおいしい献立』（東西社）などのほか、『毎日の食事のカロリーガイド』、『家庭のおかずのカロリーガイド』、『野菜のとり方早わかり』、『美に効くサラダ』（すべて女子栄養大学出版部）などがある。

解説・データ作成・料理・スタイリング●竹内冨貴子
調理助手・栄養価計算●竹内由佳
撮影●青山紀子
松園多聞　川上隆二　堀口隆志　相木 博　国井美奈子
ブックデザイン●横田洋子
イラスト●横田洋子　木本直子
校閲●くすのき舎
編集協力●大塚博子

精進だし（42ﾍﾟｰ）の栄養分析：(株) なとり 食品総合ラボラトリー

FOOD&COOKING DATA
気をつけたい栄養素のコントロール法がわかる
腎臓病の料理のコツ早わかり

2021年 6 月30日　初版第1刷発行
2022年10月10日　初版第2刷発行

著者●竹内冨貴子
発行者●香川明夫
発行所●女子栄養大学出版部
〒170-8481　東京都豊島区駒込 3-24-3
電話● 03-3918-5411（販売）
● 03-3918-5301（編集）
ホームページ● https://eiyo21.com/
振替● 00160-3-84647
印刷・製本●中央精版印刷株式会社

乱丁本・落丁本はお取り替えいたします。
ISBN 978-4-7895-0226-9